冠心病防治一本通

主 编

陈华新 孙景泰

副主编

田建全 崔海宏

编著者

陈华新 孙景泰 田建全 何 劼

崔海宏 朱敬秀 于 磊 朱学英

贾韵平 张静娟 苏衍峰 罗久伟

金盾出版社

内 容 提 要

　　本书全面介绍了冠心病的系统知识,其内容包括五个方面:心脏的结构与功能、冠心病的病因与病理、冠心病的症状与诊断、冠心病的急救与治疗、冠心病的预防原则与措施。其内容丰富,科学实用。本书可供广大冠心病患者、家属及中老年易患人群阅读,也可供基层医务人员参阅。

图书在版编目(CIP)数据

冠心病防治一本通/陈华新,孙景泰主编 . -- 北京 :金盾出版社,2012.3
ISBN 978-7-5082-7335-8

Ⅰ.①冠… Ⅱ.①陈…②孙… Ⅲ.①冠心病—防治 Ⅳ.①R541.4

中国版本图书馆 CIP 数据核字(2011)第 245349 号

金盾出版社出版、总发行
北京太平路 5 号(地铁万寿路站往南)
邮政编码:100036 电话:68214039 83219215
传真:68276683 网址:www.jdcbs.cn
封面印刷:北京精美彩色印刷有限公司
正文印刷:北京万友印刷有限公司
装订:北京万友印刷有限公司
各地新华书店经销
开本:705×1000 1/16 印张:12.25 字数:190 千字
2012 年 3 月第 1 版第 1 次印刷
印数:1～8000 册 定价:31.00 元

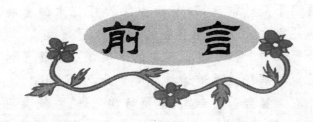

前　言

　　人类社会进入到 21 世纪的第二个 10 年,人们对冠心病这个名字已不再陌生。究其原因,一是冠心病已成为危害人类健康的头号杀手,从而引起社会各界的高度关注;二是对冠心病防治知识的普及推广,使大家感到它的形影就在我们身边。

　　据世界卫生组织最新统计报告,2000 年全世界有 1 700 万人死于心血管疾病,占全球各种原因总死亡人数的 1/3。预计到 2020 年,这个数字将增至 2 500 万,而冠心病是其中的罪魁祸首,其死亡占 24.1%,居前 10 位死因之首。因此,现代医学在完成它的使命任务进程中,破解冠心病的防治问题是其面临的一个重大课题。研究显示,我国冠心病的发病率和病死率逐年升高,并呈年轻化的趋势。20 世纪 50 年代末,北京和上海 40 岁以上人群的冠心病发病率分别为 2.45% 与 3.18%。70 年代,全国 22 个省、市、自治区的调查统计,发病率为 6.46%。自 80 年代以来,本病的发病率和病死率迅速上升,一项对中年人群的研究发现,1998~2008 年,我国男性发病率较以往同期增加 26.1%,女性增加 19.0%。1984~1988 年,我国城市冠心病的病死率增长 13.5%,达 41.88/10 万;农村增长 22.8%,达 19.17/10 万。而到了 1996 年,本病病死率城市增至 64.25/10 万,农村增至 26.92/10 万,8 年时间分别增长 53.8% 与 40.4%。资料显示,我国每年死于冠心病的人数超过 100 万。纵观一些发达国家,特别是美国,从 20 世纪 40 年代中期,伴随第二次世界大战结束后的经济快速发展,冠心病的发病率和病死率也快速上升。但进入了 60 年代以后,政府有关部门、社会团体、社区居民协力行动,改变不良生活方式,控制疾病的危险因素,从 70 年代起冠心病的发病率和病死率逐步下降。同时,随着心血管诊疗技术的发展,冠心病心肌梗死的病死率由 40％降至现在的 10％以下。

　　国内外冠心病"两率"高低变化的事实像一面镜子,使我们明确了我国防治冠心病任重而道远。有鉴于此,我们组织了从事心血管病防治工作有丰富经验的专家,遵照科学先进、系统实用、通俗易懂的要求,按照心脏的结构与功能、冠心病的病因与病理、冠心病的症状与诊断、冠心病的急救与治疗、冠心病的预防原则与措施 5 个方面,给予了深入浅出地讲解。既方便读者系统学习,遇到问题随时查阅,以较少的时间获取所需的必备知识;又全方位地展示了当代冠心病的专业理论、诊疗技术和事前干预的成效。本书取名《冠心病防治一本通》,旨在通过本书使患者及其家属和中老年朋友,对冠心病有个全面系统的了解,也供基层医务人员在防治冠心病工作中借鉴参考。

　　由于冠心病已成为公众健康的热点问题,大家关注的角度不同;其文献资料浩繁如山,难以尽阅;加之编著时间与水平所限,本书选材不当、论述不周、错漏不妥之处在所难免,诚请各位读者和同仁批评、指正。

作　者

目 录

一、心脏的结构与功能

二、冠心病的病因与病理

三、冠心病的症状与诊断

四、冠心病的急救与治疗

五、冠心病的预防原则与措施

一、心脏的结构与功能

1. 心脏的位置

人体肋骨和胸椎及胸骨围成的空间称为胸腔,心脏位于胸腔正中偏左处。心脏的大小相当于本人握紧的拳头,其 2/3 位于胸腔正中线的左侧,1/3 在胸腔正中线的右侧。心脏的前面有胸骨和肋骨保护,后面依偎着食管、大血管和胸椎;其左右两侧与肺脏为邻,下方为横膈,其间有心包膜和胸膜围隔(图 1)。

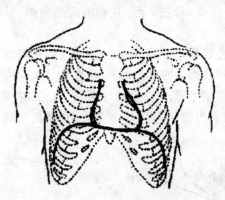

图 1　心脏在胸腔的位置

心脏的长轴两端指向右后上与左前下方,与人体的正中线呈 45°夹角。右后上是心脏的底部,宽阔圆钝,较为固定,进出心脏血液的大血管均开口于此。左前下是心尖部,它有一定的活动空间,可随心脏的收缩与舒张在较小的范围内搏动。

成年人心脏的长径为 12～14 厘米,横径为 9～11 厘米,前后径 6～7 厘米。

2. 心脏的外部形态

心脏外观呈倒立的圆锥形,锥底是心底部,锥顶是心尖部,常把心脏比喻为桃形或鸭梨形。心脏的重量虽然只有 250～300 克,但其形态的构筑较为复杂。

心底有血液进出心脏的洞口,分别与主动脉、肺动脉、肺静脉、上腔静脉、下腔静脉相连。心脏的右上部是心房,左下部是心室,两者之间的表面上有一环形沟,称作冠状沟,内有左、右冠状动脉行走。从冠状沟向下,心脏的前后面各有一条纵行的沟,延续至心尖稍右侧附近,称为前、后室间沟,这是左、右心室表面的分界线。室间沟内容纳着冠状动脉的降支部分,而且为脂肪组织所充填,具有保护作用。心脏的前、后室间沟下端在心尖偏右侧形成一个浅凹,称为心尖切迹(图 2)。

心脏的表面还分布着许许多多、大小不一的动脉、静脉及神经等,其中与我们健康和生命关系最重要的是冠状动脉系统。

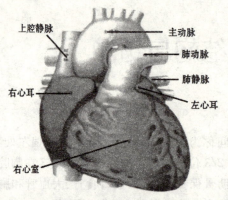

图2　心脏的外观形态

上腔静脉

右心耳

右心室

主动脉

肺动脉

肺静脉

左心耳

3. 心脏的体表投影

在正常情况下,心脏在前胸体表的投影可帮助我们间接了解心脏的位置。

（1）左上点：左侧第2肋软骨下缘,距胸骨左缘1.2厘米处。

（2）右上点：右侧第3肋软骨上缘,胸骨右缘1厘米处。

（3）右下点：右侧第6胸肋关节处。

（4）左下点：左侧第5肋间隙,距前正中线7～9厘米处。

左右上点连线为心上界,左右下点连线为心下界,左上下点微凸向左侧的弧线为心左界,右上下点间微倾向右的弧线为心右界。此外,由左侧第3胸肋关节与右侧第6胸肋关节点的连线,标志着心房与心室的分界线。心尖搏动多在胸骨左缘第5肋间与锁骨中线的交点内侧0.5～1.0厘米处,也就是左侧胸壁乳头附近(图3)。

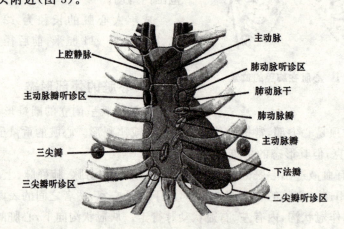

上腔静脉

主动脉瓣听诊区

三尖瓣

三尖瓣听诊区

主动脉

肺动脉听诊区

肺动脉干

肺动脉瓣

主动脉瓣

下法瓣

二尖瓣听诊区

图3　心脏在前胸体表的投影

4. 心脏的内部结构

心脏的内部结构相当复杂,沿心脏的长轴剖开,可见心脏内部分为大小不等的4个腔室,分别称为右心房、右心室、左心房及左心室;每个房室内还配有特殊功能的附属部件。房室之间以纤维环相隔(图4)。

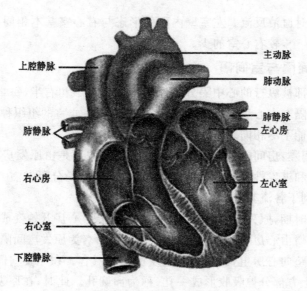

上腔静脉　　　　　　　　　　　　主动脉

　　　　　　　　　　　　　　　　肺动脉

肺静脉　　　　　　　　　　　　　肺静脉

　　　　　　　　　　　　　　　　左心房

右心房　　　　　　　　　　　　　左心室

右心室

下腔静脉

图 4　心脏的内部结构

(1)右心房:位于心脏的右上部,房壁较薄。右房向前方突出的部分称右心耳。右房内有 3 个入口,上方为上腔静脉口,下方为下腔静脉口,还有心脏静脉系统汇总的冠状窦口。右房的下部有一个出口,通向右心室,称为右房室口,也称三尖瓣孔。三尖瓣是调控右房与右室间血流的开关,正常情况下,成年人右房室口可容纳三个指尖,若房室口的大小发生变化,或三尖瓣的瓣叶发生病变,则会发生相应的心脏病。

(2)右心室:占据心前区的大部分。右室的出口称肺动脉口,口上设有 3 个半月瓣,是阻止血液反流的装置。右室腔有一个入口,即右房室口,上有三尖瓣向室腔突入。右室壁较厚,肌层较发达,壁内面有 3～4 个乳头肌。三尖瓣叶呈三角形,其游离缘上皆有腱索连于乳头肌。

(3)左心房:大部分位于心脏的背侧,其向前突出的部分称为左心耳。左房的壁也较薄,内部光滑。左房的后壁上有 4 个入口,为肺静脉口。左心房的出口即左房室口,是血液由左房流向左心室的惟一通道。左房室口又叫二尖瓣孔,健康成人的大小可容两个指尖,此处的口径常随年龄或病变扩大或缩小。

(4)左心室:位于心脏的左下部,是 4 个房室中容积最大的腔室。因其担负着将血液泵向主动脉进而流向全身的重要工作,故它的室壁特别厚,为 9～12 毫米,为右室壁的 3 倍。左室的入出口各有一个,入口即左房室口,出口为主动脉口。前者附设着二尖瓣,借腱索与乳头肌连接;后者附设着半月瓣,阻止心脏舒张时血液反流。左室壁内面的形态与右心室基本相同,惟乳头肌的数目仅 2～3 个,较右心室的少。

5. 房间隔与室间隔

心脏内部被纵行的心中隔分为互不相通的左半和右半,每半又分为心房和心室。分隔左右心房的组织称房间隔,分隔左右心室的组织称室间隔,它们的结构与功能不尽相同。

(1)房间隔:房间隔是膜性中隔,缺乏肌束,主要是由原发房间隔、房室间的心内膜垫和继发性房间隔生长发育而成;其功能是分隔左右心房的血液不能混合,以利于各流其道。

在胚胎时期,原只有一个心房,约在第 4 周末,心房开始变成双叶状,其间有一新月形嵴由心房壁的后上方向前下方生长,名为原发房间隔;其间在房室间有心内膜垫向心房生长,逐渐与原发房间隔对合。在原发房间隔逐渐发育过程中,其上方部分被吸收形成一孔,称为卵圆孔。此时,在原发房间隔的右方,又生长一隔,名为继发房间隔,自上向下生长,和原发房间隔部分重叠。若原发房间隔吸收过多或继发房间隔生长过少,以致卵圆孔过大,则成为先天性心脏病的一种——房间隔缺损。

(2)室间隔:室间隔位于左、右心室之间,中部明显凸向右心室,凹向左心室。室间隔大部分为肌性中隔,内有肌束称为肌部。在主动脉起始部的下方有一小部分甚薄,缺乏肌质,由左右心室内的心内膜合并而成,称为膜部。膜部的上界为主动脉右瓣和后瓣下缘,前界和下界为室间隔肌部,后界为右心房壁。

在胚胎发育过程中,心室和心房一样,原只有一个腔,约在第 5 周心室两侧扩大,其中有一嵴由下向上生长,与心内膜垫向心室生长部分对合,称为心室间隔,下为肌部,上为膜部。如果此隔发育不全,就形成心室间隔缺损,这也是一种常见的先天性心脏病,多见于幼儿及儿童。成年人若室间隔缺血缺氧严重时亦可破裂穿孔,可见于冠心病心肌梗死并发症患者。

6. 乳头肌与腱索

心室的内面并不光滑,为凹凸不平的皱褶。凸起的部分称为肌小梁,肌小梁互相交错形成肉柱,肉柱中较粗大呈圆锥状的称为乳头肌。较大的乳头肌分列于心室内面的中下部,较小的乳头肌 2～3 个组成一组。乳头肌或肌组的数目一般与房室瓣的数目一致。右心室内为三尖瓣,其中有前、后、内 3 个乳头肌。前乳头肌是最大的,起于前壁的中部;后乳头肌起自后壁;内侧乳头肌起于室中隔的下部。在左心室的前、后壁上有 2 个强大的乳头肌,分别称为前乳头肌和后乳头肌。

腱索是连接房室瓣与乳头肌的装置,多由纤维结缔组织构成。若室壁、瓣膜、乳头肌缺血、炎症、退行性变等可致腱索增粗、变细、缩短、延长、弯曲、断裂等病变,继而产生瓣膜关闭不全或狭窄,引起房室间的血流障碍,导致相应的心脏疾病。有的在左心室腔内除正常连接乳头肌和二尖瓣叶的腱索外,还在其他部位附着纤维样结构,称左室假性腱索。左室假性腱索是从原始心脏的内肌层衍生而来,多数为致密纤维组织,少数由心内膜包裹的心肌构成,其数目不等,既有单条,也可多条。左室假性腱索可能与心脏杂音、心律失常和胸痛、胸闷、心悸有关。无症状者不需治疗,症状明显者可对症处理或手术矫治。

7. 心壁的结构

心房和心室腔由心壁组织构成,心壁有内、中、外3层。外层为心外膜,即心包浆膜的脏层。内层是心内膜,相当于血管内膜,心脏的瓣膜即由它皱褶而成。中层为心肌层,是其中最厚的一层,由心肌纤维构成。心房肌层较薄弱,心室肌层较肥厚,尤其是左心室,心脏的泵血功能即依靠这些肌纤维的收缩来完成。

心房与心室的肌层不相连续,由纤维结缔组织所构成的纤维环隔开,故心房与心室可在不同的时间内收缩。心房肌比较简单,有浅深2层。浅层为环绕两心房的横束;深层乃两房所固有,为起自纤维环的垂直束及位于静脉入口的环行束。心室肌比较复杂,分为3层。两心室浅层肌束起自纤维环,斜向心尖;在心尖进入深部,形成深层,上升连于肉柱和乳头肌;深、浅层之间为中层,亦起自纤维环,肌束几乎成环形排列,为各室所固有,左室特别发达。

8. 心脏与纵隔

纵隔是胸腔内一组重要器官围拢上下纵轴排列的综合体。它前连胸骨,后依胸椎,上通向胸廓上口,下为膈肌,还是分隔左右两侧胸膜腔的间隔。

纵隔以气管及其分叉处的前面为界,可将纵隔分为前纵隔和后纵隔。后纵隔内纵行排列的有气管、支气管、食管、主动脉、胸导管、奇静脉、迷走神经、交感神经干等。前纵隔又以胸骨角水平为界,分为上下两部分。上部的器官有胸腺和出入心脏的大血管,如主动脉及上下腔静脉等;下部则为心包和心脏。所以,心脏的确切位置在胸腔前下纵隔内,故又称其为心脏纵隔。

9. 心包与心包腔

心包为一包裹心脏及进出心脏大血管的闭合性纤维浆膜囊。其外层为纤维层,上方附于大血管的根部,下方附于膈的中心腱。内层为浆膜层,此层为一完整的浆膜囊,紧贴心包纤维层内面的叫壁层,贴于心脏表面的叫脏层,脏层即心外膜。心包具有保护作用,可限制心脏的过度活动。

心包的脏层与壁层之间有一个微小的空隙,叫做心包腔。正常情况下,心包腔中含有约 20 毫升的淡黄色液体,即心包液,具有润滑作用。当心脏跳动时,心包液可降低摩擦力和阻力。

心包在心脏上方包绕主动脉和肺动脉,在后方包绕上、下腔静脉及肺静脉,这两者之间形成横窦。心脏手术时,可于此处钳夹主动脉和肺动脉,以阻断血流,便于手术。当心包患有炎症时,心包液增多,心包腔内压力增高,可限制心脏的舒张活动,并阻碍静脉的回流。这时可行心包穿刺,抽取多量的心包液。心包穿刺时可在左侧第 5 肋间近胸骨侧缘或其外 2.5 厘米处进针,以免伤及胸廓内动脉。若心包患有慢性炎症时,可致心包脏壁两层粘连,使心脏的活动和功能受限,需做心包手术治疗。

10. 心脏瓣膜

心脏瓣膜计有四套装置,分别为二尖瓣、三尖瓣、主动脉瓣和肺动脉瓣,各有其不同的形态和功能(图5)。

(1)二尖瓣:二尖瓣位于左侧房室口区,由前内侧瓣与后外侧瓣组成。其中前内侧瓣较大,两瓣前、后端相连合,瓣间的裂孔长 21～25 毫米,各瓣的游离缘借助腱索连于乳头肌上,阻止瓣膜倒向左心房,从而保证心室收缩时二尖瓣的完全闭合。二尖瓣的功能有两个方面,一是当左心房收缩时其开放,以使左房的血顺利流向左室;二是当左心室收缩时其关闭,确保左心室的血液不反流左心房。

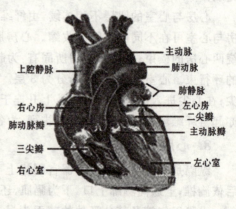

图 5 心脏的瓣膜

(2)三尖瓣:三尖瓣位于右侧房室口交界区,分为前尖瓣、后尖瓣及内侧瓣。各瓣呈三角形,其游离缘也借助腱索连于右室的乳头肌。其中内侧瓣正对室中隔,进行室中隔缺损手术修复时应给予特别关注此瓣。右房收缩时三尖瓣开启,以利于血流流向右心室;右心室收缩时三尖瓣关闭,以防右心室血液逆流右心房。

(3)主动脉瓣:主动脉瓣位于左心室的右前上部,将左心室腔与主动脉腔分开。其瓣叶有 3 个,一个在前,两个在后分居左右两侧。瓣叶均呈半月形,故又称半月瓣。在每个瓣叶后面,主动脉壁向外膨出,形成主动脉窦。3个主动脉窦中的2个发出冠状动脉,并因此命名为左冠窦、右冠窦和无冠窦。其主要功能是当左心室舒张时,3个瓣叶互相结合关闭,阻挡主动脉的血液倒流。

(4)肺动脉瓣:肺动脉瓣位于右心室的左前上部,同主动脉瓣类似,在肺动脉口有前、左、右3个半月瓣,称为肺动脉瓣。肺动脉瓣每个瓣的游离缘的中央有一半月瓣结,当右心室舒张时,肺动脉瓣关闭,借半月瓣结互相接近,使瓣的闭合更加紧密,防止肺动脉的血液逆流回右心室。

老年人的心脏瓣膜可发生退行性变,使瓣膜钙化、弹性下降、纤维组织增生等,可引起老年性的关闭不全或狭窄。

11. 心脏瓣膜的体表投影

二尖瓣与左房室口的体表投影位置相同,即在左侧第4肋软骨与胸骨结合处;三尖瓣与右房室口同位,位于左房室口的右方,在左侧第3胸肋关节与右侧第6胸肋关节的连线上;主动脉瓣在主动脉口处,它们的体表位置在胸骨左缘平对第3肋间隙处;同样肺动脉瓣在肺动脉口处,故它们的体表投影在左侧第3肋软骨与胸骨左缘结合处。

由于血流方向、瓣膜的深浅、组织传导声音的性质不同,所以临床上听诊的部位与瓣膜的解剖位置并不一致。二尖瓣音在心尖处,即左侧第5肋间隙与锁骨中线的交点之内1～2厘米处;三尖瓣音在胸骨下端偏右处;主动脉瓣音在胸骨右缘第2肋间隙处;肺动脉瓣音在胸骨左缘第2肋间处。

12. 血液循环系统

血液循环系统是血液在体内流动的通道,分为心血管系统和淋巴系统两部分。淋巴系统是静脉系统的辅助装置。而一般所说的循环系统指的是心血管系统。

心血管系统是由心脏、动脉、毛细血管及静脉组成的一个封闭的运输系统。由心脏不停地跳动提供动力并推动血液在其中循环流动,为机体的各器官、组织和细胞运送营养物质和氧气,带走细胞代谢的产物二氧化碳和废物。同时许多激素及其他物质也通过血液的运输得以到达其靶器官,以此协调整个机体的功能。因此,维持血液循环系统良好的工作状态,是机体得以生存的条件,而其中的核心是将血压维持在正常水平。

人体的循环系统由体循环和肺循环两部分组成,分别称作大循环和小循环(图6)。

13. 动脉

从心脏运送血液到全身器官组织的血管均称为动脉。从左心室发出的动

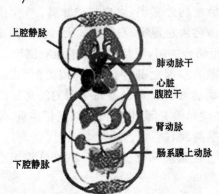

上腔静脉
肺动脉干
心脏
腹腔干
肾动脉
肠系膜上动脉
下腔静脉

图6　人体的循环系统

脉及其所有分支运送着动脉血,即富含氧气和营养物质的新鲜血液;但由右心室发出的肺动脉,却是含二氧化碳和废物的静脉血。动脉血管内的压力较高,血流较快,管径较细,管壁较厚。动脉管壁是由平滑肌及内皮细胞等构成。有一些动脉管壁内,弹力纤维较发达,称为弹力动脉;这种血管是距心脏较近的大血管,依靠本身的弹性,可以帮助推动血液到中、小型血管。另外一部分动脉含有较多的平滑肌,称为肌性动脉;这种血管距心脏较远,需要血管壁本身的收缩继续推动血液向前流动。

体循环中的动脉主干就是从左心室发出的主动脉,由此逐级分支,越分越细,最终成为最细小的毛细血管前动脉。各分支动脉到达相应的器官组织供其血液营养,如脑动脉、肝动脉、肾动脉等。

14. 静脉

静脉是脉管系统中的重要组成部分。它的始端连于毛细血管,终端止于心脏。在神经系统的调节作用下,血液沿着静脉流归心脏。静脉中大都是静脉血,即含有二氧化碳和废物的血。惟有肺静脉特殊,其中是富含氧气的动脉血;与此相反的是,肺动脉里却是含有二氧化碳的静脉血。

(1)静脉与动脉比较,静脉管径粗大,管壁较薄,压力较低,收缩力微弱,其中血流较缓。但静脉系统分支庞杂,容积很大,是动脉的若干倍;依此与容积小、流量大的动脉内总血流量保持均衡。

(2)静脉管壁的构造与动脉相似,分内、中、外3层,其特点是设有静脉瓣,是静脉管壁的内膜皱襞,形似半月形的小袋。当血液向心流动时,袋口紧贴着管壁;当血液逆流时,袋口张开把管腔关闭,以保证血液向心方向的流动。一般而言,中等口径的静脉都有丰富的静脉瓣,而小静脉和大的静脉干内则很少有瓣,如四肢的静脉瓣最多,而下肢又多于上肢。

(3)体内静脉分为浅、深两类,深静脉分布在固有筋膜的深面,在体外看不到,如上腔静脉、下腔静脉等。浅静脉就是皮下静脉,由于位置较浅,透过皮肤容易看到,如肘正中静脉,常用于输液注药;大隐静脉常用做冠状动脉旁路移植术的桥血管。

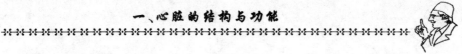

15. 毛细血管

毛细血管是体内管径最细、分布最广的血管,它们分支并互相吻合成网。各器官和组织内毛细血管网的疏密程度差别很大,代谢旺盛的组织和器官,如骨骼肌、心肌、肺、肾和许多腺体,毛细血管网很密;代谢较低的组织,如骨、肌腱和韧带等,毛细血管网则较稀疏。

毛细血管是血液与周围组织进行物质交换的主要场所,其结构简单,含量丰富。毛细血管管径一般为 6～9 微米,只能容一个红细胞通过;其壁是由单层内皮细胞构成,外面有基膜包围,总的厚度约 0.5 微米。内皮细胞之间相互连接处存在着细微的裂隙,成为沟通毛细血管内外的孔道。据计算,全身约有400 亿根毛细血管,总长度达到 15 万公里,可绕地球赤道 4 圈。在心肌、大脑及肝脏等重要器官,每立方毫米组织毛细血管的密度为 2 500～3 000 根。若体重为 60 千克,全身毛细血管内壁的总面积可达 6 000 平方米。

研究表明,全身的毛细血管平时只有 1/3 开放,有效交换面积近 1 000 平方米,就能应对机体的日常需求,可见其潜力非常之大。若活动增多需求加大时,毛细血管开放的数量也相应地增多。

16. 体循环

体循环又称大循环。血液从左心室搏出后,流经升主动脉、主动脉弓、胸主动脉、腹主动脉等及其派生的若干动脉分支,将血液送入相应的器官。动脉再经多次分支,管径逐渐变细,最终到达毛细血管。在毛细血管通过细胞间液与组织细胞进行物质交换,即血液中的氧和营养物质被组织吸收,而组织中的二氧化碳和其他代谢产物进入血液。而后血液进入静脉系统,此间静脉管径逐渐变粗,数目逐渐减少,直到最后所有静脉均汇集到上腔静脉和下腔静脉,血液即由此回到右心房,从右心房再到右心室,这个循环过程称为体循环。

17. 肺循环

肺循环又称小循环。血液自右心室泵出,经肺动脉到达肺泡周围的毛细血管网。在此处排出二氧化碳,吸收新鲜氧气,变静脉血为动脉血。然后,再经肺静脉流回左心房,左心房的血再流入左心室。右心室排血量与左心室基本相同,但肺循环的血管全部在胸腔内,且肺动脉及其分支都较短粗,管壁较主动脉及其分支薄,故肺动脉的顺应性较高,对血流的阻力较小,所以,肺部的血容量较大。正常时肺部的血容量约为 450 毫升,在用力呼气时,可减至 200毫升;而深吸气时可增至 1 000 毫升。所以肺循环血管可起到贮血库的作用。

18. 冠脉循环

冠脉循环是指供应心脏的血液循环。冠脉系统由冠状动脉、冠状静脉及

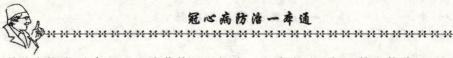

其分支构成,它们运送血液营养心肌细胞。血液流过毛细血管和静脉以后返回右心房。冠状动脉是主动脉的第一对分支,它的血压较高,血流速度较快,循环路径短,所以冠脉的血液供应相当充足。冠脉循环的正常运转,保证了心脏能不停地进行泵血。其解剖特点有:垂直穿越心肌的冠状动脉分支在心肌收缩时易被挤压,心肌组织的毛细血管极为丰富,冠脉之间的吻合侧支细小。

冠状动脉的主干行走于心脏的表面,其小分支常以垂直于心脏表面的方向穿入心肌,并在心内膜下分支成网。这种分支方式容易在心肌收缩时受到压迫,使得冠脉血流量减少。当心肌舒张时,对冠脉血管的压迫解除,冠脉血流的阻力显著减少,故血流量增加。据计算,冠脉血流量在左心室收缩期只有舒张期的 20%~30%。

在正常情况下,冠脉循环的血流量是相当大的。成人冠脉血流量为每百克心肌每分钟 60~80 毫升。中等体重的人,总的冠脉血流量为每分钟 225 毫升,占心排血量的 4%~5%。当心肌活动加强时,冠脉达到最大的舒张状态,其血流量可增加到每百克每分钟 300~400 毫升。

19. 冠状动脉

冠状动脉是供给心脏营养的血管,其左、右冠状动脉主干几乎绕心脏外围一周,而其分支布于表面。心脏像个顶窄底宽的圆锥形,连同其上的冠状动脉,观去像是古代帝王的皇冠,冠状动脉由此而得名(图7)。

冠状动脉分为左、右两大支。左冠状动脉起源于主动脉根部的左主动脉窦内,发出后的一小段左主干支,其长度仅为 0.5~1 厘米,但其作用非常重要,若发生闭塞,大多病情危重乃至命终。沿主干支延续又分为前降支和回旋支。前降支在前室间沟下行,末梢到达心尖部至膈面。前降支沿途有左室前支、右室前支和室间隔支 3 个分支,主要供血给左心室前壁、心尖区和前乳头肌等处;部分左心房壁和右心室前壁

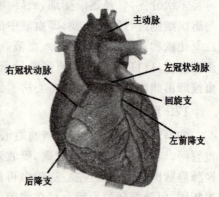

图 7　心脏的冠状动脉

及室间隔的上部和前部也由其供血。回旋支行走于左侧冠状沟内,主要分布于左室侧壁及部分后壁。回旋支的主要分支有左室前支、左室后支和左心房支,主要给左心室侧壁和后壁、左心房供血;部分供血到心室膈面及室间隔和前、后乳头肌等处。右冠状动脉自右主动脉窦发出后,在右侧冠状沟内行走,

经过心脏右缘,直达心脏膈面。其主要分支有右室前支、右室后支、左室后支、右心房支及窦房结和房室结动脉。右心室、大部分的左心室下壁、小部分的室间隔后方,以及窦房结和房室结主要由右冠状动脉供血。根据左、右冠状动脉给心脏供血的范围和区域,一般将心脏的供血分为3型:

(1)右优势型:右冠状动脉在膈面除发出后降支外,并有分支分布于左室膈面的部分或全部。

(2)均衡型:两侧心室的膈面分别由本侧的冠状动脉供血,它们的分布区域不越过房室交汇点和后室间沟;后降支为左或右冠状动脉末梢,或同时来自两侧冠状动脉。

(3)左优势型:左冠状动脉除发出后降支外,还发出分支供应右室膈面的一部分。

据我国调查统计,右优势型约占65%,均衡型约占29%,左优势型约占6%。

20. 心脏的静脉

心脏的静脉是接收心肌已进行物质交换后的血液回心的脉管网络系统。它分布于各层的静脉网汇合成较大的静脉后大多数注入冠状沟后部的冠状窦,继而进入右心房。有少数的静脉是直接注入右心房的。心脏的主要静脉有3条:

(1)心大静脉:起于心尖,在前室间沟中伴随左冠状动脉的降支上行,再沿冠状沟向后注入冠状窦。心大静脉接收两个心室壁(主要是左心室)及室中隔的静脉血。

(2)心中静脉:起于心尖,伴随右冠状动脉沿后室间沟上行,注入冠状窦。主要接收左右室壁下部的静脉血。

(3)心小静脉:行走于冠状沟右部的后面,自右向左注入冠状窦;接收右心房及右室壁的静脉血。

21. 侧支循环

局部的动脉或静脉的血流受阻后,该部原有吻合支的血管扩张,形成旁路,使血液迂回地通过这些旁路,恢复了血流循环,这种循环途径称为侧支循环,又称为"代偿性循环"。

正常情况下,大多数动脉进入器官形成网状分支,其间有许多吻合支,容易建立侧支循环。有的动脉(如脾、肾的小动脉分支)作树枝状分支,彼此之间很少有吻合支,因而不容易建立侧支循环。静脉系统的吻合支比较丰富,一旦阻塞后容易建立侧支循环。但较大的静脉,如下腔静脉等吻合支较少,一般情况下不容易建立侧支循环。侧支循环的建立是渐进性的,其能否建立需具备两个条件。一是血管阻塞的速度,如血管阻塞的速度发生得快,则侧支循环往往不能充分及时建立。如果血管阻塞是逐渐发生的,侧支循环则容易建立。二是吻合支血管是否正常,如当冠状动脉粥样硬化引起局部心肌缺血时,若吻合支血管也同样有动脉粥样硬化的病变,则侧支循环也不易有效地建立。

22. 冠状动脉侧支循环

冠状动脉侧支循环常发生于冠状动脉粥样硬化引起的冠状动脉狭窄或继发血栓形成时,此时原有的冠状动脉分支间吻合支的管腔可以发生扩张和管壁增厚。

冠状动脉侧支循环的建立有以下 3 个途径:

(1)壁内吻合:这是主要的侧支循环途径。正常时,在同一侧冠状动脉分支间就有吻合支存在。这些吻合支直径为 0.5～1 毫米,见于心肌的深层,以左心室及室中隔为最常见。在冠状动脉阻塞时,冠状动脉分支间的壁内吻合起着重大的代偿作用。

(2)心腔吻合:由心最小静脉、心肌窦状隙及动脉心腔血管 3 部分组成。心最小静脉是连接心壁静脉和毛细血管与心腔的小静脉,多见于右心室壁层。心肌窦状隙是由冠状动脉小分支和毛细血管的血液汇集后形成的薄壁血管网。动脉心腔血管是连接冠状动脉小分支与心腔之间的血管,在它靠近心内膜时,其管壁失去平滑肌而呈小静脉样结构,而它在心肌的一段又具有典型的小动脉肌层,故其结构与动脉吻合支相似。

(3)心外吻合:冠状动脉的心房支和心包的分支与胸廓内动脉的心包支,以及自主动脉发出的前纵隔支、心包支、支气管支、膈上下支、肋间支和食管支等都有广泛的吻合支,在冠状动脉分支阻塞时起到某种程度的侧支循环代偿作用。

23. 微循环

微循环是指微动脉和微静脉之间的血液循环,其主要功能是血液与组织细胞之间进行物质交换。各器官、组织的结构和功能不同,微循环的组成结构也不同。典型的微循环一般由微动脉、后微动脉、毛细血管前括约肌、真毛细血管、通血毛细血管、动-静脉吻合支和微静脉 7 个部分组成(图 8)。

微循环的血液可通过三条途径由微动脉流向微静脉。

(1)迂回通路:血流从微动脉经后微动脉、前毛细血管括约肌、真毛细血管网,最后汇流至微静脉。由于真毛细血管交织成网,迂回曲折,穿行于细胞之间,血流缓慢,加之真毛细血管管壁薄,通透性又高;因此,此条通路是血液与组织进行物质交换的主要场所,故又称为营养通路。

(2)直捷通路:血流从微动脉经后微动脉、通血毛细血管至微静脉。这条通路较直,流速较快,加之通血毛细血管管壁较厚,又承受较大的血流压力,故经常处于开放状态。因此这条通路的作用不在于物质交换,而是使一部分血液通过微循环快速返回心脏。

(3)动-静脉短路:血流通过动-静脉吻合支直接回到微静脉。动-静脉吻合支的管壁厚,有完整的平滑肌层,其口

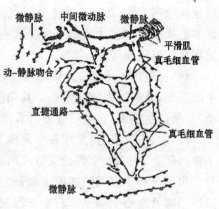

图8 微循环模式

径变化与体温调节有关。当环境温度升高时,吻合支开放,有利于散发热能;环境温度降低,吻合支关闭,有利于保存体内的热能。

研究表明,要仅靠心脏的收缩能力是不可能将心脏的血液输送到全身组织细胞中去;而是要靠微血管自身的自律性运动。因为血管的自律性运动与心跳并不同步,它有自己的节律,起到了第二次调节血管供血的作用,故微循环又有"第二心脏"之说。临床上,微循环可以在显微镜下直接观察。但最常用的是手指皮肤甲襞、眼球结膜两个部位。其中指甲襞是观察人体微循环的最好窗口,具有操作简单、安全方便,对人体无损伤等优点,多是检查左手无名指。

24. 心脏的传导系统

心脏传导系统是指挥调整心脏跳动的组织结构,它是由一种特殊的神经性心肌纤维所构成,包括窦房结、结间束、房室结、房室束、束支及浦肯野纤维等。各部分均有其专有的结构及功能,互相衔接,缺一不可。

(1)窦房结:位于右心房上腔静脉入口处,呈逗点形状,内有起搏细胞及过渡细胞。此处起搏细胞发放的冲动频率最高,是整个心肌活动的起步点。若窦房结发生缺血及退行性病变,则会产生窦性心动过缓或窦性心动过速。

(2)结间束:连接窦房结与房室结之间的通道,目前已知有前结间束、中结间束、后结间束3条。前结间束又分出一房间束连接左、右心房。3条结间束中以前结间束最短,故在正常情况下,冲动先通过此束传导。如果结间束异常,则会发生房性心律失常和予激综合征。

(3)房室结:位于房间隔右侧壁的后下方。其上端与3条结间束相连,下

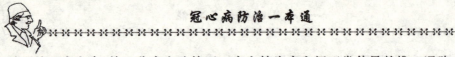

端延续至房室束,故又称房室连接区。房室结为房室间正常传导的惟一通路。许多心律失常的发生与房室连接区的传导功能异常有密切关系,如各种类型的房室传导阻滞等。

(4)房室束:又称希氏束。房室结下部传导纤维逐渐排列呈束状,穿入室中隔膜部,此束形态较为短粗。其功能是向下传导心室以上节律点发出的冲动,如果产生病变,也会导致各种程度的房室传导阻滞。

(5)左、右束支:房室束在室间隔上部分成左束支与右束支。左束支下行至室间隔上、中 1/3 交界处又分成两组纤维,分别称为前上及后下分支。前上分支扇形分布于室间隔的前半部及左心室前侧壁;后下分支扇形分布于室间隔后半部及左心室隔壁。右束支较左束支细小,沿室间隔右侧面行走,分布至整个右心室。束支缺血或退行性变可导致各种束支传导阻滞。

(6)浦肯野纤维:左、右束支的分支在心内膜下分成无数呈网状的传导纤维,即浦肯野纤维。其末端与普通心肌纤维相连接;传导冲动的速度很快,因呈网状,不易损伤。

25. 心脏的神经支配

支配心脏的神经为心交感神经和心迷走神经。

(1)心交感神经:心交感神经的节前神经元位于脊髓第 1~5 胸段的中间外侧柱,其节后神经元位于星状神经节或颈交感神经节内。节后神经元的轴突组成心脏神经丛,支配心脏各个部分,包括窦房结、房室交界区、房室束、心房肌和心室肌。

(2)心迷走神经:在胸腔内,心迷走神经纤维和心交感神经一起组成心脏神经丛,并和交感纤维伴行进入心脏,与心内神经节细胞发生突触联系。心迷走神经的节前和节后神经元都是胆碱能神经元。节后神经纤维支配窦房结、心房肌、房室交界区、房室束及其分支。心室肌也有迷走神经支配,但纤维末梢的数量远较心房肌中为少。

26. 心动周期

心脏一次收缩和舒张,构成一个机械活动周期,称为心动周期。心房与心室的心动周期均包括收缩期和舒张期。由于心室在心脏泵血活动中起主要作用,故通常心动周期是指心室的活动周期而言。在一次心动周期中,心房和心室各自按一定的时序进行舒张与收缩的交替活动。在正常情况下,心脏的机械性收缩和舒张是由窦房结的自动节律性电活动所引起的,经过心内的传导系统,先兴奋心房,后兴奋心室,并引起它们的收缩。一般以心房开始收缩作为一个心动周期的起点。

心动周期时程的长短与心跳频率有关。如果按成年人心率平均每分钟75 次计算,则每个心动周期持续时间平均约 0.8 秒。其中心房收缩期约为0.1 秒,舒张期约为 0.7 秒;心室收缩期约为 0.3 秒,舒张期约为 0.5 秒。如果心率增加,心动周期就缩短,收缩期和舒张期均相应缩短,但舒张期的缩短更明显。因此,心率增快时心肌的工作时间相对延长,休息时间相对缩短,这对心脏的整体与长期活动是不利的。

27. 心脏的泵血功能

心脏由左、右两个心泵组成,右心将血液泵入肺循环;左心将血液泵入体循环及全身各个器官。这主要靠心房心室交替的收缩与舒张、房室瓣膜适时的开放与关闭,以及房室之间及进出心脏大血管之间的压力差实现的。具体可分为心房与心室两个阶段。

(1)心房的初级泵血:作为一个心动周期的开始,心房首先收缩,房内压力升高,此时房室瓣处于开放状态,心房将其内的血液挤入心室,心房容积缩小。心房收缩期间泵入心室的血量约占每个心动周期心室总回流量的 25%。心房收缩后即舒张,房内压下降,同时心室开始收缩。

(2)心室的泵血过程:心脏的泵血主要靠心室完成的,其过程较心房复杂得多。根据心室收缩与舒张的不同功能状态,又各分为 3 个时相。

①心室收缩期

●等容收缩期。心室开始收缩后的 0.02～0.03 秒以内,室内压力突然增加,房室瓣关闭。但此时室内压力尚低于主动脉或肺动脉内压力,故半月瓣尚未开放。此时由于房室瓣和半月瓣均处于关闭状态,心室肌虽然收缩,但并不射血,心室容积不变,故称等容收缩期。

●快速射血期。当左室压力升高到 80 毫米汞柱及右室压力升高到 8 毫米汞柱时,室内压分别高于主动脉压及肺动脉压,半月瓣开放,血液迅速射入动脉内。在此期间心室射出的血量约占整个收缩期射出血量的 70%,心室容积迅速缩小;室内压可因心室肌继续收缩而逐步升高,这段时间称为快速射血期。心率每分钟 75 次的人,快速射血期约为 0.11 秒,相当于整个收缩期的1/3 左右。

●减慢射血期。快速射血期之后,心室收缩力和室内压开始减小,射血速度减慢,称减慢射血期。此时室内压虽略低于大动脉压,但因心室射出的血液具有较大的动量,故仍能继续流向动脉。此期心室容积继续缩小,其射出的血液量约占整个心室射血量的 30%,但所需时间占整个收缩期的 2/3 左右。

②心室舒张期

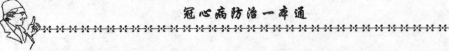

●等容舒张期。收缩期结束后，心室开始舒张，射血终止，当室内压低于大动脉压时，半月瓣关闭。在此后的 0.03～0.06 秒内，心室继续舒张，但室内压仍高于房内压，房室瓣仍关闭。由于此时半月瓣和房室瓣均处于关闭状态，心室容积也无变化，故称为等容舒张期。

●快速充盈期。等容舒张期末，心室内压低于心房内压时，房室瓣开放，心室迅速充盈；心室继续舒张，使室内压更低于房内压，甚至造成负压，这时心房和动静脉的血液因抽吸而快速流入心室，心室容积迅速增大。快速充盈期约占整个舒张期的前 1/3。

●减慢充盈期。随着心室内血液的充盈，心室与心房、动静脉之间的压力差减小，血液流入心室的速度减慢，这段时期称为减慢充盈期。在心室舒张期的后 1/3 时间内，心房又开始收缩，则进入一个新的心动周期。

28. 心肌的生理特性

心肌的生理特性包括自律性、兴奋性、传导性和收缩性，前三性属电生理特性，后者属机械性特性。

（1）自律性：心脏在没有外来刺激的情况下，自动地、有节律地发出激动的特性，从而保持着心脏有节奏的搏动，以维持正常的血液循环。心脏的这种生理学特性称为自动节律性，简称自律性。自律性仅存在于心脏传导系统的特殊心肌细胞，普通的心肌细胞仅在异常的情况下偶然可呈现自律性。心脏的自律性可受心外因素的影响而发生变化，如神经的兴奋性、药物、缺氧及血中电解质的紊乱等。

（2）兴奋性：心肌细胞对刺激能够发生反应的性能，称为兴奋性，又称应激性。心肌的兴奋性与刺激的强度关系密切，兴奋性的高低可用刺激的强度大小来衡量。引起心肌兴奋的最小刺激称为阈刺激。阈刺激愈小，表示兴奋性愈高；阈刺激愈大，表明兴奋性愈低。心肌的兴奋性在心肌的不同时相有很大不同，且呈周期性的变化。在某些情况下，心肌的兴奋性可异常地增高或降低。心肌若丧失了兴奋性，心脏便停止跳动。

（3）传导性：指心肌细胞具有传导激动的能力，即某一位点发生了激动能沿着细胞膜向外扩散，并能由一条肌纤维扩散到相邻的肌纤维。不同类型的心肌细胞，其传导速度大不相同。其中以浦肯野纤维和房室束支传导性最快，而房室结区最慢。由于激动在房室结内传导延缓，所以心室收缩总是晚于心房收缩，这对保证心室的排血功能具有重要的生理保护作用。许多心外因素可以改变心肌的传导性，其中主要的有神经紧张度、缺血、缺氧、药物等。

（4）收缩性：指心肌的工作细胞对刺激产生收缩反应的特性，它以心肌纤维中收缩蛋白之间的生物化学和生物物理反应为基础,是心肌的一种机械特性。当刺激的强度达到阈刺激水平时,心肌便发生收缩反应。心肌收缩力的大小与收缩之前心肌纤维的长度、心脏舒张期的充盈度成正比。充盈度增加,心肌纤维变长,则心肌的收缩力增强,排血量增多;反之,则心肌收缩力减弱,排血量减少。

根据心肌的生理特性心肌细胞可分为两大类:一类是自律细胞,有兴奋性、自律性和传导性,无收缩性,如窦房结内的 P 细胞、心室肌内的浦肯野纤维等。另一类是工作细胞,有收缩性、兴奋性和传导性,无自律性,如心房肌和心室肌细胞,又称非自律性细胞。

29. 心肌的生物电现象

研究表明,心肌细胞膜内外存有电位差,当这种细胞受到人体内外因素刺激时,其电位差可传递到相邻的心肌细胞及组织,这种心肌细胞的电活动称为心肌的生物电现象,它是心肌具有自律性、兴奋性和传导性的电生理基础,也是临床进行心电图、心向量图、动态心电图等无创性检查的理论基础。

心肌生物电产生的原理是跨膜静息电位和动作电位。

(1)跨膜静息电位:当细胞处于静息状态时,细胞膜内外的电解质浓度有很大的差别,如钾离子的浓度细胞内高于细胞外 20～30 倍;而钠离子浓度细胞外为细胞内的 10～20 倍。正常时心肌细胞的细胞膜对带有电荷的阴、阳离子的通透性具有选择性。静息时细胞膜只允许钾离子外流,不许钠离子内流。钾离子外流带出阳电荷,而同时不易通过细胞膜的阴离子留在细胞内。此时细胞膜呈内负外正的电位差称为跨膜静息电位,简称膜电位。不同部位心肌的膜电位水平不等,如使细胞外液的电位为 0,则心房肌与心室肌细胞内电位呈−90 毫伏,窦房结及房室结细胞内电位均在−60～−70 毫伏。静息膜电位的状况也称为细胞的极状态。当心肌细胞的内外环境发生变化时,如缺血、缺氧、药物及电信号刺激时,细胞膜的通透性发生改变,钾离子通道关闭,钠离子通道开放,于是钠离子便自细胞外内流,使静息电位降低,此时称为除极。

(2)动作电位:当静息电位降至阈电位水平时,钠离子大量快速地流入细胞内,细胞膜呈外负内正的完全除极化状态。心细胞在刺激条件下发生的除极化过程,伴有明显而快速的膜电位变化,其称之为动作电位。动作电位所产生的电流可传播到邻近细胞,引起相似的除极过程而激发出另一个动作电位,直到传播到全部心肌细胞。心肌细胞除极后则要恢复内负外正的极化状态,称为复极。

(3)生物电流:心肌细胞连续除极与复极过程可产生连续的电位变化,此种电位变化产生的电流叫做生物电流。

利用专门的仪器按规定的导联可将上述生物电流导出并记录图形,根据图形的变化判断心肌组织是否发生了病变,这就是各种心脏电生理检查的理论依据。

30. 心率与心律

心率指心脏跳动的快慢,具体的衡量指标是每分钟心脏跳动的次数。正常成年人的心率是 60～100 次/分,大多数为 65～85 次/分,3 岁以下的小儿常在 100 次/分以上。正常情况下,女性及年轻人心率较快,运动员及老年人心率较慢。心率的快慢并非单纯取决于心脏本身的病变,如心肌炎、冠心病、心力衰竭等;而许多心外因素也影响心率,如运动、情绪激动、发热、阿托品类药物可使心率加快;睡眠、安静状态、多数抗心律失常药物可使心率减慢。

心律指心脏跳动的节律,有正常心律与异常心律之分。正常心律是指窦性心律,它的含义为由窦房结均匀、规律发出的激动,沿着心脏的传导系统下传,按序引起心房和心室的收缩与舒张。异常心律又称异位心律,其含义是指心脏的起步点不是由窦房结发出,而是由心房或心室或房室结等组织发出,其传导途径或仍沿其所在部位的传导系统下传;或按新形成的异常通路传导,从而引起心脏的跳动。

正常心率范围外的窦性心律,以及不规则的窦性和异性心律统称心律失常。轻度的心律失常并不表示心脏有器质性病变,如窦性心动过速、窦性心动过缓、偶发期前收缩等。冠心病的心律失常多表现为心房颤动或扑动、频发或多源性期前收缩、高度房室传导阻滞等。

31. 心音与杂音

(1)心音是由于心脏瓣膜关闭和血液撞击心室壁所产生的震动而发出的声音。它可用听诊器在胸壁处听取,也可用心音图记录。在每个心动周期中,通常可听到两个心音,即第一心音和第二心音。第一心音发生在心脏的收缩期,它主要是由房室瓣关闭、血流冲击房室瓣引起的心室振动而产生,另有心室射出的血液撞击大动脉壁而产生的振动也参与其中。第一心音于前胸壁的心尖搏动处听得最清楚,其音调较低,持续时间较长。第一心音标志着心脏收缩期的开始,它的强弱与心室的收缩力呈正相关。心室收缩力愈强,第一心音也愈强;反之则弱。第二心音发生在心室的舒张早期,它主要是由于主动脉瓣和肺动脉瓣迅速关闭所产生的振动而形成,也有血流冲击大动脉根部和心室内壁振动而产生的部分。第二心音在胸骨旁第 2 肋间听得最清楚,它的音调较高,持续时间较短,其强弱可反映主动脉和肺动脉压力的高低。有些人偶尔可听到第三心音和第四心音。第三心音发生在心脏快速充盈期末,是血流速度的突然改变导致心室壁和瓣膜的振动而产生的。第三心音为低频低振幅的音调,在儿童与青年人听到第三心音是正常的生理现象;在中、老年人听到第三心音与左心室的功能有关。但有时在贫血、妊娠、甲状腺功能亢进的患者也能听到第三心音。第四心音又称为心房音,是由于心房收缩使血液进入心室的振动而产生。第四心音多在心室的舒张晚期或收缩前期听到,在不同的人则有不同的意义。在胸壁较薄、代谢旺盛的儿童和青年人听到无临床意义;在40～50岁的中、老年人听到多由于心室顺应性生理性衰退或二尖瓣及乳头肌腱索的硬度增加所致;高血压患者听到第四心音,可能伴有心室肥厚;冠心病患者听到第四心音,常提示心功能恶化;在急性心肌梗死的患者,听到第四心音并持续存在,多表示心功能较差。

(2)心脏杂音指在心脏听诊时,于每一心动周期中除心音之外的声音。它是由于血流加速或血流紊乱产生漩涡,使心壁或血管壁产生振动所致。临床上常将心脏杂音分为三类。

①按杂音性质分为功能性杂音与病理性杂音,前者心脏没有病变,杂音性质柔和多为血流加快等心外因素所致,如代谢旺盛的年轻人、运动后、发热患者等;后者杂音性质粗糙多因心脏瓣膜或心肌的病变所引起,如风湿性心脏病、高血压性心脏病、心肌病等。

②按杂音产生的时段分为收缩期杂音与舒张期杂音。收缩期杂音亦有器质性与功能性之分,如二尖瓣和三尖瓣关闭不全、主动脉瓣和肺动脉瓣狭窄时都可产生收缩期吹风样粗糙性的器质性杂音;功能性的收缩期杂音可见于相对性的二尖瓣与三尖瓣关闭不全、肺动脉瓣听诊区的柔和性杂音。舒张期杂音大多数为器质性病变所致,少数为相对性改变引起,如二尖瓣和三尖瓣狭窄、主动脉瓣和肺动脉瓣关闭不全,大多为风湿性心脏病、先天性心脏病、心肌病等引起。

③收缩期杂音按强度可分为六级,一般2级以下的收缩期杂音多为功能性者,心脏多无病变;3级以上多为器质性者,提示有心脏的病变。

32. 血压与脉压

血压是指血管内的血液对血管壁的侧压力,它是反映心血管系统功能的一个可靠有效指标。血压有动脉血压与静脉血压之分,身体各部分、各器官的血压值是不等的,一般而言,距心脏愈远,血压愈低。通常说的血压指的是上肢肱动脉的血压。因血管内血液充盈和心脏射血是动脉血压形成的基本因素,肱动脉距心脏较近,坐位或卧位测量血压时肱动脉又与心脏处于同一水

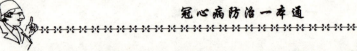

平,故肱动脉血压能较好地代表心脏和主动脉的充盈压。心室收缩时,血压最高,称为高压,又称收缩压;心室舒张时,血压下降,称为低压,又称舒张压。高压与低压的差值称为脉压,又称脉搏压。按国际标准计量单位规定,压力的单位为帕(Pa),因帕的单位较小,故通常用千帕(kPa)表示。由于长期以来人们用水银检压计测压,因此大家习惯用水银柱的高度即毫米汞柱(mmHg)表示血压值(1mmHg 等于 0.133kPa)。

血压的正常值有年龄、性别、个体的差别。我国健康青年人的收缩压为100～120 毫米汞柱,舒张压为 60～80 毫米汞柱,脉压为 30～40 毫米汞柱。血压随年龄的增长而逐步升高,收缩压比舒张压的升高更为显著。据测量,收缩压新生儿为 40 毫米汞柱,12 岁时约为 105 毫米汞柱,青春期时达 120 毫米汞柱,至 60 岁时,可达 140 毫米汞柱。女性在更年期前血压比同龄男性低,更年期后则较高。

影响血压的因素较多,除上述因素外,还有情绪、活动、环境等,但主要的因素有以下几个:

(1)心脏输出量:心脏如果输出的血量多,打入动脉系统的血液就增多,管壁承受的压力就增大,血压则增高;反之,输出量减少时,血压降低。心脏每搏输出量的多少主要影响收缩压的高低。

(2)外周阻力:外周阻力是指来自全身骨骼肌和腹腔器官小动脉和微小动脉的血流阻力。血流阻力的产生是由于血液流动时发生摩擦,其消耗的能量转为热能,故血液在血管内流动时压力逐渐降低。外周阻力主要取决于外周血管口径和血液黏滞度,如外周小动脉硬化,口径变细,则外周阻力增加,心脏舒张期内血液向外周流动的速度减慢,故舒张期末主动脉内存留的血液增多,舒张期血压就升高。此外,如果血压的黏滞度增高,外周阻力也增大。可见,舒张压的高低主要反映外周阻力的大小。

(3)心率:如果心率加快,则心脏舒张期缩短,流至外周的血液减少,故存留主动脉内的血液增多,因而舒张期血压增高。相反,心率减慢时,舒张压下降的幅度比收缩压降低的幅度大,故脉压增大。

(4)动脉的弹性:由于主动脉和大动脉的管壁具有弹性,故大动脉血管具有血液储存器的作用。心肌收缩时所释放的能量,一部分用于推动血液流动,是血液的动能;另一部分形成对血管壁的侧压,并使管壁扩张,形成势能。心脏舒张时,大动脉发生弹性回缩,将管壁的势能转变为血液流动的动能。故动脉管壁富有弹性时,血压的正常值变化不大。老年人动脉管壁硬化,大动脉弹性储器的作用减弱,故脉压增大。

(5)循环血量:循环血量增多时,血压增高;循环血量减少时,血压下降。

33. 每搏输出量与射血分数

心脏每搏动一次由一侧心室射出的血量称为每搏输出量。正常情况下，每搏输出量与心肌的收缩力相关。健康成年人每搏输出量约为 70 毫升。健康青年人、运动员因心肌收缩力强，其每搏输出量增大。老年人因心肌收缩力下降，每搏输出量可减少。人体平卧时因回心血量增多，故每搏输出量可加大。

射血分数是指每搏输出量与心脏舒张末期容量的百分比。心脏舒张时，心房内的血液向心室内充盈，待到心脏舒张末期时，其容量可达到 140～150 毫升。正常成年人的射血分数为 55%～65%。

每搏输出量与射血分数都是反映心脏功能的指标，心脏功能良好时，不但每搏输出量增多，射血分数也升高。心脏功能下降时，二者均降低。

34. 每分输出量与心指数

每分输出量指心脏由一侧心室每分钟所输出的血量，即通常所说的心输出量。心输出量等于每分输出量与心率的乘积，如果心率以 75 次/分计算，每搏输出量以 75 毫升计，则成年人每分输出量为 5～6 升。正常情况下，每分输出量随着人体活动和代谢状态而变化，在肌肉运动、情绪激动、怀孕等情况时，心输出量增高。老年人或冠心病时心输出量可下降。

每平方米体表面积的心输出量称为心指数，为了便于比较，一般都取空腹和安静状态的数据计算，故又称为静息心指数。一般成年人体表面积为 1.6～1.7 平方米，安静时心输出量以 5～6 升计算，则心指数为 3.0～3.5 升。心指数也是反映心脏功能的常用指标，不同年龄的人，因单位面积的代谢率不同，其心指数也不同。一般 10 岁左右时，心指数最大，可达 4 升以上；以后随年龄的增长而逐渐下降，到 80 岁时，心指数可降至 2 升。

35. 心脏的前负荷

心脏的前负荷是指心肌收缩前所遇到的负荷，因为它主要反映心室舒张末期的容量或压力，所以又称为容量负荷。在一定的范围内，增加前负荷将增加心脏输出量。右心房平均压代表右心室充盈压，可反映右心室前负荷。一般可通过目测颈静脉的充盈情况了解右心室前负荷的状态。左心室舒张末期压正常情况下为 12～15 毫米汞柱，超过此值可认为异常。左心室前负荷的状态对维持心输出量和动脉血压具有重要的意义。研究表明，前负荷增加可加大心肌的收缩力；若负荷过度，则心肌收缩力减弱；如果长期过度负荷，则引起心室扩张，导致心力衰竭。

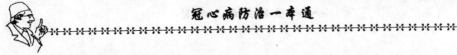

36. 心脏的后负荷

心脏的后负荷指心室收缩射血时所面对的阻力,故又称压力负荷。影响后负荷的主要因素是动脉血压,此外与心脏的大小、室壁的厚度有关。对于正常的心脏,外周阻力增加时,动脉血压升高,后负荷加大,心排血量下降;若外周阻力下降时,动脉血压降低,后负荷减小,心排血量增加。如果一个人的血压长时间升高,则心脏的后负荷持续过大,则会引起心室逐渐肥大,心功能下降,心排血量逐步减少,从而也会导致心力衰竭。因此,血压升高必须治疗,凡是能够降低血压的措施和药物,均能减低心脏的后负荷,改善心功能。

37. 心肌氧耗量

指心肌组织新陈代谢所消耗的氧气量。心肌氧耗量显著高于其他器官组织,静态时健康左心室肌组织每分钟每百克耗氧为 6～8 毫升。心肌氧耗量的影响因素主要有:①左心室收缩压;②心率;③心肌收缩力;④基础代谢状态。其中左心室收缩压和心率与心肌氧耗量成正比。左心室收缩压通常以血压的收缩压为代表,故心率和血压是人们衡量心肌氧耗量的最常用指标。心率不变,血压升高;或血压不变,心率加快,氧耗量均增大。若心率与血压二者都增大,心肌氧耗量则明显增高。心肌收缩力的强弱和基础代谢率的高低与心肌氧耗量亦呈正相关。

冠心病心绞痛的发生机制是供氧低于氧耗,所以控制心率,降低血压,是防治冠心病常用的有效方法。

38. 血液的黏滞度

血液的黏滞度即通常所说的血黏度,它是液体具有黏滞性的反映,由其组成液体的分子内摩擦而形成的。血黏度分为血浆黏度与全血黏度,测定血黏度一般与水黏度相比较,血黏度为 4～5,血浆黏度为 1.6～2.4。影响血黏度高低的因素主要有:

(1)红细胞的数量:数量愈多,黏度愈高;反之,血液稀释,黏度愈低。

(2)血流的切率:在层流的情况下,相邻两层血流流速的差和液层厚度的比值,称为血流的切率。匀质液体如水、酒精、血浆等黏度不随切率的变化而改变。非匀质液体如全血的黏度随切率的变小而增大。当切率较高时,红细胞移动时发生旋转及相互间的撞击很少,故血液的黏度较低。切率较低时,红细胞可发生重叠和聚集,所以血液的黏度增高。

(3)血管口径:血管口径较大时,对血液黏度不会产生影响。当血流在小于直径 0.2～0.3 毫米的微动脉流动时,只要切率足够高,随着血管口径的变小,血黏度则变低。

（4）温度：血黏度随温度的降低而增高，随温度的升高而降低。人的体表温度比深部低，故流经体表的血液的黏度增高。

39. 心血管的顺应性

近年来，顺应性这个词常见于心、脑血管的无创性检测报告及临床医师的诊治解答中。一般人把顺应性理解为血管的弹性，它与弹性有关，但并非弹性。血管顺应性是个专业术语，它的科学含义是指血管内的压力每改变1毫米汞柱时血管容积的改变值。由此可知，顺应性涉及血管的压力和容积两个概念。只有血管的压力或者容积发生变化，或二者同时发生变化，才能引起血管顺应性的改变。因此，血管的顺应性与血压关系密切。

心动周期告知我们，左心室的射血是间断性的，而动脉内的血流却是连续性的，这其中的奥妙就在于血管的顺应性。由于主动脉和大动脉有较高的顺应性，小动脉和微动脉处有较高的阻力，所以左心室每次收缩所射出的血液，只有1/3流至动脉系统以后的部分，2/3被暂时储存在主动脉和大动脉内，使主动脉和大动脉进一步扩张，主动脉压也就随之升高。心室舒张时，射血停止，被扩张的储器血管弹性回缩，将暂时贮存的那一部分血液继续向前推进。同时，还使每个心动周期中血压变化的幅度远小于左心室内的变化幅度。例如，在心室舒张期，主动脉内的血压为80毫米汞柱，而不像左心室内的压力接近于零。老年人大动脉管壁硬化，主动脉的直径和容积增大，顺应性减小，弹性储器的功能受损，因此动脉血压的波动幅度明显增大。

40. 递质与受体

递质与受体是调节心血管功能的极为重要的物质和途径。递质是专门器官和细胞合成或分泌 并与效应器结合后能产生特定功能的化学物质。受体是指细胞膜和细胞内能与某些化学物质发生特异性结合并诱发生物效应的特殊生物分子。研究表明，调节的递质有乙酰胆碱、肾上腺素、去甲肾上腺素、多巴胺、5-羟色胺、心钠素、阿片肽等；受体有α和β肾上腺受体、乙酰胆碱受体、多巴胺受体、前列腺素受体、血管紧张素受体等，它们的特异与协同作用是心血管生理功能的重要保证。

（1）以神经递质与受体为代表来了解它们的重要作用和意义：1921年，Loewi在做蛙心灌流实验时发现，当刺激迷走神经时，蛙心活动受到抑制；如将此灌流液再灌流入另一个去掉迷走神经支配的蛙心时，也能抑制该蛙心的活动。由此推测在迷走神经兴奋时会释放某种化学物质，使蛙心活动受到抑制。后来证实该种物质为乙酰胆碱（Ach），这就是最早被鉴定的神经递质。同年Cannon发现，刺激交感神经时也释放一种物质，当时被称为"交感素"，直到 1949 年被 Von Euler 鉴定为去甲肾上腺素（NA）。

（2）支配血管平滑肌的神经纤维分为缩血管神经纤维和舒血管神经纤维两大类：缩血管神经纤维都是交感神经纤维，末梢释放的递质为去甲肾上腺素。血管平滑肌细胞有 α 和 β 两类肾上腺素能受体。去甲肾上腺素与 α 受体结合，可导致血管收缩；与 β 受体结合，则导致血管舒张。需要指出的是，去甲肾上腺素与 α 受体的亲和力较 β 受体强，故交感神经兴奋时引起的总效应是血管收缩。舒血管神经主要是副交感神经纤维，其末梢释放乙酰胆碱递质，它与血管平滑肌的 M 型胆碱能受体结合，引起血管舒张。支配心脏的神经为心交感神经和心迷走神经。心交感神经节前轴突末梢释放的递质为乙酰胆碱，它能激活节后神经细胞膜上的 N 型胆碱能受体。心交感神经节后神经细胞末梢释放的递质为去甲肾上腺素，它与心肌细胞膜上的 β 受体结合，可导致心率加快，房室传导的加速，心房和心室肌的收缩力加强。心迷走神经的节前和节后的神经细胞都是胆碱能神经元。心迷走神经节后纤维末梢释放的递质为乙酰胆碱，其作用于心肌细胞膜的 M 型受体，可使心率减慢，房室传导速度减慢，心房和心室肌的收缩力减弱。根据这一原理，临床上常将药物对受体的抑制或激动作用进行分类。例如，β 受体抑制类药物美托洛尔（倍他乐克），顾名思义它可抑制 β 受体，就可知它具有减慢心率、减慢房室传导、减低心肌收缩力、降低血压等药理作用，并可降低心肌氧耗量，所以是治疗冠心病的常用药物。

41. 心泵功能的储备

心泵功能的储备又称心力储备，是指心输出量随人体代谢的需要而增加的能力。例如，健康成年人在静息状态下，每分钟输出量为 5～6 升，而强体力劳动时，每分钟的输出量可增加到 30 升左右，即达到最大的泵血功能。心力的储备取决于心率和每搏输出量的储备。心率在活动时是静息时的 2 倍多，可由 75 次/分升至 150～160 次/分，所以心率储备可增加心输出量 2～2.5 倍。每搏输出量是心室舒张末期容量与收缩末期容量之差，故每搏输出量储备又有舒张期储备和收缩期储备之分。一般来说，舒张期储备比收缩期储备小得多。静息状态下舒张末期容量约 145 毫升，由于心肌纤维的伸展性较小，心室不能过分扩大，最大容量只能达到 160 毫升左右，即舒张期储备只有 15 毫升大小。左心室收缩末期容量约为 75 毫升，心肌收缩力增强时射血量也加大，可使左心室剩余血量不足 20 毫升，可见心脏收缩期储备能使搏出量增加 55～60 毫升，较舒张期储备大得多。

当进行剧烈体力活动时，交感和肾上腺系统兴奋性增强，主要通过心率储

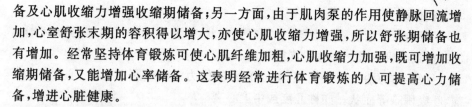

备及心肌收缩力增强收缩期储备;另一方面,由于肌肉泵的作用使静脉回流增加,心室舒张末期的容积得以增大,亦使心肌收缩力增强,所以舒张期储备也有增加。经常坚持体育锻炼可使心肌纤维加粗,心肌收缩力加强,既可增加收缩期储备,又能增加心率储备。这表明经常进行体育锻炼的人可提高心力储备,增进心脏健康。

42. 心力衰竭

心力衰竭简称心衰,又称心功能不全,既往称为充血性心力衰竭。它是由于心肌病变引起心脏结构和功能的变化,最后导致心脏泵血功能的下降,产生肺循环及体循环的淤血,不能满足组织代谢的需要。心力衰竭的症状与体征有乏力、气喘、水肿、心率加快、心脏肥大等。临床上根据病情不同将心衰分为以下类型:

(1)急性心衰:近期发现并发展速度较快的心衰。

(2)慢性心衰:发展速度较慢,可持续数月或数年,占心衰的大多数。

(3)左心衰竭:系左室心功能不全,主要表现为肺淤血的症状,如咳嗽、咯血、呼吸困难、肺水肿、左心肥大等。

(4)右心衰竭:主要以体循环淤血为主的症状和体征,如恶心、腹胀、水肿、肝大、颈静脉怒张、右房室增大等。

(5)无症状性心衰:指左心室已有心功能不全,射血分数已降至正常以下,尚无心衰症状的表现。

(6)全心衰竭:兼具左心衰竭和右心衰竭的症状与体征,多系先由左心衰竭再发展到右心衰竭。

引起心衰的病因,一是原发或继发的心肌病变,如心肌病、心肌炎、冠心病、肺心病、心肌梗死等。二是心脏负荷过度,分为压力负荷过度和容量负荷过度。前者见于高血压、主动脉瓣狭窄、肺心病、肺栓塞、肺动脉高压等;后者见于主动脉瓣及二尖瓣关闭不全、肺动脉瓣或三尖瓣关闭不全、甲状腺功能亢进性心脏病、由右向左或由左向右分流的先天性心脏病等。三是心脏舒张受限,常见于心室舒张期顺应性减低,如冠心病心肌缺血、高血压心肌肥厚、肥厚型心肌病等。在上述基本病因的基础上,再伴有感冒、发热、活动过度、心律失常、肺部或泌尿系感染等诱发因素,若得不到及时处理,则会导致心衰。

43. 心功能分级

为了全面掌握心功能的情况,有效处理心力衰竭的病情,一般将心功能分为四级,心衰分为三度:

Ⅰ级:体力活动不受限制,日常活动不引起乏力、心悸或呼吸困难。即心功能代偿期。

Ⅱ级:体力活动轻度受限,休息时无症状,日常活动即可引起乏力、心悸、心绞痛或呼吸困难。亦称Ⅰ度或轻度心衰。

Ⅲ级:体力活动明显受限,轻于日常的体力活动便引起乏力、心悸、心绞痛、呼吸困难等症状。亦称Ⅱ度或中度心衰。

Ⅳ级:不能从事任何体力活动,即使在安静休息状态下就有明显的心衰症状。亦称Ⅲ度或重度心衰。

二、冠心病的病因与病理

44. 动脉硬化

动脉硬化是动脉的一种非炎症性病变,可使动脉管壁增厚、变硬、失去弹性,管腔狭小。动脉硬化是随年龄增长而出现的血管疾病,其规律通常是在青少年时期发生,至中老年时期加重、发病。男性较女性多,近年来本病在我国逐渐增多,成为老年人死亡主要原因之一。

(1)动脉分型:动脉壁由内膜、中膜和外膜组成,按管径大小,动脉又可分为大、中、小三级。①大动脉如主动脉及其大分支的中膜含有大量成层的弹力纤维,弹性大,故又称弹力型动脉。②中动脉如冠状动脉、脑动脉、肾动脉和四肢动脉等的中层富含平滑肌,故又称肌型动脉。③小动脉指管径在1厘米以下的动脉,也属于肌型动脉,但内弹力膜薄而不明显,中膜的平滑肌亦很少。

(2)动脉硬化主要分为以下3种类型:① 细小动脉硬化。② 动脉中层硬化。③ 动脉粥样硬化 ,是动脉硬化中常见的类型,为心肌梗死和脑梗死的主要病因。

45. 动脉粥样硬化

动脉粥样硬化主要累及大、中型动脉,其病因及发病机理未完全明了,但已公认高胆固醇、高血压、吸烟等是引起本病的主要危险因素。脂质代谢障碍、血管内皮损伤、血小板黏附聚集,以及神经内分泌的变化、动脉壁酶活性降低等,这些综合因素可影响血管壁的合成代谢与血管的运动,进而形成或促进了动脉粥样硬化的病变。病变板块的脂质外观呈黄色粥样,故称为动脉粥样硬化。斑块逐渐扩大,可使动脉管腔进行性狭窄、变硬,引起组织器官的结构和功能性改变。

46. 冠心病的病因

因冠状动脉粥样硬化导致狭窄造成心肌供血不足,进而引起的心肌功能能障碍和(或)器质性病变,称冠状动脉粥样硬化性心脏病,或缺血性心脏病,简称冠心病。它是目前危害中老年人最常见的一种心脏病。本病病因至今尚未完全清楚,目前还未阐明哪一种因素是引起冠状动脉粥样硬化的惟一病因。对常见的冠状动脉粥样硬化所进行的广泛而深入研究表明,本病是多病因的疾病,即多种因素作用于不同环节所致,这些因素构成为冠心病的危险因素或

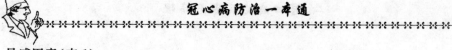

易感因素(表1)。

表1 冠心病的危险因素

可改变的因素		不可改变的因素
生理或生化因素		年龄
高血压		性别
血脂异常	包括:总胆固醇过高或低密度脂蛋白过高	家族史(早发冠心病)
	三酰甘油过高	个人史(已患冠心病)
	高密度脂蛋白过低	易感基因
超重/肥胖		
高血糖/糖尿病		
生活方式		
吸烟		
不合理膳食		
缺少体力活动		
过量饮酒		
社会心理因素		

47. 冠心病的主要危险因素

(1)血脂异常:血胆固醇、三酰甘油和低密度脂蛋白等增高或高密度脂蛋白降低能导致动脉粥样硬化;而高密度脂蛋白增高有缓解动脉粥样硬化及心脏保护作用。临床实践表明,调脂治疗后,粥样硬化病灶可以减轻或消退。

(2)高血压:冠状动脉粥样硬化患者50%~70%有高血压,高血压患者冠心病的患病率较血压正常者高4倍。研究表明,40~70岁,血压在115/75毫米汞柱至185/115毫米汞柱的个体,收缩压每增加20毫米汞柱,舒张压每增加10毫米汞柱,其心血管疾病的危险性增加1倍;降压治疗能减少20%~25%的心肌梗死。

(3)糖尿病:冠心病是糖尿病患者的重要并发症。糖尿病患者中动脉粥样硬化发生得较早且常见,糖尿病患者较无糖尿病者发病率高2倍,冠心病、脑血管疾病和周围血管疾病在成年糖尿病患者的死亡原因中占75%~80%。

(4)吸烟:吸烟增加冠状动脉粥样硬化的发病率和病死率,据统计,吸烟者较不吸烟者高出2~6倍,且与每日吸烟支数呈正比。结果显示,平均每日吸烟10支,能使心血管病病死率男性增加18%,女性增加31%。

(5)年龄:冠心病多见于40岁以上的中老年人,但它的发病率随年龄的增长而升高,病情也随着年龄的增长而加重。研究表明,自 40 岁开始,每增加 10 岁,冠心病的患病率增加 1 倍。男性 50 岁后,女性 60 岁后,冠状动脉粥样硬化进程加快,因而发生心绞痛、心肌梗死的危险性也明显增大。

(6)性别:冠心病多见于男性,男女比例约为 2∶1;男性发病年龄较女性平均早 10 年,但女性绝经期后发病率迅速增加。

上述主要危险因素中,高血压、高胆固醇和吸烟又被视为独立的危险因素。

48. 冠心病的次要危险因素

冠心病的次要危险因素很多,如肥胖、遗传、体力活动少、饮酒过量、精神压力较大、性情急躁的 A 型性格,以及微量元素铬、锰、锌、钒、硒等摄取减少,而铅、镉、钴的摄取增加等都与冠心病的发病率有关。

面对上述的主要危险因素和次要危险因素,在每个个体中可以单独存在,而更常见的是两种或三种以上的因素同时存在。若同时存在两种以上的危险因素时,冠心病发生的危险不是两个危险因素之和,而是远大于二者之和的协同作用。

49. 高脂血症

高脂血症是中老年人常见的证候之一,因此症多无不适表现和体征,常常在体检时或查其他疾病时发现。

(1)高脂血症指血脂代谢发生紊乱,或脂肪代谢或转运异常,从而使血浆中一种或几种脂质浓度含量高于同龄正常值。高脂血症可分为原发与继发两类,前者不能确定是何种原因引起,可能与遗传因素和生活方式有关;后者是继发于其他的疾病,如糖尿病、甲状腺功能减退、代谢综合征、肾病综合征等。

(2)血脂是血浆中各类脂质成分的总称,它包括三酰甘油、游离胆固醇、胆固醇酯、卵磷脂、脑磷脂、神经磷脂、游离脂肪酸等。因血脂本身不溶于水,它们须与蛋白质结合才能溶于血浆,所以胆固醇与蛋白质以结合形式出现的高密度脂蛋白和低密度脂蛋白也属于血脂的成分。

(3)血脂异常不仅是动脉粥样硬化等心脑血管疾病的重要原因,也是防治各种继发疾病的评判指标。因此,无论是医务工作者还是中老年人,对血脂状况非常关注。目前大多数医院仅检测胆固醇、三酰甘油、低密度脂蛋白、高密度脂蛋白 4 项;因高密度脂蛋白及各种磷脂增高均对健康有益,故高脂血症的含义主要是前 3 项。若其中 1 项高于正常值水平,则表现为单纯高胆固醇血症,或高三酰甘油血症,或高低密度脂蛋白血症;若其中 2 项以上高于正常值水平,则称作为混合型高脂血症。

50. 冠心病与高脂血症

根据冠心病的流行病学研究表明,高脂血症的人群中冠心病的患病率相当高,而冠心病患者中 70％伴有高脂血症。临床实践也表明,脂质代谢紊乱是冠心病最重要预测因素。

多项研究表明,总胆固醇和低密度脂蛋白胆固醇水平与冠心病事件的危险性之间存在着密切的关系。在动脉粥样硬化斑块中有大量脂质聚集,其中多见的是沉积的胆固醇。胆固醇与低密度脂蛋白含量高者,冠心病患病率亦高,呈正相关。低密度脂蛋白胆固醇含量水平每升高 1％,则患冠心病的危险性增加 2％～3％。近年还发现,三酰甘油是冠心病的独立预测因子,冠心病患者往往伴有低高密度脂蛋白血症和糖耐量异常。

研究结果表明,高密度脂蛋白有防止或对抗动脉粥样硬化的作用。人体内高密度脂蛋白含量增高,冠心病患病率则降低,二者呈负相关。

51. 胆固醇

众所周知,胆固醇(TC)是导致动脉粥样硬化的主要危险因素;由此也使许多人认为胆固醇是人体内的"坏分子",不了解它对健康生命的利和害。

(1)总胆固醇是指血液中所有脂蛋白所含胆固醇之总和。人群总胆固醇水平主要取决于遗传因素和生活方式。总胆固醇包括游离胆固醇和胆固醇酯,肝脏是合成和贮存胆固醇的主要器官,少部分是在小肠黏膜吸收并合成。胆固醇是构成肾上腺皮质激素、性激素、胆汁酸及维生素 D 等生理活性物质的重要原料,也是构成细胞膜的主要成分。胆固醇主要是通过胆汁排泄。

(2)胆固醇是一种类脂,具有脂类物质的特性。胆固醇不溶于水,所以必须与蛋白质分子结合形成脂蛋白后才能在血液中运输;这种结合的脂蛋白分为低密度脂蛋白(分子量大)和高密度脂蛋白(分子量小)。在一个正常的机体内,总胆固醇、低密度脂蛋白、高密度脂蛋白三者水平保持一个动态平衡,血液和组织中的游离胆固醇会被及时回收,不会产生大量沉积。一旦这种平衡被打破,游离胆固醇升高,沉积就无法避免。长此以往,就会造成动脉粥样硬化甚至动脉阻塞,导致冠心病的发生与进展。

(3)胆固醇的血清浓度可作为脂代谢的指标,目前国内外专家确认成年人的胆固醇理想值为总胆固醇 200 毫克/分升以下或 3～5.2 毫摩/升。

52. 三酰甘油

三酰甘油(TG)是血液中的一种脂肪类物质,大部分是来自饮食。三酰甘油的主要作用是为人体提供和储存能量。它是由 3 种脂肪酸与甘油结合而成的,一般情况下会成为脂肪酸的储藏库,根据身体所需三酰甘油会被分解,从三酰甘油中分解出的脂肪酸便是游离脂肪酸，它是一种能够迅速用于生命活动的高效热能源。

虽然三酰甘油对人体有着重要作用，但超量后对身体可造成危害。研究表明，高三酰甘油已成为动脉粥样硬化、冠心病及其他心血管疾病的重要危险因素之一，临床上三酰甘油已成为冠心病的相关标志之一。三酰甘油增高导致血液黏稠，并在血管壁上沉积，渐渐形成小斑块，即我们平时说的动脉粥样硬化斑块。而血管壁上的这些块状沉积会逐渐扩大和增厚，使血管内径变小、血流变慢，严重时血流中断。阻塞物脱落还能造成血栓，可引起冠心病、心肌梗死、脑中风等。因此，高三酰甘油血症应降到正常水平。空腹血液三酰甘油的正常值为 150 毫克/分升以下或 1.7 毫摩/升。

53. 低密度脂蛋白

低密度脂蛋白胆固醇（LDL-C）一般称为低密度脂蛋白，是由极低密度脂蛋白转变而来，它携带着大量的胆固醇，其主要功能是把胆固醇运输到全身各处，并运输到肝脏合成胆酸以利排泄。研究表明，体内 2/3 的低密度脂蛋白是通过受体介导途径运转利用的。血浆中的低密度脂蛋白将胆固醇从肝脏运往身体各处的组织细胞，通过细胞膜上特殊的受体与低密度脂蛋白结合，从而胆固醇被人体细胞所利用。1/3 的低密度脂蛋白进入巨噬细胞内，巨噬细胞是人体组织内的"清扫系统"。在这一非受体通路中，巨噬细胞吸收了低密度脂蛋白所携带的胆固醇，则变成"泡沫"细胞。巨噬细胞消亡后这部分胆固醇便成为游离态沉积在细胞间质。因此，低密度脂蛋白能够进入动脉壁细胞，并将胆固醇带入其中。故低密度脂蛋白水平过高能致动脉粥样硬化，并使个体处于易患冠心病的危险。所以，低密度脂蛋白又被称为"坏胆固醇"。抽血检测低密度脂蛋白的正常值为 120 毫克/分升或 3.12 毫摩/升以下。

54. 高密度脂蛋白

高密度脂蛋白胆固醇（HDL-C）一般称其为高密度脂蛋白，为血清蛋白之一，又被称为"好胆固醇"。现代医学认为，高密度脂蛋白富含磷脂质，具有"血管清道夫"的功能。

高密度脂蛋白可输出体内组织中的胆固醇并促进胆固醇的代谢。高密度脂蛋白可与沉积在组织中多余的游离胆固醇结合，从而将其运输到肝脏，再转化为胆汁酸或直接通过胆汁从肠道排泄。研究证明，高密度脂蛋白胆固醇含量与动脉管腔狭窄程度呈显著的负相关。所以，高密度脂蛋白是一种抗动脉粥样硬化的血浆脂蛋白，是冠心病的保护因子，现在作为动脉硬化预防因子而受到重视。高密度脂蛋白血中的正常值为 40 毫克/分升或 1.04 毫摩/升以上,其含量高可抗动脉硬化,保护心脏;低于正常易患冠心病。

55. 载脂蛋白

血浆脂蛋白中的蛋白质部分称为载脂蛋白,主要在肝脏合成,少部分在小肠合成,其基本功能是运载脂类物质及稳定脂蛋白的结构,某些载脂蛋白还有激活脂蛋白代谢酶、识别受体等功能。

(1)载脂蛋白是构成血浆脂蛋白的重要组分,赋予脂类以可溶的形式,而且在血浆脂蛋白代谢中起重要作用:①促进脂类运输。②调节酶活性。③引导血浆脂蛋白同细胞表面受体结合。载脂蛋白是功能上极其活跃的一组血浆蛋白质。

(2)载脂蛋白可分为 A、B、C、D、E 五类,各类又可细分为多个亚类。载脂蛋白 A-1 就是载脂蛋白的一个分类类型。与心脑血管病关系较大的是载脂蛋白 A 和载脂蛋白 B。载脂蛋白 A-1 能激活胆固醇代谢中的关键酶,进而清除组织中的胆固醇,把它运到肝脏代谢,这样便减慢和阻止了动脉粥样硬化的发生和发展。相反,若载脂蛋白 A-1 缺乏,胆固醇代谢中酶活性降低,则加速动脉硬化和冠心病的发生。载脂蛋白 B 存在于低密度脂蛋白的表面,它可协助细胞识别并摄取低密度脂蛋白,所以载脂蛋白 B 增多时,即使低密度脂蛋白水平正常,也可使冠心病发病率增高。

(3)载脂蛋 A-1 的参考值,男性为 0.92～2.36 克/升;女性为 0.8～2.10 克/升。动脉粥样硬化、糖尿病、高脂蛋白血症、肝功能不全均可导致载脂蛋白 A-1 的降低。用抗癫痫药、长时间过量饮酒、妊娠期间等均可致载脂蛋白 A-1 一过性升高。载脂蛋白 B 参考值男性为 0.42～1.14 克/升;女性为 0.42～1.26 克/升。高脂蛋白血症、糖尿病、动脉粥样硬化、心肌梗死时可见增加;心肌局部缺血和肝功能不全时可减少。

56. 高血压

高血压是一种以动脉血压持续升高为主要表现的慢性疾病,在中老年人群中,它是最常见的心血管疾病之一。近年国内高血压通用的诊断标准是:18 岁以上的成年人收缩压等于或大于 140 毫米汞柱;舒张压等于或大于 90 毫米汞柱;或收缩压和舒张压二者同时达到上述标准。因血压水平可受情绪、紧张、运动及应激状态等的影响,故血压应在非同日多次测量均达规定标准,才能确立患有高血压。临床上将高血压分为两类。

(1)原发性高血压:是病因尚不明确,以血压短期或长期持续增高为主要表现的一组综合征。早期可无症状,或有不同程度的头痛、头晕、头胀等,晚期可有心、脑、肾等器官的损害表现。原发性高血压又称为高血压病,占所有高血压患者的 95％以上。

(2)继发性高血压:此种高血压是某些疾病的一部分症状表现,多见于肾脏疾病、内分泌疾病、妊娠高血压综合征等,故又称为症状性高血压。此症占高血压的不到 5％,如果治好了原发病,血压可降至正常。

高血压的严重后果在于它的并发症,长期持续高血压如果不加控制,可对心、脑、肾等重要器官造成损害,甚至导致这些脏器的功能衰竭乃至患者的病残或死亡。高血压的患病率我国较西方发达国家低,发达国家多在 20％以上,我国为 11.26％,全国约有 1.6 亿高血压患者。近期调查显示,我国人群对高血压的知晓率为 30.2％,治疗率为 24.7％,控制率为 6.1％,处于较差水平,值得格外关注。

57. 高血压的病因

高血压的病因除继发性高血压较为明确外,原发性高血压的病因尚不清楚,目前认为与下列因素有关:

(1)遗传因素:约 50％高血压患者有家族史。高血压病被认为是一种多基因疾病,这些基因的突变、缺失、重排和表达水平的差异和缺陷,可能是导致高血压的基础。

(2)神经-内分泌调节系统障碍:在长期或反复情绪变化、精神紧张的刺激条件下,一方面调控动脉的各级中枢神经及自主神经系统发生功能失衡;另一方面某些神经递质及内分泌激素的含量及作用失衡,如儿茶酚胺、肾上腺素、去甲肾上腺素、血管紧张素、醛固酮等,其综合效应可使小动脉痉挛,血压升高。

(3)职业与环境因素:注意力高度集中、精神紧张而体力活动又少的职业,可能是导致高血压的致病因素。据统计,处于应激状态如从事驾驶员、飞行员、医师、会计师等职业者高血压患病率明显增高。有噪声的工作环境,忙乱无序的生活环境,过度紧张的脑力劳动均易发生高血压。

(4)饮食与食盐:饮用高热能、高脂肪、高钠低钙者,高血压发病率高。高血压与盐摄入量明显相关,研究表明,食盐每日少于 2 克,几乎不发生高血压;每日 3～4 克,高血压发病率 3％;每日 4～15 克,发病率 33.15％;每日大于 20 克,发病率 69.75％。

(5)烟酒:大量吸烟饮酒者,发病率高。

(6)体重:肥胖者易患高血压。

(7)年龄:发病率有随年龄增长而增高的趋势,40 岁以上者发病率高。

(8)睡眠:长期失眠或在睡眠中有呼吸暂停低通气综合征者易患高血压。

58. 高血压的发病机制

高血压的各种病因主要是通过体内的下述机制造成血压升高。

(1)交感神经兴奋性增加：长期的精神紧张、焦虑、压抑等所致的反复的应激状态及对应激的反应增强，使大脑皮质下神经中枢功能紊乱，交感神经和副交感神经之间的平衡失调，交感神经兴奋性增加，其末梢释放儿茶酚胺增多，从而引起小动脉和静脉收缩，心排血量增加，使血压升高。

(2)肾素-血管紧张素-醛固酮系统激活：肾小球旁细胞分泌肾素，它可激活肝脏产生的血管紧张素原生成血管紧张素-Ⅰ(AT-1)，在肺血管内皮细胞中，AT-1 被血管紧张素转化酶(ACE)转变为血管紧张素-Ⅱ(AT-2)。AT-2 很活跃，它通过直接收缩小动脉，或刺激肾上腺皮质分泌醛固酮而扩充血容量，可显著升高血压。

(3)肾性水钠潴留：根据盐负荷诱发高血压的试验，许多途径可诱导肾脏潴留过量的钠盐，使体液容量增大，继而血压升高。肾脏是机体调节钠盐的最主要器官，在肾性高血压及部分原发性高血压中，肾性水钠潴留是发生高血压的主要途径。

另外，血管内皮细胞功能受损及胰岛素抵抗等，均可使细胞膜钠、钾、钙等离子转运异常，亦可导致高血压。

59. 高血压与冠心病

高血压与冠心病关系密切，高血压对心脏的影响主要是 3 个方面：

(1)左心室肥厚：血压升高及其他代谢内分泌因素引起心肌细胞体积增大和间质增生，使左心室体积和重量增加，从而导致心肌缺血加重。

(2)血压升高会导致冠状动脉管壁结构改变及功能异常：它包括管壁增厚，管腔缩小，血管壁对某些血管活性物质，如加压素、内皮素、血栓素等反应性敏感，造成白细胞及血小板的黏附、聚集和释放，引发并加速了冠状动脉粥样硬化的过程。

(3)高血压可致冠心病发病年龄提早，且发生心肌梗死的危险性高。

研究表明，高血压患者动脉管腔的阻滞和粥样斑块的形成及破溃要比血压正常者可能提早 20 年。冠状动脉粥样硬化病变的特点为动脉壁上出现纤维素性和纤维脂肪性斑块，并有血栓附着。随着斑块的扩大和管腔狭窄的加重，可产生心肌缺血；斑块的破裂、出血及继发性血栓的形成，可堵塞管腔导致心肌梗死。研究还发现，无论收缩压和舒张压增高都有增加冠心病发病及死亡危险；不过收缩期血压升高比舒张期血压升高更能预测冠心病事件。

60. 糖尿病及其新的分类特点

糖尿病是以糖代谢紊乱为主要表现的累及多系统多器官的综合征。临床以慢性高血糖为特征,随病程进展则引起脂肪、蛋白质、水和电解质等代谢紊乱。随着对糖尿病病因和发病机制认识的日渐深入,世界卫生组织(WHO)于 1999 年提出了分类的新方法。新的分类方法的主要特点是:

(1)侧重从病因学和发病机制进行分类。

(2)取消了胰岛素依赖型糖尿病和非胰岛素依赖型糖尿病的名称,保留以前的Ⅰ型和Ⅱ型糖尿病命名,但用阿拉伯数字 1 和 2 代替。

(3)删除营养不良相关糖尿病类型,增设特异型糖尿病。

(4)糖耐量减退不再作为一个类型,而是糖尿病发展过程中的一个阶段。

(5)保留妊娠糖尿病。

对于大多数的中老年朋友来说,最重要的是应熟悉 1 型和 2 型糖尿病的相关知识。①1 型糖尿病。主要病因是自身免疫系统缺陷,致使胰岛 B 细胞破坏,导致体内胰岛素绝对缺乏。多在 25 岁以前的青少年期起病,"三多一少"(多尿、多饮、多食和消瘦)症状明显,治疗用药以胰岛素为主,病情控制不好常发生酮症酸中毒。②2 型糖尿病。本型糖尿病多见于中、老年人,主要病因是胰岛素抵抗伴胰岛素相对不足。在糖尿病患者中,2 型糖尿病所占的比例约为 95%。2 型糖尿病起病常隐匿、缓慢,"三多一少"症状轻微,或只有其中一、二项;部分患者是在健康查体或诊治其他疾病时才被发现。若病情未能控制可发生非酮症高渗性昏迷。

目前全球的糖尿病患者约计 2 亿,我国的糖尿病患者数约 5 000 万,占世界糖尿病患者的 1/4。据统计,我国糖尿病的患病率为 3.21%,每年以 120 万的数目递增。糖尿病不仅与冠心病密切相关,而且常并发心肌梗死、脑中风、尿毒症,以及肢体坏疽和失明,是中老年人致残、致死的常见病。

61. 糖尿病的病理特征

(1)1 型糖尿病的病理特征:①胰岛 B 细胞数量显著减少,病程短于 1 年而死亡的病例,其 B 细胞的数量仅为正常的 10% 左右。②胰岛炎,表现为胰岛内淋巴细胞和单核细胞浸润。③胰岛萎缩和 B 细胞空泡变性。

(2)2 型糖尿病的病理特征:主要是 90% 的患者胰岛淀粉样变性,淀粉样物质沉积于毛细血管和内分泌细胞之间。此外,胰岛可有不同程度纤维化。胰岛细胞数量中度减少或无减少,胰高糖素分泌细胞增加。

(3)糖尿病并发症的病理特征:因受损器官不同而异。①大血管的病理改变为大、中动脉粥样硬化和中、小动脉硬化,病变与非糖尿病者基本相同。②

微血管病变是指微循环障碍、微血管瘤形成和微血管基底膜增厚。正常基膜厚80～250纳米,糖尿病患者基膜增厚可达500～800纳米,基膜中有糖类沉积。③其病损可累及全身各组织器官,但临床上主要见于视网膜、肾小球及神经病变。

62. 糖尿病与心血管疾病

糖尿病的慢性并发症可致大、中动脉粥样硬化,主要累及主动脉、冠状动脉、大脑动脉、肾动脉和外周动脉等,临床上可引起冠心病、高血压、缺血或出血性脑血管疾病等。与非糖尿病患者群相比,糖尿病患者群中动脉粥样硬化的患病率高,发病年龄较轻,病情进展较快,多脏器同时受累较多。糖尿病患者群心、脑血管病患病率为非糖尿病患者群的2～4倍,心肌梗死的患病率高10倍。糖尿病患者可通过下述途径直接或间接地促进动脉粥样硬化发生和发展。

(1)胰岛素或胰岛素原可直接诱导动脉平滑肌细胞增生并引起动脉壁内膜和中层增殖,使血管平滑肌细胞和成纤维细胞中脂质合成增加。

(2)胰岛素可增加远曲肾小管对钠和水的重吸收,循环血容量增加,兴奋交感神经系统,从而使血压升高。

(3)胰岛素抵抗和高胰岛素血症可引起脂类代谢紊乱,导致三酰甘油和低密度脂蛋白升高,高密度脂蛋白降低。

(4)高血糖可引起血管壁胶原蛋白和血浆中载脂蛋白非酶促性糖基化,前者使血管壁更易沉淀脂质,后者使脂类代谢的受体途径受阻,从而加速动脉粥样硬化。

(5)胰岛素升高可促使血浆纤溶酶原激活抑制物合成增加,后者可引起纤溶系统紊乱,血纤维蛋白原水平升高,有利于血栓形成。

(6)大血管壁的蛋白质非酶促性糖基化和血管内皮细胞损伤可使其通透性增加,进而致血管壁中层脂质积聚而促进动脉粥样硬化。

63. 高胰岛素血症

顾名思义,高胰岛素血症是指血液中胰岛素过多,其定义为空腹胰岛素≥85皮摩/升。目前认为,发生高胰岛素血症的主要原因是胰岛素抵抗,从而形成的代偿性胰岛素增加。胰岛素抵抗是存在于多种生理与病理状态的普遍现象,如青年期、老年、妊娠等均可有不同程度的胰岛素抵抗。正常人群中的发生率只有15%～20%,但当体重增加、血糖与血压增高、血脂紊乱、高尿酸血症等时,胰岛素抵抗的发生率和程度显著增加。

胰岛素抵抗是指各种原因使胰岛素作用的靶组织,如肝、脂肪、骨骼肌、血管内皮细胞等摄取和利用胰岛素的效率和作用降低。为了维持一个较正常的血糖水平,机体的自我调节机制使胰岛 B 细胞分泌较正常多几倍甚至十几倍的胰岛素来降低血糖,这便造成了高胰岛素血症。现代医学证实,胰岛素抵抗是代谢综合征的中心环节;高胰岛素血症是冠心病、高血压、高血脂、2 型糖尿病、肥胖、脑卒中等血管内皮功能紊乱和心血管疾病共同的发病基础。

64. 高尿酸血症与冠心病

人体在新陈代谢过程中,若体内尿酸的合成增加或排出减少,血中尿酸浓度逐渐增高并达到一个饱和点。如果血中尿酸浓度长期高于这个饱和点,医学上称为高尿酸血症。

尿酸是嘌呤类物质代谢的产物,人体代谢正常时它可以经肾脏随尿液排出体外。高尿酸血症分为原发性高尿酸血症和继发性高尿酸血症两类。前者是由先天性嘌呤代谢障碍引起,如嘌呤代谢酶缺乏致尿酸增多,或基因遗传缺陷引起肾小管对尿酸的排泄减少;后者的主要原因是某些遗传性疾病如 1 型糖原累积病或慢性肾病及恶性肿瘤化、放疗后,以及某些药物影响如呋塞米、阿司匹林等,这些因素亦可致尿酸产生增多或排泄减少。若进食含有过多嘌呤成分的食品,如动物内脏、沙丁鱼、豆类菜食等,加之体内存有上述致尿酸产生增多或排泄减少的原因,亦可导致尿酸增高。尿酸中有许多种类的钠、钾、钙盐等,当它们的浓度超过饱和点时,便形成结晶体沉积于软组织中,可导致身体免疫系统出现变态反应而造成炎症;如果沉积在软组织如关节膜或肌腱里的尿酸结晶释出致炎性损伤,即痛风性关节炎,通常称为痛风。

高尿酸血症与痛风均为冠心病的高危因素。目前,美国心脏病协会就把痛风列为冠心病的危险因素及动脉硬化的促进因子。痛风如未有效治疗,持续的高尿酸血症会使过多的尿酸盐结晶沉积在冠状动脉内,加上血小板的凝集亢进,既加速了动脉硬化的进展,又加重了冠心病的病情。

65. 肥胖与冠心病

研究表明,冠心病患者的平均体重较非冠心病患者为高,肥胖者冠心病的发病率也较高,尤其是短期内发胖或向心性肥胖者。大家是否已明确了标准体重与肥胖的科学含义? 标准体重(千克)=身高(厘米)-105,超过标准体重10%者为轻度肥胖,超重 20%者为中度肥胖,超重 30%者为重度肥胖。临床上将超过标准体重 20%者称为肥胖症。Framing ham 以超重 35%为标准比较发现,冠心病中肥胖者和体瘦者分别占 49.2%与 10.1%,多数为先发生肥胖,7～8 年后发生冠心病。流行病学的资料表明,肥胖有增加冠心病发病的趋势,并可增加冠心病病死率。

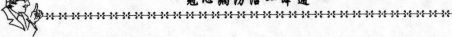
(1)肥胖者摄取过多的热能,在体重增加的同时,使心脏负荷和血压均升高,从而增加心肌耗氧量。

(2)高热能的饮食习惯,使胆固醇、三酰甘油和血压升高,促使冠状动脉粥样硬化的形成和加重。

(3)肥胖者体力活动减少,妨碍了冠状动脉粥样硬化侧支循环的形成。

(4)肥胖者常使胰岛素的生物学作用被削弱,即胰岛素产生抵抗。为了维持较正常的血糖水平,便形成高胰岛素血症,最终导致机体血糖升高、血浆纤维蛋白原升高、高密度脂蛋白降低。胰岛在长期的高负荷压力下,分泌胰岛素的功能逐渐减弱以致衰竭,形成了糖尿病。糖尿病、高脂血症、高纤维蛋白原血症无一不是致动脉粥样硬化的危险因素,于是冠心病接踵而至。

新近研究表明,肥胖除可影响冠心病的危险因素外,也与纤溶活性和血浆纤维蛋白原浓度有关,而后者与冠心病的起病和病程有关系。而且,肥胖增加心脏工作负荷和血管内容积,并可改变糖和脂质代谢。肥胖患者的心脏负荷增加可使冠脉循环业已受损的患者突发急性事件或诱发症状。心脏的超重负荷在尸检研究中也表明体重与心脏体积独立相关,同时还发现肥胖与冠状动脉粥样硬化程度有相关性。肥胖与冠心病的关系不能单看标准体重,而应与体重指数、体重类型等综合判断。体重指数(BMI)=体重(千克)/身高(平方米)。专家指出最理想的体重指数是22,体重指数≥27者易患冠心病。研究还发现,腹型肥胖与致命性心肌梗死及猝死的发生率有相关性。

现已把肥胖症确定为冠心病的高危因素。肥胖和高脂血症,除一部分有家族性外,大多数为饮食过量、饮食结构不合理及缺乏体力活动所致。

66. 代谢综合征

代谢综合征是高血压、血糖异常、血脂紊乱和肥胖症等多种疾病在人体内集结的一种状态。由于代谢综合征中的每一种成分都是心血管病的危险因素,它们的联合作用更强,其直接后果是导致严重心血管事件的发生,并造成很高的病死率。国外一项针对35~70岁人群的调查表明,患有代谢综合征的患者,在未来7年里,每8人中会有1人因代谢综合征而死亡,其中糖尿病导致心血管事件发生的数量是血糖正常者的4.5倍。所以,在临床上确认代谢综合征对预测个体发生心血管病有着重要的意义。

目前认为,代谢综合征的发病核心是胰岛素抵抗。产生胰岛素抵抗的原因有遗传性(基因缺陷)和获得性(环境因素)两个方面。基因缺陷可发生在胰岛素受体和受体后信号转导的各个途径;获得性因素包括胰岛素受体抗体、某些升糖激素、胰岛淀粉样多肽、慢性高血糖、高血脂毒性、生活方式及饮食结构不合理等。再者,目前关于代谢综合征的定义和诊断标准全球尚未一致。2005 年 4 月 14 日,国际糖尿病联盟(IDF)在综合了来自世界六大洲糖尿病学、心血管病学、血脂学、公共卫生、流行病学、遗传学、营养和代谢病学专家意见的基础上,颁布了新的代谢综合征定义,即诊断代谢综合征必须符合以下条件:

(1)中心性肥胖(欧洲男性腰围≥94 厘米,女性腰围≥80 厘米,不同种族腰围有各自的参考值)。

(2)合并以下 4 项指标中任 2 项

①三酰甘油(TG)水平升高。>150 毫克/分升(1.7 毫摩/升),或已接受相应治疗。

②高密度脂蛋白-胆固醇(HDL-C)水平降低。男性<40 毫克/分升(0.9 毫摩/升),女性<50 毫克/分升(1.1 毫摩/升),或已接受相应治疗。

③血压升高。收缩压≥130 毫米汞柱或舒张压≥85 毫米汞柱,或已接受相应治疗或此前已诊断高血压。

④空腹血糖(FPG)升高。FPG≥100 毫克/分升(5.6 毫摩/升),或此前已诊断 2 型糖尿病或已接受相应治疗。如果 FPG≥100 毫克/分升(5.6 毫摩/升),强烈推荐进行口服葡萄糖耐量试验(OGTT)但是,OGTT 在诊断代谢综合征时并非必要。

国内中华医学会糖尿病学分会(CDS)建议代谢综合征的诊断标准为具备以下 4 项中的 3 项或全部者:①超重和(或)肥胖。BMI≥25。②高血糖。空腹血糖 FPG≥6.1 毫摩/升(110 毫克/分升)和(或)饭后 2 小时血糖≥7.8 毫摩/升(140 毫克/分升),和(或)已确诊糖尿病并治疗者。③高血压。血压≥140/90 毫米汞柱,和(或)已确诊高血压并治疗者。④血脂紊乱。空腹血三酰甘油(TG)≥1.7 毫摩/升(110 毫克/分升),和(或)空腹血高密度脂蛋白-胆固醇(HDL-C)男性<0.9 毫摩/升(35 毫克/分升),女性<1.0 毫摩/升(39 毫克/分升)。

67. 冠心病与年龄

冠心病是中老年人的常见病,与年龄关系密切。据统计,在临床上绝大多数冠心病发生于 40 岁以上的人,而 50 岁以后尤为常见。冠心病的发病随年龄的增长而增高,程度也随年龄的增长而加重。资料表明,自 40 岁开始,每增加 10 岁,冠心病的患病率增 1 倍。男性 50 岁,女性 60 岁以后,冠状动脉粥样硬化发展比较迅速,同样心肌梗死的危险也随着年龄的增长而增加。

在正常情况下,我们在不同的年龄阶段,血管也处于不同的状态。人在步

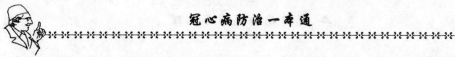

人老年以后,动脉血管的硬化程度也较重,因此很容易形成冠心病。人体的血管,随着年龄的增长也必然要经历"生长、发育、衰退"等不同阶段,人在达到一定年龄后,血管也和身体的其他组织一样,步入了衰退与老化的过程。在病理解剖学上也发现,动脉硬化的病理改变,随着年龄的增长也逐年加重。近年来,冠心病发病率逐年增多,病死率也相应增高。2008年,全世界死于心血管疾患者数是1530万,占总死亡的1/4,是全世界致死率最高的疾病;且发病年龄有逐渐年轻化的趋势。因此,医务工作者提出,动脉硬化并非从中年开始,而是从幼年开始,只不过是随着年龄的增长,其病变程度加重、速度也加快而已。所以,预防冠心病要从孩子做起。

68. 冠心病与性别

冠心病多见于男性,男女之比约为2.5∶1。女性在绝经期前冠心病发病低于男性,发病年龄比男性晚10年,冠状动脉粥样硬化病变较男性轻,进展缓慢;但绝经期后冠心病发病率显著升高,且病情亦重。深入研究证实,这与人体性激素水平有关。血中雌激素水平对冠心病发生发展有着重要作用。雄激素对冠心病的发病,既有保护作用又有诱发作用,这种双重效应除与雌激素的量、作用时间和机体状态有关外,又与雄激素环境的平衡状态有关。同时发现生理量的雌激素可以升高高密度脂蛋白,降低低密度脂蛋白,防止或延缓动脉粥样硬化和高脂血症。但如果雄激素水平过高或过低,可影响糖和脂肪的正常代谢,导致肥胖、高血压和糖尿病等,促使冠心病发生发展;同时还可以促进血栓形成,激发冠状动脉痉率,诱发心肌梗死。女性随着年龄增长,体内雄二醇/睾酮比值增大,冠心病发病率也随之升高。尤其绝经期后,由于雌激素减少,黄体酮也急剧减少,从而导致冠心病、心肌梗死发病率的增高。女性激素有防止动脉弱样硬化及降低血脂作用,因此,失去女性激素的保护作用,冠心病发病率上升并加重。

69. 冠心病与吸烟

近年来,国内外关于吸烟与冠心病关系的研究表明,吸烟对冠心病是一个主要的独立危险因素,它和其他危险因素如高血压、高血脂有协同关系。吸烟者比不吸烟的人冠心病的病死率高70%,吸烟的支数愈多,年限愈长,开始吸烟的年龄愈早,烟雾侵入支气管愈深,患冠心病的危险性愈大,病死率愈高。

专家认为,烟草及其燃烧的烟雾中会有多种化合物与冠心病发病有关,主要为尼古丁和一氧化碳,而一氧化碳的作用可能比尼古丁更为重要,因为一氧化碳与血红蛋白亲和力比氧大250倍,血液中一氧化碳增多能使血红蛋白运输氧的能力减低。吸烟使动脉血里的一氧化碳含量增加,氧气含量下降,心脏所需的血氧也要大大增加,造成器官组织缺氧,这就更加重心脏负担。烟中的尼古丁可使血管痉挛,心跳加快,血压升高,每一次心跳排出的血液量却反而降低,可诱发冠心病患者心绞痛、心肌梗死、心脏性猝死;尼古丁还会使心脏神经传导功能失常,诱发心律失常。此外,烟雾中的氮氧化物可与氧结合,使氧合血红蛋白减低;硫氰酸盐能抑制细胞呼吸,促进尼古丁、一氧化碳对心脏和血管的损害。另外,尼古丁还会使胆固醇升高,又会使血管壁通透性发生改变,使胆固醇易于沉积在动脉壁上,造成动脉硬化。已经证明,每天吸烟20支发生冠心病的危险,与血胆固醇增至400毫克%,或血压的收缩压升到250毫米汞柱的情况相当。吸烟能使冠心病发病率增加2～3倍。

70. 冠心病与天气

人生活在自然界,一年四季,春温、夏热、秋凉、冬寒的气候特点,必然影响到人的生理和病理。经观察发现,气温、风速与日变差(相邻两日的日平均气温之差)与冠心病明显相关。持续低温、阴雨和大风天气容易发病。此外,在年平均气压高低不同时期亦有显著差别,气压低时发病率高。气候寒冷的天气或冬春季节,冠心病心绞痛和心肌梗死的发病率就会增加。研究发现,急性心肌梗死每年有两个高峰期,即11～1月和3～4月。11～12月是秋季转入冬季,3～4月则由冬季转入春季,二者均是季节转换时期,冷空气活动频繁。1月时值隆冬季节,寒风刺骨,气温持续最低,常出现发病高峰日。

冠心病患者受寒冷的刺激,会使血压上升,心率加快,心脏需氧指数相应增高,然而有病变的冠状动脉不能根据心脏的需要,相应增加对心脏的血液供应。而且经口和鼻吸入的冷空气还可反射性地引起冠状动脉收缩,对心脏供血减少。寒冷刺激使心脏血液供应需要量增加,又因冠状动脉的收缩而减少了对心脏的血液供应量,两方面均能促使心肌缺血,诱发心绞痛。如果心肌缺血很严重或持续时间很长,则发生心肌坏死,即为急性心肌梗死。此外,寒冷还可能影响血小板的功能,使其黏滞度增高,易形成动脉血栓。因此,冠心患者在寒流突降,大风骤起时,要做好预防,以免病情恶化。

71. 冠心病与不良生活方式

现代常把冠心病称为不良生活方式病,表明冠心病与生活方式休戚相关。生活方式(Lifestyle)是一个内容相当广泛的概念,包括人们的衣、食、住、行、劳动工作、休息娱乐、社会交往、待人接物等物质生活和精神生活的各个方面。不良生活方式的特征是任性随意,不遵守客观规律(主要是指人体生理的规律),影响生活质量,导致不良的生活关系,甚至不良的社会关系,给家庭和社会带来隐患,长期持续会给身体带来损伤,使人易患心脑血管病,乃至引起癌

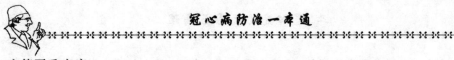

症等严重疾病。

据世界卫生组织调查结果,在目前人群的致病因素中,遗传因素占15%,自然因素占7%,医疗因素占8%,社会因素占10%,而因不健康的生活方式导致疾病竟高达60%。丹麦国家职业健康研究院的专家在全国开展了一项大规模调查,结果表明,夜间工作者易患冠心病。专家们以1 293 888名20～59岁的男性作为调查对象,分白天、夜间两组进行为期1年的随访调查。结果表明,夜间工作组因冠心病入院治疗者比白天工作组多1.15倍。专家认为,主要原因是夜间工作者身体的24小时正常生物节律被打破,易导致体内各脏器功能失调,睡眠欠佳,影响身体恢复和休整;饮食改变,吸烟增加,体育活动减少;社交活动减少,易导致精神压力增加等。上述诸因素均可能增加冠心病发病危险。国内调查资料也显示,高血压、高血脂、高血糖、肥胖等代谢性疾病,近年来一直呈上升趋势。目前,城乡人群的疾病谱正在由以往的传染病和感染性疾病为主转为现在的与代谢相关的疾病为主。此外,糖尿病、高尿酸血症、脂肪肝等已成为近年来的常见病。对这种转变,大多数专家认为是不良生活方式惹的祸。现在生活条件好了,人们吸烟、喝酒、高脂饮食多了,坐车、蹲办公室多而体力活动少了;加之社会与工作竞争压力加大,导致精神紧张,甚至情绪郁闷,这都使得冠心病的发病率显著增高。

72. 冠心病与遗传因素

很多冠心病患者及家属担心自己和子女会得这种病,甚至自称他们是"冠心病家族"。针对这个问题,近年国外研究资料表明,家族中有在较年轻时患冠心病者,其近亲得病的机会可5倍于无这种情况的家族。常染色体显性遗传所致的家族性高脂血症常是这些家庭成员易患冠心病的原因。

冠心病的病理变化基础是冠状动脉粥样硬化,而动脉粥样硬化与内分泌功能失调、饮食结构不当及家族等因素有关。医学专家们在动脉粥样硬化患者的染色体上找到了一种名叫"脱脯基脂蛋白A"的基因缺陷,证明它与动脉粥样硬化发病有关,且可以传给下一代。获得1985年度诺贝尔医学奖的美国德克萨斯大学的学者布朗和高尔兹特因发现,大约每500人中有1人的动脉粥样硬化是通过基因缺陷遗传的。有这种遗传基因缺陷的人,其身体细胞表面的低密度脂蛋白受体数目减少或缺乏,致使低密度脂蛋白所结合的胆固醇不能进入细胞内被利用,从而滞留于血液中,使其在血液中的含量增高,进而在动脉内膜及动脉中层等部位沉积,形成动脉粥样硬化病变。

虽然已经发现这种遗传基因缺陷,但还不能肯定冠心病是遗传性疾病,而只能说明发病与遗传因素有关,或者说发病与家族因素有关。事实上,冠心病患者的后代中，也只有一部分到中年以后罹患冠心病，而这些发病患者中还有很多其他的致病因素。

家族中有冠心病者，发生冠心病的危险性加大。遗传因素可影响冠状动脉壁结构和冠状动脉的起源和分支的异常；另外，遗传因素可能造成代谢缺陷，发生高脂血症、肥胖、高血压等，这些均促进动脉粥样硬化形成，促发冠心病。

73. 冠心病与性格

美国心血管专家对冠心病患者的性格进行调查发现，大多数冠心病患者均表现出一种特征性的行为模式，称为"Ａ型行为模式"或Ａ型性格。表现为：个性强，好胜，竞争心强，过分的抱负，生活节奏快，做事匆忙，往往一事未干完，又去干另一件事，或几件事一起干。这种人脾气急躁、易怒、固执、好冲动、爱争辩，性格外向，锋芒毕露。而Ｂ型性格的人恰恰相反，他们不争强好斗，没有竞争的压力；办事不慌不忙，不易受外界的干扰；紧张工作后能愉快地休息，能宽慰自己，消除各种烦恼。Ｂ型性格的人患冠心病的就很少。据统计，Ａ型性格的人冠心病的发病率较Ｂ型性格的人高２倍。

研究证明，正是由于Ａ型性格的行为表现，促使心脏负担加重，增加心肌的耗氧量，引起心肌的缺氧；而且促使血浆中三酰甘油、胆固醇的升高，增加血液黏度，从而加速冠状动脉粥样硬化的形成。这些因素长时间的作用，就成了冠心病的病理基础。这也就是Ａ型性格的人为什么比Ｂ型性格的人容易患冠心病的原因。研究表明，Ａ型性格的人经常有事情来不及做，有时间紧迫之感，因而觉得压力很大，精神负担重，交感神经处在兴奋状态下的时间较多。交感神经兴奋时，血压升高、心跳增快、血糖增高，此时全身处于应激状态，久而久之就会发生高血压、葡萄糖代谢紊乱等情况。加之Ａ型性格的人往往是嗜烟、嗜酒者，也容易发生冠状动脉的收缩、脂肪代谢失调等情况。这些情况促使Ａ型性格的人更易患冠心病。

冠心病大多与人的性格心理活动有很大关系，所以在我们生活当中，要注意心理的调整，改变Ａ型性格，纠正一些Ａ型行为，这对防治冠心病有重要的指导意义。

74. 脂质浸润学说

冠心病与脂质代谢失常密切相关，其本质是动脉壁对从血浆侵入的脂质的反应。其主要病理变化是动脉壁出现粥样斑块，而胆固醇和胆固醇酯则是构成粥样斑块的主要成分。虽然动脉壁也能合成胆固醇和其他脂质，但近年来对动脉壁和内皮细胞的生理和病理研究，以及对粥样硬化病变的组织化学

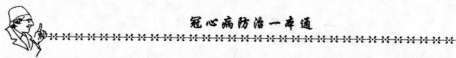

和免疫化学检查的结果,证实粥样斑块中的脂质主要来自血浆。血浆中的胆固醇、三酰甘油和磷脂等是与载脂蛋白结合成脂蛋白而溶解、转运的。低密度脂蛋白胆固醇含胆固醇和胆固醇酯最多,极低密度脂蛋白含三酰甘油最多,高密度脂蛋白含蛋白最多,血浆中增高的脂质即以低密度脂蛋白和极低密度脂蛋白或经动脉内膜表面脂蛋白酯酶的作用而分解成残片的形式从下述途径侵入动脉壁:①内皮细胞直接吞饮。②透过内皮细胞间隙。③经由内皮细胞的低密度脂蛋白受体。④通过受损后通透性增加的内皮细胞。⑤通过因内皮细胞缺失而直接暴露在血流的内膜下组织。脂蛋白进到中膜后,堆积在平滑肌细胞间、胶原和弹力纤维上,引起平滑肌细胞增生,平滑肌细胞和来自血液的单核细胞吞噬大量脂质成为泡沫细胞;脂蛋白又降解而释出胆固醇、胆固醇酯、三酰甘油和其他脂质,低密度脂蛋白还与动脉壁的蛋白多糖结合产生不溶性沉淀物,都能刺激纤维组织增生。所有这些合在一起就形成粥样斑块。脂蛋白中的高密度脂蛋白可将胆固醇送到肝脏分解、抑制细胞摄入低密度脂蛋白和抑制平滑肌细胞的增生,因而被认为有抗动脉粥样硬化的作用。脂质经过氧化作用而产生的脂质过氧化物,有细胞毒性,损伤细胞膜,促进动脉粥样硬化的形成。

75. 血栓形成和血小板聚集学说

(1)血栓形成被认为开始于局部凝血机制亢进,动脉内膜表面血栓形成,以后血栓被增生的内皮细胞所覆盖而并入动脉壁,血栓中的血小板和白细胞崩解而释出脂质和其他活性物质,逐渐形成粥样斑块。

(2)血小板聚集被认为开始于动脉内膜损伤,血小板活化因子增多,血小板在该处黏附继而聚集,随后发生纤维蛋白沉积,形成微血栓。血小板聚集后释出一些活性物质。其中血栓烷 A2 能对抗血管壁合成的前列环素所具有的使血小板解聚和血管扩张的作用,而促进血小板进一步聚集和血管收缩;血小板源生长因子可刺激平滑肌的细胞增生、收缩并向内膜游移;5-羟色胺和纤维母细胞生长因子可刺激纤维母细胞、平滑肌细胞和内皮细胞增生;肾上腺素和二磷腺苷可促使血小板进一步聚集;第Ⅷ因子使血小板进一步黏附;血小板第4因子可使血管收缩;纤溶酶原激活剂抑制物使血栓的溶解受到抑制。

这些物质使内皮细胞进一步损伤,从而导致低密度脂蛋白、纤维蛋白原进入内膜和内膜下;使单核细胞聚集于内膜,发展成为泡沫细胞;使平滑肌细胞增生,移入内膜,吞噬脂质;并使内皮细胞增殖。这些都有利于粥样硬化的形成。

76. 内皮损伤学说

内皮损伤学说是近年来公认的冠心病发生机制的理论之一。该理论认为,在血流动力学发生变化的情况下,如血压增高、动脉分支形成特定角度、血管局部狭窄所产生的湍流和切应力变化,使动脉内膜内皮细胞间的连续性中断,内皮细胞回缩,形成内皮损伤,从而暴露内膜下组织。此时血小板活化因子激活血液中的血小板,使之黏附、聚集于内膜上,形成附壁血栓。血小板可释出至少6种细胞因子:血小板源生长因子、成纤维细胞生长因子、表皮细胞生长因子样因子、白细胞介素-1、单核巨噬细胞集落刺激生长因子和转化生长因子-beta。成纤维细胞生长因子和表皮细胞生长因子样因子刺激平滑肌细胞和成纤维细胞增生和游移到内膜,也刺激新的结缔组织形成。这些因子进入动脉壁,对促发动脉粥样硬化病变中平滑肌增生起重要作用。

在长期高脂血症的情况下,增高的脂蛋白中主要是氧化修饰的低密度脂蛋白和胆固醇对动脉内膜造成功能性损伤,使内皮细胞和白细胞(单核细胞和淋巴细胞)表面特性发生变化,黏附因子表达增加。单核细胞黏附在内皮细胞上的数量增多,并从内皮细胞之间移入内膜下成为巨噬细胞,通过清道夫受体吞噬低密度脂蛋白,转变为泡沫细胞形成最早的粥样硬化病变脂质条纹。动脉内膜受损可为功能紊乱或解剖损伤,二者的联合协同作用促进了冠状动脉粥样硬化的形成。

77. 单克隆学说

亦即单元性繁殖学说。本学说认为,动脉粥样硬化的每一个病灶都来源于一个单一平滑肌细胞的增殖,这个细胞是以后增生成许多细胞的始祖。在一些因子如血小板源生长因子、内皮细胞源生长因子、单核细胞源生长因子、低密度脂蛋白,可能还有病毒的作用下不断增殖并吞噬脂质,因而类似于良性肿瘤,并形成动脉粥样硬化。虽然通过葡萄糖-6-磷酸脱氢酶同工酶的测定,发现绝大多数病变动脉壁纤维斑块中只含有一种G-6-PD同工酶,显示纤维斑块的单克隆特性。但也有认为病变的单酶表现型并不一定意味着此病变的起源是克隆性的,也有可能来源于含有同一同工酶的多个细胞。然而,由于不断重复的细胞病死和生长,使测定结果显示单酶表现型。事实上将粥样斑块内的平滑肌细胞进行培养,还未显示出这些细胞会像肿瘤一样无限增殖。

78. 冠状动脉的生理学要点

人在休息状态时,冠状动脉的血流占心排血量的 4%～5%。经剧烈运动后,可增加至 10% 以上。冠状动脉的血流量随心脏搏动而有周期性改变,以舒张中期流速最快,并随主动脉血压的高低而有所改变,冠状动脉口径如有进

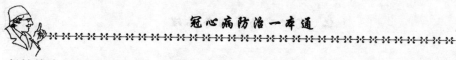

行性缩小,血流量就减少,心肌出现不同程度的缺氧。其他影响冠状动脉血流量的因素为血氧含量、血液黏稠度和温度。血氧饱和度的降低将使心肌血管扩张,而增加血流量。严重贫血时,血液黏稠度减低,冠状动脉血流量也增加,体温下降亦可增加冠状动脉血流量。

心肌耗氧占全身摄入量的 9%。休息状态时,体内各组织对血中含氧使用率一般为 15%～25%,而心肌则高达 65%～75%。因而心脏新陈代谢增加时,冠状动脉血流量必须增加,以适应氧耗量的增加。当冠状动脉阻塞时,心肌在缺氧情况下释放去甲肾上腺素等儿茶酚胺,可使仅存于心肌的氧、糖原、葡萄糖、三磷腺苷等明显下降,中间代谢产物如乳酸等迅速增加,造成心肌缺氧性损伤。在正常情况下,心肌各部的负电荷是稳定的。即使冠状动脉血流减少,但心肌各部分尚无含量差异时,各部分的负电荷可保持稳定,不至于引起心室颤动。因此,改正心肌因血循环障碍引起的含氧量的差异及减低负电荷的差异,可使心肌各部电流趋于平衡,是外科治疗冠状动脉功能不全的生理基础。

79. 冠状动脉斑块的特点

冠心病的主要病变在动脉内膜。早期改变为内膜脂质沉着,出现黄色条纹状,继而脂质增多、内膜增厚成黄色斑块。斑块不断扩大,内心软化、坏死而崩解,与脂质混合成粥样灶。冠状动脉斑块的特点是:多位于内膜的一侧,呈螺旋状分布,到了病变较晚期才累及内膜的全周。这样逐渐引起血管腔狭窄,甚至阻塞,导致冠状动脉血液减少,心肌缺氧。斑块往往是多发的,呈节段性,好发于左冠状动脉前降支的上 1/3 段,其次为右冠状动脉膈面段的前 1/2 处和回旋支的膈面。这三大主支病变,近侧端(起源处的 3～5 厘米)发生率较高,远侧端的发生率明显降低,约 80% 以上是畅通的。

80. 粥样斑块的病理分型

正常动脉壁由内膜、中膜和外膜三层构成。动脉粥样硬化时相继出现脂质点和条纹、粥样和纤维粥样斑块、复合病变 3 类变化。美国心脏病学会根据病变发展过程将其细分为 6 型。

(1) Ⅰ 型:脂质点。动脉内膜出现小黄点,为小范围的巨噬细胞含脂滴形成泡沫细胞积聚。

(2) Ⅱ 型:脂质条纹。动脉内膜见黄色条纹,为巨噬细胞成层并含脂滴,内膜有平滑肌细胞也含脂滴,有 T 淋巴细胞浸润。细胞外间隙也有少量脂滴。脂质成分主要为胆固醇酯,也有胆固醇和磷脂。其中 Ⅱ_a 型内膜增厚,平滑肌细胞多,进展快;Ⅱ_b 型内膜薄,平滑肌细胞少,进展慢。

(3)Ⅲ型:斑块前期。细胞外出现较多脂滴,在内膜和中膜平滑肌层之间形成脂核,但尚未形成脂质池。

(4)Ⅳ型:粥样斑块。脂质积聚多(图9),形成脂质池,内膜结构破坏,动脉壁变形。

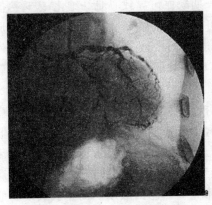

图9 动脉造影显示粥样斑块

(5)Ⅴ型:纤维粥样斑块。为动脉粥样硬化最具特征性病变,呈白色斑块突入动脉腔内引起管腔狭窄。其中Va型含大量平滑肌细胞,巨噬细胞和T淋巴细胞,前两者细胞内含脂滴,细胞外脂质多,为胶原纤维、弹力纤维和蛋白多糖所包围,形成脂质池;病灶处内膜被破坏,纤维组织增生,形成纤维膜覆盖于脂质池。Vb型斑块内含脂质更多,成层分布。Vc型则所含胶原纤维更多。斑块体积增大时向管壁中膜扩展,可破坏管壁的肌纤维和弹力纤维而代之以结缔组织和增生的新生毛细血管。脂质沉积较多后,其中央基底部常因营养不良发生变性、坏死而崩解,这些崩解物与脂质混合形成粥样物质。

(6)Ⅵ型:复合病变。为严重病变。由粥样斑块发生出血、坏死、溃疡、钙化和附壁血栓所形成。粥样斑块可因内膜表面破溃而形成所谓粥样溃疡。破溃后粥样物质进入血流成为栓子。破溃处可出血,溃疡表面粗糙易产生血栓,附壁血栓形成又加重管腔的狭窄,甚至使之闭塞。容易破裂的斑块为不稳定斑块或称之为软斑块,其覆盖的纤维膜中平滑肌细胞少、胶原含量少,因而较薄;其脂质池较大,所含脂质较多,因而较软;其外形不规则呈偏心型分布;当血压升高、血流冲击或动脉痉挛时,纤维膜与正常内膜交界处易于破裂。巨噬细胞的浸润、炎症性反应T细胞的堆积、滋养血管破裂出血、血小板活性增强、TXA_2-PGI_2和凝血-纤溶系统失衡等都是触发斑块破裂、出血和血栓形成的因素。此外,纤维膜钙化时,其顺应性降低也易破裂。在血管逐渐闭塞的同时,逐渐出现来自附近血管的侧支循环,血栓机化后又可以再通,从而使局部血流得以部分恢复。

81. 动脉粥样硬化的临床分期

(1)无症状隐匿期(对应于Ⅰ~Ⅳ和Va型病变):粥样硬化斑块已形成,但尚无明显狭窄,因此无器官受累临床表现。脂质条纹多,于5~10岁的儿童开始,粥样斑块始见于 20 岁。

(2)缺血期(对应于 Vb、Vc 及部分 Va 型病变):粥样硬化斑块导致血管狭窄、器官缺血,根据累及器官不同临床表现也不同。①脑动脉狭窄。记忆力减退、头晕、头痛、晕厥,长期缺血可引起脑萎缩,表现为痴呆及精神病态。②冠状动脉狭窄。心肌缺血表现为心绞痛,长期缺血可导致心肌纤维化,表现为心功能减退、心力衰竭。③肾动脉狭窄。可引起顽固性高血压。④ 肠系膜动脉狭窄。消化不良、肠道张力降低。⑤ 四肢动脉狭窄。下肢发凉、麻木、间歇性跛行,严重时可持续性疼痛、足背动脉搏动感减弱或消失。⑥ 其他器官血管狭窄。出现相应器官缺血症状。

(3)坏死期:动脉堵塞或血管腔内血栓形成,造成相应器官组织坏死产生的症状。①脑血管闭塞。表现为脑梗死,出现头痛、眩晕、呕吐、意识丧失、肢体偏瘫、偏盲、失语等。②冠状动脉闭塞。表现为急性心肌梗死。③肾动脉闭塞。肾区疼痛、少尿、发热等。④肠系膜动脉闭塞。剧烈腹痛、腹胀、发热,肠壁坏死时,可引起便血、麻痹性肠梗阻、休克等。⑤四肢动脉闭塞。表现为肢体坏疽。⑥其他器官血管闭塞。出现相应器官组织坏死症状。

(4)纤维化期:长期缺血导致相应器官组织纤维化萎缩而产生的症状。①脑萎缩。可引起痴呆,表现为精神病态、行动失常、智力和记忆力减退、性格完全变态等。②心脏纤维化。心脏扩大、心功能不全、心律失常等。③肾萎缩。可发展为肾衰竭。

82. 冠状动脉痉挛

冠状动脉痉挛是指各种原因所致的冠状动脉一过性收缩,引起血管不完全性或完全性闭塞,从而导致心肌缺血,产生心绞痛、心律失常、心肌梗死及猝死的临床综合征。它对心肌缺血性疾病的诊断、治疗及预后判断具有重要的临床意义。

冠状动脉痉挛是指心外膜下传导动脉发生一过性收缩,引起血管部分或完全闭塞,导致心肌缺血的一组临床综合征。冠状动脉痉挛是构成多种心脏缺血性疾病的基本病因,主要包括变异型心绞痛、不稳定型心绞痛、急性心肌梗死、猝死等。冠状动脉痉挛易发生于有粥样硬化的冠状动脉,偶发于表面"正常"的冠状动脉,它的任何一个分支或多个分支均可受累。

三、冠心病的症状与诊断

83. 冠心病的命名

冠心病是冠状动脉性心脏病的简称。冠状动脉性心脏病含义较为广泛，因冠状动脉病变而导致心肌缺血、缺氧的疾患均应包括其中，如冠状动脉粥样硬化、痉挛、炎症、栓塞、创伤，结缔组织疾病和先天性畸形等。因冠状动脉粥样硬化是引起心脏病变的最常见类型，据统计约占 97% 以上，故冠心病也可理解为系冠状动脉粥样硬化的代名词。这样命名虽然不甚确切，但临床工作者认为还是简便、易记、可行的。近年来，由于将冠状动脉痉挛也列为冠心病的病因，而且冠状动脉痉挛颇为常见，它可单独或与冠状动脉粥样硬化共同导致冠心病，且二者引起的冠心病占临床的绝大多数。所以，目前所说的冠心病通常是指冠状动脉粥样硬化和冠状动脉痉挛所引发的心脏病变。

冠状动脉是供应心脏血液的血管，血液是携带氧气的载体，如心脏需氧增多或血流减少到一定程度，将导致心肌缺血、缺氧而引起心脏不能正常工作，患者将会产生乏力、胸闷、胸痛、气促、心力衰竭等一系列的临床症状，故冠心病亦称缺血性心脏病。

84. 冠心病的症状

由于冠状动脉病变的部位、程度和范围不同，冠心病的症状差别很大，表现各异。轻度患者无任何不适和症状；大多数的患者有程度不一的乏力、胸闷、心悸、气喘、心前区不适等，活动或上楼梯后症状加重；病情较重者可有心绞痛、呼吸困难、心律失常等；病情严重者可有面色苍白、血压下降、持续性绞榨性的胸痛、快慢不定的心律等，甚至出现休克、端坐呼吸、心力衰竭等危及生命。

凡有上述表现的患者，做常规或负荷心电图检查，均有心肌缺血的变化；行冠状动脉造影，可见一支或几支冠状动脉狭窄或闭塞的病变。

85. 冠心病"五兄弟"

根据冠心病不同的临床特点，通常将本病分为五型，形象的比喻为冠心病"五兄弟"：

(1)无症状性心肌缺血型：又称隐匿性冠心病，患者无主观症状，但心电图负荷或动态检查有 ST 段压低、T 波低平或倒置等缺血的改变。病理学检查

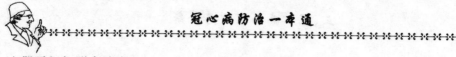

心肌无组织形态改变。

（2）心绞痛型：为一过性心肌供血不足所致，患者有发作性胸骨后疼痛。病理检查心肌无明显的组织形态改变，或有纤维化改变。

（3）心肌梗死型：因冠状动脉闭塞而引起的心肌坏死所致，症状严重，病情危急。病理学检查急性期时心肌呈大片性坏死，心肌间质充血、水肿，伴有炎性细胞浸润；之后坏死的心肌纤维逐渐溶解吸收，出现肉芽组织。

（4）缺血性心肌病型：为长期心肌缺血致心肌纤维化而引起，故又称心肌纤维化型。主要表现为心脏增大、心律失常和心力衰竭。

（5）猝死型：心脏突然停跳引起猝然病死，多为缺血心肌发生电生理紊乱，或心脏起搏及传导功能障碍产生了严重的心律失常所致。

86. 隐性冠心病

隐性冠心病是指有些患者虽然存在着冠状动脉粥样硬化，但硬化和狭窄的程度较轻，或有较好的侧支循环予以代偿，所以没有冠心病的不适症状；但病变的祸根已经内存，只是症状似乎隐匿潜伏起来。此类患者即使进行心电图检查，也只有一部分人发现有异常；而多数人要通过心电图运动试验或冠状动脉造影检查才能建立诊断。

因隐性冠心病患者没有症状，常易误导自己是"健康人"，错过早期治疗的良机。因此，已确定隐性冠心病的患者，必须积极地治疗，争取粥样斑块消退和促进冠状动脉侧支循环的建立，并防止向严重的类型发展。

87. "隐形杀手"——无症状心肌缺血

许多人认为，任何疾病发作前都应该有或多或少的症状。然而经过多年的实践，医师们发现有病而无不适的现象在生活中并不少见。更令人震惊的是，部分患者由于始终无任何症状，以至于发作时无法就诊，最终因延误病情而猝死。最常见的"隐形杀手"是无症状性心肌缺血，它是一种特殊类型的冠心病。部分患者常规体检时存有陈旧性心肌梗死后才被发现；部分患者可突然发生心脏性猝死。有些患者由于心电图有缺血表现，发生了心律失常，或因为运动试验阳性而做冠脉造影才发现。上述患者在缺血发作时，共同的特征是没有心绞痛等心肌缺血的症状，这类患者发生心脏性猝死和心肌梗死的概率和有心绞痛的患者一样多。本病患者有3种临床类型。①有由冠脉狭窄引起心肌缺血的客观证据，但从无心肌缺血的症状。②患者曾患心肌梗死，现有心肌缺血但无心绞痛症状。③患者有心肌缺血发作，但有些人有症状，有些则无症状，此类患者临床最多见。

心肌缺血而无症状的发生机制尚不清楚，可能与下列因素有关：①产生大量的内源性阿片类物质(内啡肽)使患者痛阈提高。②心肌缺血较轻或有较好的侧支循环。③糖尿病患者的无痛性心肌缺血和无痛性心肌梗死可能与自主神经存有病变有关。由于无症状的患者可能突然转为心绞痛或心肌梗死,亦可能逐渐演变为心肌纤维化出现心脏增大,发生心力衰竭或心律失常,个别患者亦可猝死。及时发现这类患者,可为他们提供及早治疗的机会。对于有不明原因的心前区不适、憋气等症状,或以前有心绞痛、心肌梗死病史的老年人,定期复查心电图或进行 24 小时动态心电图,或行适当的运动试验,可发现这种无症状的心肌缺血。

88. 冠心病的早期发现

冠心病是中老年人的常见病和多发病,处于这个年龄阶段的人,在日常生活中如果出现下列情况,要及时就医,以便尽早发现冠心病。

(1)劳累或精神紧张时出现胸骨后或心前区闷痛,或紧缩样疼痛,并向左肩、左上臂放射,持续 3～5 分钟,休息后自行缓解。

(2)体力活动时出现胸闷、心悸、气短,休息时自行缓解。

(3)出现与运动有关的头痛、牙痛、腿痛等。

(4)饱餐、寒冷或看惊险电视、影片时出现胸痛、心悸。

(5)夜晚睡眠枕头低时,感到胸闷憋气,需要高枕卧位方感舒适;熟睡、或白天平卧时突然胸痛、心悸、呼吸困难,需立即坐起或站立方能缓解。

(6)性生活或用力排便时出现心慌、胸闷、气急或胸痛不适。

(7)听到噪声便引起心慌、胸闷。

(8)反复出现脉搏不齐,不明原因心动过速或过缓。

为及早发现冠心病,40 岁以上的人如果体检结果不正常或有其他的易患冠心病的危险因素,应该每年做一次或更多次血胆固醇、血压、血糖及心电图检查等。若属于冠心病的高危人群,尚需要进一步的检查,如做运动试验以测出在踩固定踏车或踩运动平板机时的心电图;或行冠状动脉造影检查,因这是当前诊断冠心病最准确的方法。

89. 冠心病最常见的类型——心绞痛

心绞痛是由劳累引起心肌缺血,造成胸部及其附近部位的不适症状伴心肌功能障碍,但没有心肌坏死。胸部不适用"绞榨"和"烦闷"形容是非常恰当的,但患者常常习惯描述为"钳夹样"、"阻塞"、"窒息"、"压榨"、"沉重"和"挤压感"。另一些患者描述胸痛感觉比较模糊,描述为轻度压迫样不适或难受的麻木感。胸痛不适的部位通常位于胸骨后,常伴有放射性的疼痛,通常延伸到左臂尺侧面(左手小指一侧),但也可放射到右臂和两臂的外侧面。罕见的心绞痛不适症状可出现在下颌骨以上或上腹部。心肌缺血的其他不典型症状,如呼吸困难、昏倒、疲劳、嗳气亦是常见的,尤其在老年人。异常的劳力性呼吸困难病史可能是提示冠心病的一种早期表现,即使不存在心绞痛或没有缺血性心脏病的心电图证据;静息时或劳累时的呼吸困难可能是重度心肌缺血导致左心室功能不全的表现。

90. 典型心绞痛发作时的特征

典型心绞痛发作时具有下列特征:

(1)诱发因素:常在体力劳累、情绪激动(发怒、焦急、过度兴奋)、受寒、饱食、吸烟时突然发生;贫血、心动过速或休克时亦可诱发。

(2)疼痛部位:疼痛或不适位于前胸中部胸骨体上段或中段之后。

(3)疼痛性质:其性质呈压榨性、闷胀性或窒息性疼痛。重者还可出汗;偶可伴有濒死的恐惧感觉,往往迫使患者立即停止活动。

(4)波及范围:疼痛能波及大部分心前区,范围有手掌大小;亦可放射至左肩、左上肢前内侧,可达无名指和小指。

(5)持续时间:一般疼痛历时1~5分钟,很少超过15分钟。

(6)缓解措施:休息或舌下含用硝酸甘油片,在1~2分钟内缓解,很少超过5分钟。

91. 不典型心绞痛的表现

不典型的心绞痛,诱发因素可有可无,疼痛部位可位于胸骨下段、左心前区或上腹部,可放射至颈、下颌、左肩、右前胸或脚部,疼痛可很轻或仅有左前胸不适发闷感。其他不典型的症状表现有疲乏、头晕、牙痛、腹胀、晕厥、憋气、出汗等。在老年人中,尤其是伴有糖尿病、哮喘、慢性支气管炎、肺气肿、肺心病时,不典型心绞痛是屡见不鲜的。

92. 心绞痛的类型

临床医学将心绞痛分为三大类:即劳力性心绞痛、自发性心绞痛和混合性心绞痛。上述每一类又分为不同的型别。

(1)劳力性心绞痛:包括3种类型,即稳定型心绞痛、初发型心绞痛和恶化型心绞痛。

(2)自发性心绞痛:包括4种类型,即卧位型心绞痛、变异型心绞痛、中间综合征和梗死后心绞痛。

(3)混合性心绞痛:即劳力性和自发性心绞痛同时并存。

此外,还有不稳定型心绞痛。不稳定型心绞痛是一个综合命名,包括了除稳定型心绞痛以外的初发型、恶化型劳力性心绞痛和各型自发性心绞痛。

93. 劳力性心绞痛

指由于运动、劳累、情绪激动或其他活动增加心肌耗氧量时,诱发的心前区疼痛;而在休息或舌下含服硝酸甘油后能迅速缓解。劳力性心绞痛分为3个类型。

(1)稳定型心绞痛:指反复发作的劳累性心绞痛,且病情性质无明显变化。具体讲在历时1~3个月的时间内,心绞痛的频率、程度、时限,以及诱发疼痛的劳累程度无明显变化,且对硝酸甘油反应良好。

(2)初发型心绞痛:即在最近1个月内初次发生的劳累性心绞痛,亦称新近发生的心绞痛。它也包括稳定型心绞痛患者已数月不发作心前区疼痛,而再次发作时间未到1个月者。

(3)恶化型心绞痛:亦称进行型心绞痛,即原为稳定型心绞痛,但在最近3个月内心绞痛程度和发作频率增加、疼痛时间延长及诱发因素经常变化,常在低心肌耗氧量时便引发心绞痛,提示病情进行性恶化。

94. 稳定型心绞痛

稳定型心绞痛是稳定型劳力性心绞痛的简称,亦称普通型心绞痛,是最常见的心绞痛类型。它指典型心绞痛发作,其临床表现在1~3个月内相对稳定,即每日和每周疼痛发作次数大致相同,诱发疼痛的劳力活动和情绪激动程度相同,每次发作疼痛的性质和疼痛部位无改变,疼痛时限相仿(3~5分钟),用硝酸甘油后也在相近时间内发生疗效。

稳定型心绞痛发作时,患者表情焦虑,皮肤苍白、发冷或出汗。血压可略增高或降低,心率可正常、增快或减慢,可有房性或室性奔马律,心尖区可有收缩期杂音(二尖瓣乳头肌功能失调所致),第二心音可有逆分裂,还可有交替脉或心前区抬举性搏动等体征。患者休息时50%以上心电图属正常,异常心电图包括 ST 段和 T 波改变、房室传导阻滞、束支阻滞、左束支前分支或后分支阻滞、左心室肥大或其他心律失常等,偶有陈旧性心肌梗死表现。疼痛发作时心电图可呈典型的缺血性 ST 段压低的改变。心脏 X 线检查无异常发现或见主动脉增宽、心影增大、肺充血等。

95. 初发型心绞痛

指以前从未发生过心绞痛或心肌梗死,心绞痛的病程在1~2个月内。有稳定型心绞痛但已数月未发作的患者再发生心绞痛时,也被归入初发型心绞痛。本型心绞痛的性质、可能出现的体征、心电图和 X 线表现等,均与稳定型心绞痛相同。初发型心绞痛患者以后多数转变为稳定型心绞痛,但少数可能发展为恶化型心绞痛,甚至心肌梗死。

96. 进行型心绞痛

进行型心绞痛,亦称恶化型心绞痛。指原有稳定型心绞痛的患者在 1 个月内心绞痛的发作频度突然增加、持续时间延长且程度加重;患者的痛阈逐步下降,较轻的体力活动或情绪激动即能引起发作,发作可超过 10 分钟,用硝酸甘油后不能使疼痛立即或完全消除。发作时心电图示 ST 段明显压低,T 波倒置,但发作后又恢复,且不出现心肌梗死的变化。

本型心绞痛反映冠状动脉病变有所发展,预后较差。可发展为急性透壁性心肌梗死,部分患者实际上可能已发生较小的心肌梗死(未透壁),或有散在性心内膜下心肌梗死灶;也可发生猝死。但也有一部分患稳定型心绞痛多年的患者,可在一个阶段中呈现心绞痛的进行性增剧,然后又逐渐恢复稳定。

97. 自发性心绞痛

自发性心绞痛是指心绞痛发作与心肌耗氧增加无明显关系,疼痛程度较重和时间较长,且不易被舌下含服硝酸甘油所缓解。心电图常出现一过性 ST-T 改变,但不伴血清酶变化。自发性心绞痛包括下述几个类型:

(1)卧位型心绞痛:常在半夜熟睡时发生,可能因做梦、夜间血压波动或平卧位使静脉回流增加,引起心功能不全,致使冠脉灌注不足和心肌耗氧量增加。严重者可发展为心肌梗死或心源性猝死。

(2)变异型心绞痛:通常在昼夜的某一固定时间自发性发作心前区疼痛,心绞痛程度重,发作时心电图示有关导联 ST 段抬高及相背导联 ST 段压低,常伴严重室性心律失常或房室传导阻滞。

(3)中间综合征:亦称冠脉功能不全心绞痛状态或梗死前心绞痛。患者常在休息或睡眠时自发性发作心绞痛,且疼痛严重,历时可长达 30 分钟以上,但无心肌梗死的心电图和血清酶变化。

(4)梗死后心绞痛:为急性心肌梗死发生后 1~3 个月内重新出现的自发性心绞痛。通常是梗死相关的冠脉发生再通(不完全阻塞)或侧支循环形成,致使"不完全梗阻"尚存活但有缺血的心肌导致心绞痛。冠脉造影发现,也可由多支冠脉病变引起梗死后心绞痛。

98. 卧位型心绞痛

卧位型心绞痛是指在休息或熟睡时发生的心绞痛,其发作时间较长,症状也较重,常发生在半夜(平卧位后 1~3 小时内),偶尔在午睡或休息时发作。发作时需立即坐起或站立,甚至下床走动。硝酸甘油的疗效不明显,或仅能暂时缓解。

本型心绞痛可由稳定型心绞痛、初发型心绞痛或恶化型心绞痛发展而来,预后甚差,可发展为急性心肌梗死或发生严重心律失常而病死。

99. 变异型心绞痛

变异型心绞痛是继发于心肌缺血后出现的综合征。它几乎完全在静息时发生,无体力劳动或情绪激动等诱因。发作常呈周期性,多发生在午夜至上午8时之间。心电图检查:其特征为发作时相应导联 ST 段抬高,而对应导联呈 ST 段压低。一些患者 ST 段抬高与降低并伴 T 波直立与倒置交替出现,系缺血性传导延迟所致,可发展为致命性的心律失常,这种现象的出现常提示预后不良。

已有充分资料证明,本型心绞痛是由于冠状动脉痉挛所致,多发生在冠状动脉狭窄的基础上,但其临床表现与冠状动脉狭窄程度不成正比,少数患者冠状动脉造影可以正常。吸烟是本型心绞痛的重要危险因素,麦角新碱或过度换气试验可诱发冠状动脉痉挛。本型的发病机制与下列因素有关:

(1)冠状动脉敏感性增高:痉挛的冠状动脉段对麦角新碱和硝酸酯类药物甚敏感,说明易发生痉挛的冠状动脉具有高敏性。

(2)与冠状动脉粥样斑块有关:冠状动脉痉挛的部位常位于动脉粥样硬化斑块的附近,提示动脉粥样硬化斑块的演进可能影响到其附近动脉的收缩性能,并刺激肾上腺素能受体,引起冠状动脉痉挛。

(3)动脉内皮损害:血管活性物质如 5-羟色胺、组织及各种血管收缩因子的局部血浓度增高,刺激血管平滑肌对收缩的反应性增强,诱发冠状动脉痉挛。

(4)血液内某些物质浓度:电解质浓度的变化(如镁离子浓度降低)和药物(如可卡因)等亦可诱发冠状动脉痉挛。

(5)迷走与交感神经功能失调:休息或睡眠时,迷走神经活动增强,交感神经受刺激释放去甲肾上腺素,从而刺激冠状动脉内 α 受体,诱发冠状动脉收缩痉挛。

100. 中间综合征

中间综合征,亦称冠状动脉功能不全。是指心肌缺血引起的心绞痛发作历时较长,达 30 分钟到 1 小时以上,常在休息时或睡眠中发作,但心电图、放射性核素和血清学检查无心肌坏死的表现。本型疼痛性质与病变是介于心绞痛与心肌梗死之间,故命名为中间综合征,常是心肌梗死的前兆。

101. 梗死后心绞痛

梗死后心绞痛是指在急性心肌梗死后不久或数周后发生的心绞痛。本型心绞痛的发生原因,可能与闭塞的相关动脉再通后仍有严重的残余狭窄,而且梗死区尚有存活心肌有关。梗死后心绞痛对急性心肌梗死患者的近期预后有一定影响,即易发生梗死灶的延展与病情的反复突变。

102. 混合性心绞痛

混合性心绞痛既有劳累性心绞痛的特征,又有自发性心绞痛的特征,故称为混合性心绞痛。本型休息和劳累时均发生心绞痛,常由于冠状动脉一处或多处严重狭窄,使冠脉血流突然和短暂减少所致。混合性心绞痛发生的原因可能是由于一大段心外膜冠脉过度敏感、内膜下粥样硬化斑块处张力增加、血小板血栓暂时阻塞血管、血管收缩与阻塞合并存在及小血管处血管张力变化等多种因素所致。

103. 不稳定型心绞痛

不稳定型心绞痛是指介于稳定型心绞痛和急性心肌梗死之间的临床状态,包括了除稳定型劳力性心绞痛以外的初发型、恶化型劳力性心绞痛和各型自发性心绞痛,属于急性冠状动脉综合征中的常见类型。不稳定型心绞痛是急性心肌梗死的前兆,所以一旦发现应立即到医院就诊。它是在粥样硬化病变的基础上,发生了冠状动脉内膜下出血、斑块破裂、破损处血小板与纤维蛋白凝集形成血栓、冠状动脉痉挛,以及远端小血管栓塞引起的急性或亚急性心肌供氧减少所致。

不稳定型心绞痛患者中约有 20% 可发生心肌坏死,而心电图却无 ST 段抬高,即非 ST 段抬高性心肌梗死。两者的区别只能通过血液心肌肌钙蛋白和心肌酶学分析来判断。

104. 心绞痛的诱因

心绞痛的诱因很多,常见的有以下 9 种。

(1)劳累:劳累常可诱发心绞痛发作,患者常在剧烈劳动、运动、爬山、上楼、骑车等活动中发作。其发作的机制常由于活动后心率加快,心肌耗氧量增加,由于冠状动脉供血不足而引发。

(2)过饱:有一些冠心病患者会在饮食过饱后心绞痛发作,这是因为进食后,血液流向胃肠,而心肌血液供应相对不足;同时血脂暂时升高,有碍心肌的氧气供应。

(3)情绪激动:冠心病患者大多会在情绪激动时发生心绞痛,尤其是过度发怒或过度忧伤时,更易诱发或加重病情。

(4)饮酒:虽然有资料显示少量饮酒尤其是葡萄酒,可以改善冠状动脉的血液供应,但这个量是难以把握的,因为每个人的酒量不同。饮用一定量的白酒之后,外周血管扩张,血压下降,心率加快,从而使心脏供血、供氧不足,诱发或加重心绞痛。

(5)睡眠:少数冠心病患者在睡眠中发作。究其原因,是夜间交感神经兴奋性减弱,而迷走神经兴奋性增强,心率减慢,心肌供血量不足或静脉回心血量增加,导致心肌耗氧量增加,从而诱发心绞痛。患者常在睡梦中惊醒,感到心前区疼痛,被迫坐起或下床走动反感舒服,并可使疼痛缓解。这类患者,将床头垫高25厘米可减少心绞痛发作。

(6)寒冷:寒冷季节是冠心病心绞痛发作频繁的时期。冬天室内外温差过大,从暖室走到户外,突然遇到冷空气,周围血管收缩,心率加快,使心肌耗氧增加而诱发心绞痛。

(7)便秘:冠心病同时伴有习惯性便秘者,常因大便秘结而用力排便,造成腹压升高,心跳加速,心肌耗氧量增加,从而诱发心绞痛。

(8)性生活:性高潮时,心率可增加到每分钟120次以上,血压也会升高30～40毫米汞柱,呼吸也加快许多,由此可诱发心绞痛。

(9)前列腺疾病:前列腺肥大者,因排尿不畅而用力排尿,使精神紧张,可反射性地引起冠状动脉痉挛,心肌供血不足,从而发生心绞痛。

105. 心绞痛诊断要点

根据发作特点和体征,典型心绞痛的诊断比较容易。但也有患者心绞痛发作时的表现常不典型,因此对不典型心绞痛诊断时需谨慎。下面几个方面有助于心绞痛的诊断。

(1)性质:心绞痛应是压榨、紧缩、压迫、窒息、沉重、闷胀性疼痛,而非刀割样尖锐痛或抓痛、短促的针刺样或触电样痛,或昼夜不停的胸闷感觉。近年国外学者也强调心绞痛一词不完全代表痛,患者对心肌缺血、缺氧的感觉可能是痛以外的另一些感觉。因此,在少数患者心绞痛可为烧灼感、紧张感或呼吸短促伴有咽喉或气管上方紧榨感。心绞痛的特征是疼痛或不适感开始时较轻,逐渐增剧,然后逐渐消失,很少为体位改变或深呼吸所影响。

(2)部位:疼痛或不适常位于胸骨或其邻近,也可发生在上腹至咽部之间的任何部位,但极少在咽部以上。有时可位于左肩或左臂,偶尔也可位于右臂、下颌、下颈椎、上胸椎、左肩胛骨间或肩胛骨上区;然而位于左腋下或左胸下者很少见。

(3)时限:疼痛与不适的时限为1～15分钟,多数在3～5分钟,偶有达30分钟(中间综合征除外)。疼痛持续仅数秒或不适感(多为闷感)持续整天或数天者,均不似心绞痛。

(4)诱发因素:心绞痛的诱因多以体力劳累为主,其次为精神激动。登楼、

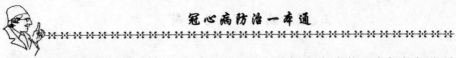

平地快步走、饱餐后步行、逆风行走,甚至用力排便或将臂举过头部的轻微动作等,均属于劳累性诱发因素。恐惧、紧张、愤怒、烦恼等情绪变化,均属于精神激动诱发因素。此外,暴露于寒冷环境、进冷饮或身体其他部位的疼痛,都可诱发。体力活动再加情绪活动等多重因素,则更易诱发。

(5)硝酸甘油效应:舌下含硝酸甘油片如果有效,心绞痛应于1～2分钟内缓解(也有需5分钟的,要考虑到患者可能对时间的估计不够准确)。对卧位型心绞痛,硝酸甘油可能无效。在评定硝酸甘油效应时,还要注意患者所用的药物是否已经失效或接近失效。

心绞痛诊断时应常规做心电图检查,特征性的变化可见以R波为主的导联中,ST段压低,T波平坦或倒置;变异型心绞痛者则有关导联ST段抬高;发作过后数分钟内逐渐恢复。心电图无改变的患者可考虑做负荷试验。发作不典型者,诊断要依靠观察硝酸甘油的疗效和发作时心电图的改变。如仍不能确诊,可行24小时动态心电图连续监测。诊断有困难者可做放射性核素检查或考虑行选择性冠状动脉造影。

106. 心绞痛病史与自我诊断

心绞痛的病史包括胸痛的性质、持续时间、诱发因素和伴随症状的描述,详细地病史通常能使医生做出正确的诊断,可免去昂贵的检查费用,还可得到及早的治疗。

典型的心绞痛发作常逐渐开始,几分钟内达到疼痛最大程度,然后胸痛消失。对心绞痛来说,在几秒钟内达到最严重程度是不常见的。心绞痛发作时典型的表现是患者常选择休息,坐下或者停止走动。典型心绞痛通过休息或服用硝酸甘油后在几分钟内缓解。对硝酸甘油的反应通常是有效的诊断手段,然而应牢记的是,食管疾病引起胸痛和其他综合征用硝酸甘油也可有效。服硝酸甘油后超过5～10分钟症状才缓解,提示不是由于心肌缺血或者是严重的心肌缺血引起的症状。

107. X综合征

冠脉造影正常而运动试验阳性又无其他心脏病证据的心绞痛称为X综合征。它的发病机制是由于冠状动脉小于200微米的微血管及其微循环的结构和功能发生异常所致,故新近又称其为"微血管性心绞痛"。目前,X综合征被认为是在小冠状动脉内皮依赖性舒张功能障碍、异常的神经刺激或者代谢障碍等多种因素作用下,以反复发作劳累性心绞痛为主要表现的综合征;但疼痛亦可在休息时发生。发作时或负荷后心电图可示心肌缺血表现,部分患者超声心动图可示节段性室壁运动异常,核素心肌灌注扫描可发现节段心肌灌注减低和再分布征象。在运动、心房调搏和使用血管扩张药,如双嘧达莫、硝酸甘油或罂粟碱后,正常人冠状动脉血流量增加,而X综合征患者尽管心外膜下冠状动脉无狭窄,但冠状动脉血流量却未发现相应增加,说明冠状动脉血流储备力(即冠状动脉最大的血流量与基础血流量之比)下降,这是X综合征的一个重要特点。

X综合征多见于50岁左右的患者,女性多见,尤其是绝经后女性。主要表现为发作性胸骨后疼痛,多数患者的胸痛与心肌耗氧量增加有关,如劳累、情绪激动等可诱发;也有一部分患者诱发胸痛的体力负荷阈值不恒定,休息时也可发作;部分患者胸痛常持续较长时间(>30分钟),且含服硝酸甘油效果不佳,胸痛症状反复发作。资料表明,在未经冠状动脉造影检查而诊断为冠心病的患者中,有15%~45%的患者是X综合征。其治疗反应不稳定但预后良好。

108. 心脏神经官能症

心脏神经官能症是由于支配心脏的神经发生了功能紊乱而产生了类似心脏病的一些症状表现,而实际上心脏并非有器质性病变。本病多见于青壮年女性,患者常诉胸痛,但为短暂(几秒钟)的刺痛或较持久(几小时)的隐痛;胸痛部位多在左胸乳房下心尖部附近,或经常变动。患者常喜欢不时地深吸一大口气或做叹息样呼吸。患者出现的心血管系统的症状多种多样,时轻时重,一般无器质性心脏病证据,但可与器质性心脏病同时存在或在后者的基础上发生。在焦虑、紧张、情绪激动、精神创伤等因素的作用,中枢神经的兴奋和抑制过程发生障碍,受自主神经调节的心血管系统也随着发生紊乱,引起了一系列交感神经张力过高的症状。此外,过度劳累,体力活动过少,循环系统缺乏适当锻炼,以致稍有活动或少许劳累即不能适应,因而产生过度的心血管反应而致心脏神经官能症。

诊断本病时应详细询问病史,有无焦虑、情绪激动、精神创伤或过度劳累等诱因,是否被诊断为"心脏病",心慌、气短或心前区不适等感觉与活动、劳累和心情、睡眠状况等。既往的心脏检查结果、用药史及疗效有助于诊断。

本症治疗以心理治疗为主,使患者了解本病的性质以解除其顾虑,避免各种引起病情加重的因素,鼓励患者自我调整心态,焦虑症状较明显患者可选用各种安定类制剂,对有心率加快或高动力循环状态症状者,可给予β受体阻滞药。

109. 心肌桥

心肌桥是一种先天性血管畸形。冠状动脉通常行走于心外膜下的结缔组织中,如果一段冠状动脉行走于心肌内,这束心肌纤维被称为心肌桥,行走于心肌桥下的冠状动脉被称为壁冠状动脉。由于壁冠状动脉在每一个心动周期的收缩期被挤压,而产生远端心肌缺血,临床上可表现为类似心绞痛的胸痛、心律失常,甚至心肌梗死或猝死。冠状动脉造影时可显示该节段收缩期血管腔被挤压,舒张期又恢复正常,被称为挤奶现象。血管内超声更能准确地反映出心肌桥的存在,冠脉内多普勒可呈现特征性的舒张早期血流加速及收缩期前血流减弱或逆流现象。

收缩期壁冠状动脉受压引起的心绞痛对 β 受体阻滞药和钙拮抗药有效,如维拉帕米(异搏定)和地尔硫草等。药物无效可改为手术治疗,两种术式即心肌桥切除术及冠状动脉搭桥术。

110. 心肌梗死

心肌梗死是部分心肌因严重而持久的缺血而导致的组织损伤和坏死。心肌梗死是冠心病中的严重类型。它常在休息或工作时突然发病,其病死率在监护治疗前为 30% 左右,采用监护治疗后降至 15% 左右。

(1)心肌梗死的直接原因:梗死区的相关血管发生闭塞,血流中断,所供应的心肌产生急性或亚急性供氧的缺失和锐减。其发病机制主要是在冠状动脉粥样硬化的基础上,不稳定的粥样斑块在诱发因素作用下,可发生破裂或糜烂,致使血小板聚集并释放多种活性因子,导致血栓形成。同时,破裂碎片可随血流到远端引起微血管的栓塞。其病变过程还引起斑块破裂部位及远端血管和微血管的收缩。上述共同的结果导致血管闭塞。部分患者无冠状动脉粥样斑块病变,因冠状动脉反复发生痉挛导致血管闭塞。少数病例因冠状动脉炎症所致闭塞。

(2)急性心肌梗死的诱发因素:常见的诱发因素是剧烈运动、情绪激动、劳累、创伤、发热、失血等。其他诱发因素有心动过速、呼吸道感染、低氧血症、低血糖及应用拟交感药物等。

(3)心肌梗死的症状表现:与梗死的面积大小、部位、冠状动脉侧支血管的情况密切相关。多数急性心肌梗死早期的表现是剧烈的胸痛,其程度较心绞痛更为严重,持续时间达 30 分钟以上,含服硝酸甘油片不能缓解。患者常烦躁不安、出汗、恐惧或有濒死感。患者还可有体温轻度升高、血中白细胞总数及中性粒细胞增高及血沉增快等。血压可高可低,心率可快可慢。更为严重者还会有意识障碍、心律失常、心力衰竭与休克等表现。心电图可有特征性的改变,即面向梗死区的导联先是出现 ST 段抬高呈弓背向上型,继而出现宽而深的 Q 波,T 波呈双肢对称倒置。背心肌梗死区的导联则出现相反的改变,即 R 波增高,ST 段压低,T 波直立。血清酶如磷酸肌酸激酶(CK)、天门冬氨酸氨基转移酶(AST)、乳酸脱氢酶(LDH)先后升高。心脏标志物肌钙蛋白(cTn)T 或 I 增高。

(4)临床诊断:梗死发生前 1 周左右常有乏力、胸部不适,活动时心悸、气急、烦躁、心绞痛等前驱症状,其中以新发生心绞痛(初发型心绞痛)或原有心绞痛加重(恶化型心绞痛)为最突出。心绞痛发作较以往频繁、性质较剧、持续较久、硝酸甘油疗效差。在我国,有 1/6～1/3 的患者疼痛的性质及部位不典型,如位于上腹部,常被误认为胃溃疡穿孔或急性胰腺炎等急腹症;位于下颌或颈部,常被误认为牙病或骨关节病。部分患者无疼痛,多为糖尿病患者或老年人,一开始即表现为休克或急性心力衰竭;少数患者在整个病程中都无疼痛或其他症状,而事后才发现患过心肌梗死。

(5)心肌梗死病程分期:2 周内为急性心肌梗死,2～6 周内为亚急性心肌梗死,6 周以上称为陈旧性心肌梗死。

111. 急性心肌梗死的先兆症状

约 80% 的急性心肌梗死患者发作前有先兆表现,即在发病前数日或数周即有以心血管为主的种种不适表现,临床上称之为先兆症状。常见的先兆症状有:

(1)首次发生的心绞痛,或突然发作的心绞痛,其后 1 个月内为可能发生心梗的危险期和不稳定期。

(2)原来的心绞痛发作常有情绪改变或体力劳动等诱因,但最近的心绞痛在安静休息时或夜间发作,且发作较以前频繁,程度加重,疼痛范围扩大,持续时间延长,含服硝酸甘油疗效差或无效。

(3)心绞痛时伴有恶心、呕吐、大汗及明显的心动过缓。

(4)心绞痛发作时出现心功能不全症状,或原有心功能不全症状明显加重。

(5)心绞痛发作时心电图检查示 ST 段一过性抬高或明显压低,T 波倒置或高耸,或出现严重心律失常。

(6)心绞痛发作时伴有头痛、头晕、血压下降等。

112. 急性心肌梗死的全身症状

急性心肌梗死常有下列全身症状,根据梗死部位、面积及病情的不同,可出现其中的 1 项或 2 项,亦可全有。

(1)发热:一般在疼痛发生后 24～48 小时出现,程度与梗死范围常呈正相关,体温一般在 38℃ 上下,很少超过 39℃,持续 1 周左右。常伴有心动过速、白细胞增高和红细胞沉降率增快等。原因系由心肌坏死物质吸收所引起。

(2)胃肠道症状:见于约 1/3 有疼痛的患者,有恶心、呕吐和上腹胀痛,肠胀气也不少见;重症者可发生呃逆(以下壁心肌梗死多见)。这与迷走神经受坏死心肌刺激和心排血量降低组织灌注不足等有关。

(3)心律失常:见于 75%～95% 的患者,多发生于起病后 1～2 周内,尤以 24 小时内最多见。心律失常中以室性心律失常为最多,尤其是室性期前收缩;各种程度的房室传导阻滞和束支传导阻滞也较多,严重者发生完全性房室传导阻滞。室上性心律失常则较少,多发生在心力衰竭患者中。

(4)低血压和休克:疼痛期血压下降常见,可持续数周后再上升,但常不能恢复以往的水平。如疼痛缓解而收缩压低于 80 毫米汞柱,患者烦躁不安、面色苍白、皮肤湿冷、脉细而快、大汗淋漓、尿量减少(< 20 毫升/小时)、反应迟钝,甚至晕厥或休克。休克多在起病后数小时至 1 周内发生,见于 20% 的患者,主要是心肌广泛(40% 以上)坏死、心排血量急剧下降所致。

(5)心力衰竭:主要是急性左心衰竭,可在起病最初数日内发生,或在疼痛、休克好转阶段出现。症状表现为呼吸困难、咳嗽、发绀、烦躁等,严重者可发生肺水肿。兼有右心衰竭时出现颈静脉怒张、肝肿痛和肢体水肿等。右心室心肌梗死者,早期即可出现右心衰竭的表现。心力衰竭为梗死后心脏舒缩力显著减弱或不协调所致,发生率为 20%～48%。

113. 透壁性心肌梗死

透壁性心肌梗死是指累及到心室肌全层或接近全层的心肌梗死。其主要特征有以下 3 个方面:

(1)组织形态上病灶较大,缺血坏死区贯穿心室壁的内层、中层和外层。

(2)心电图出现病理性 Q 波,即面向梗死区的导联出现宽而深的 Q 波。

(3)症状表现较为典型,为剧烈的胸痛、梗死的心电图衍变和血清酶学变化,故透壁性心梗又称典型心肌梗死。

114. 非透壁性心肌梗死

非透壁性心肌梗死亦称心内膜下心肌梗死,是指心肌坏死仅累及到心内膜下,可波及肉柱和乳头肌;有些病例可波及中层心肌,但没有波及到心外膜。其临床症状亦不典型,常无胸痛症状,或疼痛位于上腹部、下颌等部位,或仅表现为恶心、呕吐、腹胀等胃肠道症状等。心电图一般无病理性 Q 波,所以又称为 Q 波心肌梗死。非透壁性心肌梗死的诊断标准具有以下几点。

(1)心肌缺血性胸痛持续 30 分钟以上。

(2)心电图示 ST 段下降和(或)T 波倒置,持续时间达 48 小时以上,无病理性 Q 波。

(3) 血清心肌酶及其同工酶升高,且符合急性心肌梗死酶谱的动态改变,并能除外其他原因引起的血清酶水平升高。

115. 非典型心肌梗死

典型心肌梗死的症状明显,目前确诊已经较为容易。非典型的心肌梗死是指其临床症状、体征及心电图表现均非典型,常会造成漏诊,或误诊为其他疾病,应引起人们的高度警惕。非典型心肌梗死主要有以下几种类型:

(1) 无痛性心肌梗死:多见于糖尿病等老年人患者,发病后常无明确的胸痛表现,而仅表现为面色苍白、神志淡漠、食欲减退或者恶心呕吐、血压下降等。这是由于年迈使疼痛反应迟钝,或因病情来势凶猛,心肌突然大块坏死,不能引起疼痛所致。

(2) 胃肠型心肌梗死:以胃痛表现的心肌梗死也多见于老年人,自诉上腹部不适,并含糊诉说恶心、呕吐、反酸、烧心、腹胀、腹泻等。但仔细询问,患者平素缺乏"胃病"史,胃病与进食无明确关系,却与劳累或情绪变化有关,对于这类患者要注意有心肌梗死的可能。

(3) 心衰型心肌梗死:以心慌、气短、咳痰表现的心肌梗死,心肌梗死发生后可造成不同程度的心肌坏死而影响心脏的收缩功能,乃至引起心力衰竭。因此,凡遇到冠心病、高血压患者突然出现胸闷、咳嗽、吐白色痰、不能平躺者,应考虑发生急性心肌梗死的可能。

(4) 晕厥型心肌梗死:以突然晕倒或抽搐表现的心肌梗死,这是一种比较严重的心肌梗死类型。由于心肌受损后,心电活动紊乱,极易造成心律失常,如室上性心动过速、心房纤颤等,会使患者发生晕厥或抽搐。遇到这种情形,应立即予以体外心脏按压,待患者苏醒后,立即送医院诊治。

(5) 无 Q 波型心肌梗死:临床上心电图示病理性 Q 波多代表心肌有损伤及坏死,但有些心肌梗死患者病变过程中,心电图检查始终不出现 Q 波,主要呈现为 ST 段和(或)T 波的变化,表现为面向梗死区的导联 ST 段显著降低,或 T 波呈宽而深的倒置,如心内膜下心肌梗死。主要原因是心肌的损伤坏死未波及心室壁的全层。

(6) 其他型心肌梗死:在心肌梗死的临床实践中,尚有部分急性心肌梗死患者的症状和体征极为隐蔽,如表现为咽喉疼痛、牙痛、颈背痛等。这些症状似乎与心脏病风马牛不相及,但对于中年以上的患者,如果反复出现或上述症状突然加重时,也应想到急性心肌梗死的可能。

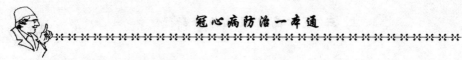

116. 右心室心肌梗死

我们常说的心肌梗死主要指左心室心肌梗死,而实际上右心室心肌梗死的患者并非少数。在尸检中发现,右心室梗死占心肌梗死的 12%～43%。

(1)右心室梗死后的特异性表现:双肺野清晰、低血压、右心功能衰竭。急性心肌梗死时,如在心电图上除下壁和(或)间隔梗死外,并出现下述表现者,应考虑有右心室梗死。①右侧第 5 肋间锁骨中线导联 ST 段抬高＞1 毫米。② 右胸导联(V_1、V_3R～V_6R)ST 段抬高≥1 毫米,其诊断右心室梗死的敏感性为 90%,特异性为 91%。需要值得注意的是,急性右心室梗死在发病晚期入院者检出率较低,因为临床和动物实验均已证实,右心室梗死时,右胸导联 ST 段抬高的机制系由损伤电流引起,其持续时间通常为 2～3 天。

(2)右心室梗死的治疗措施:治疗宜补充血容量,从而增高心排血量和动脉压。在血流动力学监测下,静脉输液,直到低血压得到纠治。如此时低血压未能纠正,可用正性肌力药物,不宜用利尿药。伴有房室传导阻滞时,可予以临时起搏治疗。

(3)右心室比左心室心梗少的原因:这主要与右心室受左右两侧冠状动脉供血,右冠状动脉收缩期血流量较大,且右心室做工较少,心肌内压力较低,侧支循环发育较好有关。

117. 心房心肌梗死

心房心肌梗死是指累及心房壁的心肌梗死,其单独发生率不高,约占急性心室肌梗死的 7.3%～17%,以右房梗死多见,大多数为左心室梗死累及右心房。绝大多数心房梗死为冠状动脉粥样硬化性心脏病所致。此外,慢性阻塞性肺疾病合并肺心病、原发性肺动脉高压、肌营养不良、遗传性运动失调症等也可引起心房梗死。一些冠状动脉正常的患者发生心房梗死很可能系低氧血症及心房压力、容量负荷过重所致。

(1)心房心肌梗死缺少特征性的临床表现,且常被心室心肌梗死的症状所掩盖,故其确诊较困难,应引起足够的重视。其诊断依据是:

①P 波增宽、切迹和粗顿,呈 W 或 M 型;或 P 波暂时增高、变尖。

②P-R 段抬高＞0.5 毫米,或压低＞1 毫米。

③室上性心律失常,如房性早搏、心房纤颤、室上性心动过速等。

④血清心肌酶学增高,可出现显著增高的 CK、CK-MB、谷草转氨酶、乳酸脱氢酶等异常改变。急性心房心肌梗死常见的并发症有肺和肢体动脉栓塞、急性心脏压塞、心律失常等。

(2)心房心肌梗死治疗:对于单纯心房心肌梗死患者,无论有无心室受累表现,都应得到与合并心室心肌梗死一样的处理。由于患者的栓塞发生率高,对心房心肌梗死的严重并发症应争取及早诊断,并行外科修补术。值得注意的是,经右锁骨下静脉放置起搏电极易致心房破裂,且心房梗死多发生于右侧,故该侧导管术应视为相对禁忌。

118. 心肌梗死后综合征

心肌梗死后综合征,于心肌梗死后数周至数月内出现,偶可发生于数天后,可反复发生。临床特点主要是胸痛伴发热和不适感。发热一般可达38℃～39℃,偶可达40℃,持续1～2周或3～6周。胸痛可轻可重,轻者只感胸部钝痛或仅有轻度不适感,深呼吸可加重胸痛。重者为压榨样或重压感,患者可能极度痛苦以致怀疑急性心肌梗死再发,与梗死延展或再梗死的鉴别较为困难,但本征的心肌酶不会明显升高。体检可有心包膜摩擦音及胸膜摩擦音等。心肌梗死后综合征的表现有心包炎、心包积液,胸膜炎或肺炎,胸腔积液,肺渗出和关节痛等,这可能为机体对坏死物质产生变态反应所致。心肌梗死综合征是自限性疾病,易复发,预后良好。发热、胸痛应予卧床休息,常用阿司匹林或非激素类抗炎药治疗。突发的严重心包炎应住院观察以防发生心脏压塞,心脏压塞即行心包穿刺,心肌梗死综合征引起缩窄性心包炎则行心包切除术。

心肌梗死综合征发生机制尚不完全清楚,可能是机体对坏死心肌组织的一种自身免疫反应,因心肌梗死综合征患者血中可测到抗心肌抗体;抑或是心肌梗死处血液渗入心包腔引起心外膜迟发免疫反应;也可能由于心肌梗死创伤激活心脏内静止或潜在的病毒,致心包膜呈非特异性炎症改变、纤维蛋白沉着等病变。本征与梗死早期心包炎不同,早期心包炎心包膜炎症改变仅覆盖在梗死灶局部范围,心肌梗死综合征病理改变呈弥漫性。

119. 乳头肌功能失调

乳头肌功能失调是指房室瓣腱索所附着的乳头肌由于缺血、坏死和纤维化,引起收缩功能障碍,导致房室瓣关闭不全。其中以左心室乳头肌功能失调引起的二尖瓣关闭不全为常见,且多见于冠心病。

(1)临床分类:将乳头肌功能失调分为急性和永久性两种。急性者是由于乳头肌急性缺血或坏死所致,常见于急性心肌梗死和严重心绞痛发作后。听诊时心尖区可出现易变的收缩期杂音,伴或不伴有收缩期喀喇音及第四心音,可随血运好转而暂时消失。永久性者杂音持续不变,表示乳头肌坏死或纤维化,或因乳头肌基底部坏死,心室壁出现永久性的动力异常所致。

改善心肌供氧,缓解心绞痛及心肌梗死的措施有利于急性乳头肌功能失调的恢复。永久性乳头肌功能失调患者的乳头肌或腱索具有解剖上的损害，容易发生心力衰竭，远期预后差，可予以手术治疗。

（2）为心肌梗死的常见并发症：乳头肌功能失调常于急性心肌梗死发病5天左右出现，发生率达50％。其原因是二尖瓣乳头肌因缺血、坏死等，造成不同程度的二尖瓣脱垂或关闭不全，使收缩功能发生障碍。

（3）乳头肌功能失调临床表现：心尖区出现收缩中晚期喀喇音和吹风样收缩期杂音，轻症者杂音可以消失；重者可引起心力衰竭。梗死后最初几小时内若频繁听诊，通常可听到后发的心尖区收缩期杂音，这是乳头肌缺血造成的二尖瓣叶不能完全闭合的结果。有些患者的乳头肌或游离壁瘢痕引起永久性二尖瓣反流。

120. 乳头肌断裂

乳头肌断裂是急性心肌梗死的并发症，发生率为1％，一般在急性心肌梗死3天内易发，病情危重，病死率高。左心室乳头肌分为前外乳头肌和后内乳头肌两部分，每个乳头肌分别负责二尖瓣两个瓣叶前半部或后半部的腱索功能，可在心室收缩时拉紧二尖瓣防止瓣叶边缘向左心房翻转，以免产生关闭不全。前外乳头肌的血供来自左前降支的对角支和回旋支的边缘支，而后内乳头肌的血供则仅来自右冠状动脉的后降支，因此在冠心病患者中后内乳头肌较之前外乳头肌更易发生缺血性病变。据统计，后内乳头肌断裂是前外乳头肌断裂的8～12倍，约80％的急性乳头肌断裂发生在后内乳头肌。后内乳头肌断裂常见于穿壁性急性下壁心肌梗死，而左前乳头肌断裂常是急性前侧壁心肌梗死的后果。右心室乳头肌断裂极罕见。

乳头肌断裂可以分成完全断裂和部分断裂两种。据文献报道，前外乳头肌断裂均是整个断裂，可能由于前外乳头肌仍是一块实体，而后内乳头肌断裂大多是部分断裂，可能是因后内乳头肌则是由多个乳头肌组所组成之故。完全断裂则发生急性二尖瓣大量反流，造成严重的急性肺水肿，约1/3的患者立即病死，50％患者死于24小时内。而部分断裂，可导致严重二尖瓣反流，有存活数天者，伴有明显的心力衰竭或休克。急性心肌梗死患者心尖部出现新的收缩期杂音，临床上立即呈现严重急性左心衰竭或休克，血流动力学监测肺毛细血管楔压曲线出现巨大的V波而无左向右分流征象，X线胸片显示严重肺水肿征象，多普勒超声或左心室造影可见二尖瓣反流，则可诊断乳头肌断裂。乳头肌断裂后，应立即施行二尖瓣置换术及冠状动脉旁路移植术，否则患者难以生存。

121. 心肌梗死后心包炎

心肌梗死后心包炎是由于急性心肌梗死累及心包膜而产生的局限的、偶尔广泛的纤维性心包炎。常于梗死后的 24 小时至 5 天出现；但心肌梗死早期阶段偶可并发出血性心包炎。临床主要表现为具有心包炎症的心前区痛和心包摩擦音。心包摩擦音以前报道为 20%，但若能反复多次的心脏听诊，其发生率可达 2/3 以上。心包积液的量常很少；但在溶栓或抗凝治疗时心包积液可以增多或为血性，甚至可发生心脏压塞症状，需穿刺放液。

心肌梗死后心包炎病变是梗死坏死区心外膜下炎症反应，并波及邻近心包为局限性纤维素性心包炎。本病具有自限性，一般用镇痛药或非甾体抗炎药即可控制症状。

122. 室壁瘤

室壁瘤又称室壁膨胀瘤。其发生机制是坏死区心肌在愈合过程中由结缔组织所代替，变成薄弱的纤维瘢痕区，当心脏收缩时该区不向室腔紧缩反而向外膨出，外观呈囊状瘤形，故而得名。

(1)室壁瘤是心肌梗死常见的后遗症：主要见于左心室，发生率 5%～20%。根据其形成的时间过程又有急性与慢性之分。急性室壁瘤多见于心肌梗死的急性期，尤其是大范围的透壁性梗死（最常见的是前壁）伴有很好的残存心肌时，室壁瘤可在梗死后几天或几周内发生。由于梗死区严重缺血，心肌运动不协调，室壁瘤区多丧失收缩功能。急性室壁瘤因心肌有广泛的出血与坏死，心内膜面粗糙，故易破裂或血栓形成。慢性室壁瘤多见于大面积的陈旧性心肌梗死患者，由于心肌坏死区被无收缩力的纤维瘢痕组织所代替，它不能像正常心肌那样承受心室的压力，经过数月或数年以后，便被挤压膨出呈囊瘤形。有些病例病变组织无明显膨出，可呈收缩期反向运动，称为功能性室壁瘤。在病理解剖上，室壁瘤区心肌变薄，与周围心肌界线清楚，约 50% 的患者瘤囊内有血栓。

(2)室壁瘤临床表现：查体可见心尖搏动弥散，心电图显示病理性 Q 波及持久性的 ST 段抬高，X 线透视和摄片、超声心动图、放射性核素心脏血池显像，以及左心室造影可见局部心缘突出，搏动减弱或有反常搏动。可有持续性的心绞痛、反复发生的室性心律失常、心排血量降低、动脉栓塞、心力衰竭等，但在心肌梗死愈合后少有破裂的危险。无症状和血流动力学障碍的小的室壁瘤，主要采取内科对症治疗；症状和体征明显的较大的室壁瘤宜外科手术切除。

123. 心脏破裂

心脏破裂是指由于心肌急性损伤和坏死后,心壁发生穿透性裂缝或裂孔。它最多见于急性心肌梗死,亦可由创伤、外科手术、心导管检查等引起。心脏破裂是急性心肌梗死的一种致命性并发症,约占其病死病例的10%。老年和高血压患者易发生。按其破裂部位的不同,可分为下列3种类型:

(1)心室游离壁破裂:多发生在左心室前壁近心尖处,因该处心肌梗死发生率最高,且当心脏收缩时所承受的压力也最大。常在心肌梗死发病1周内出现,心室游离壁破裂后大量血液涌入心包腔,因产生心包积血而致患者急性心脏压塞和电机械分离而迅速病死。手术修补裂口是挽救生命的惟一方法。此时应立即进行心包穿刺,除可明确诊断外,还可行心包引流,并为急救手术争取了时间。

(2)心室间隔穿孔:多发生于室间隔的前部近心尖处,因冠状动脉左前降支病变阻塞所致。如在基底部穿孔,多系右冠状动脉所致。穿孔大小多在0.75~3厘米不等,边缘不规则,可单发或多发。穿孔多发生于急性心肌梗死后2周内,在胸骨左缘第3~4肋间出现响亮的收缩期杂音,常伴震颤,50%以上的患者有严重的胸痛,可有呼吸困难等征象,常因心力衰竭和休克而病死。B超和心导管检查可确诊。内科治疗难免生命危险,手术治疗是抢救的惟一有效办法。

(3)乳头肌断裂:急性心肌梗死合并乳头肌断裂的发生率低于1%,占因急性心肌梗死病死病例的5%。乳头肌断裂多见于下壁心肌梗死,主要累及二尖瓣的乳头肌,后乳头肌较前侧多见,且多发生于首次心肌梗死者。如遇急性下壁心肌梗死患者,在第2~7天内,心尖区出现全收缩期杂音,并突发左心衰竭或休克,应考虑有乳头肌断裂。

124. 心源性休克

心源性休克是由于心脏排血功能衰竭,不能维持其最低限度的排血量,导致血压下降,重要脏器和组织供血严重不足,引起全身重要脏器损害和功能障碍,从而出现一系列以缺血、缺氧、代谢障碍为特征的综合征。急性心肌梗死引起的心源性休克最常见,也最具代表性。

(1)心源性休克的临床表现:有血压下降、心率增快、脉搏细弱、全身软弱无力、面色苍白、皮肤湿冷、发绀、尿少或尿闭、神志模糊不清、烦躁或昏迷等。其特征为:①收缩期血压低于90毫米汞柱,或高血压患者血压下降80毫米汞柱或以下。②尿量每小时少于20毫升。心源性休克是心脏病最危重征象之一,也是心泵衰竭的极期表现,若不及时诊治,病死率极高。

（2）急性心肌梗死并发心源性休克的发病机制：①心肌大面积坏死致心排血量降低，左心室损坏应在40％以上。②心脏的解剖结构破损，如室壁破裂、室间隔穿孔、乳头肌断裂等。③发生快速心律失常使心肌耗氧量增加，进一步加重心肌缺氧；发生慢性心律失常时，由于心脏储备已经不足，可使已经降低的心排血量进一步减少。由于急性心肌梗死是心源性休克的最常见的病因，故及早防治冠心病的危险因素，如高脂血症、高血压、糖尿病和吸烟等，对于预防心源性休克的发生也有重要的意义。

125. 泵衰竭

因心脏在人体血液循环中的功能如同一个泵，将回流到心脏的血液有效地排入大循环和小循环，故心力衰竭又称为泵衰竭。所以，泵衰竭是指心脏收缩能力明显减退而引起的一系列严重的临床表现。早期泵衰竭专指心肌梗死引起的心功能减退。近年来，有人将各种心肌病变、心脏瓣膜疾病、缩窄性心包炎等所致的心功能不全，认为是泵衰竭；也有人将泵衰竭一词用于心源性休克。因急性心肌梗死是发生泵衰竭的主要原因，故一般认为发生于急性心肌梗死时的心力衰竭称为泵衰竭。临床上将衰竭分为以下5个等级：

Ⅰ级：为左心衰竭代偿阶段，无明显的心功能不全的症状和体征，心室充盈压可升高，但心排血量接近正常。

Ⅱ级：患者出现乏力、咳嗽、气喘等左心衰竭等症状，有轻度发绀，肺啰音的范围小于肺野的50％，可出现持续性窦性心动过速及第三心音奔马律，有肺淤血的X线表现；左心室充盈压轻至中度升高。

Ⅲ级：上述症状更为明显，咳吐粉红色泡沫样痰，面色灰白，皮肤湿冷，肺啰音的范围大于两肺野的50％。胸片示肺野呈云雾状阴影。左心室充盈压显著升高。

Ⅳ级：为心源性休克，出现明显周围灌注不足的表现，收缩压小于90毫米汞柱，有少尿、皮肤湿冷、发绀、呼吸加速、脉搏快而弱、神志淡漠等。左心室充盈压增高大于25毫米汞柱，可出现肺水肿。

Ⅴ级：兼有Ⅲ级和Ⅳ级的表现，病情十分严重。急性心肌梗死时，重度左心室衰竭或肺水肿与心源性休克同样是左心室排血功能障碍所引起。在血流动力学上，肺水肿是以左心室舒张压末期及左房压与肺楔压的增高为主；而在休克则心排血量和动脉压的降低更为突出，心排血指数比左心室衰竭时更低。因此，心源性休克较左心室衰竭更严重。此两者可以不同程度合并存在，是泵衰竭的最严重阶段。

急性心肌梗死发生的泵衰竭如是一过性的，经治疗预后较好。如持续3

周以上则预后不良。据统计,Ⅰ级泵衰竭存活者为 90%~96%,Ⅱ级存活者为 57%~95%,Ⅲ级存活者为 32%~85%,Ⅳ级存活率不到 20%,Ⅴ级存活率则更低。

126. 急性冠状动脉综合征

本征是一组综合病症,包括了不稳定型心绞痛、非 ST 段抬高型心肌梗死和 ST 段抬高型心肌梗死。患者可迅速出现以胸痛为主的一系列表现,需紧急处理。

急性冠状动脉综合征共同的病理基础是不稳定的粥样斑块发生变化。例如,粥样斑块内出血并使之迅速增大;斑块破裂或表面破损,局部血小板聚集继而形成血栓;血管发生痉挛等。上述病变均可引起冠脉不完全性或完全性阻塞。

研究发现,冠状动脉的粥样斑块分为稳定斑块和不稳定斑块。不稳定斑块又称软斑块或易损斑块,易损斑块覆盖的纤维帽中平滑肌细胞少,胶原含量少,因而较薄;而脂质核心较大,所含脂质较多,因而较软;其外形不规则呈偏心性分布。此时如有循环系统或斑块内部血流动力学改变、冠脉痉挛、涡流、应切力的波动或狭窄远端血流不稳定等外在因素的作用,可使纤维帽与正常内膜交界处破裂。纤维帽钙化时,其顺应性降低也易破裂。斑块破裂后如形成的血栓未完全阻塞冠脉,则引起不稳定型心绞痛;最终可能发展到完全阻塞冠脉而发生非 ST 段抬高型心肌梗死或 ST 段抬高型心肌梗死。

127. 慢性心肌缺血综合征

慢性心肌缺血综合征是与急性冠状动脉综合征相对而言,隐匿型冠心病、稳定型心绞痛和缺血性心肌病、X 综合征(即微血管性心绞痛)等病征则被列入慢性心肌缺血综合征的范畴。

冠脉内的稳定性斑块是慢性心肌缺血综合征的病理基础。相对于不稳定性斑块,稳定性斑块内含有较少的脂肪组织,表面覆盖着厚韧的纤维帽,其中平滑肌细胞与胶原组织较多。这种斑块就像皮厚馅少的饺子,比较稳定结实,所以又称为硬斑块。硬斑块不易像软斑块那样易破裂而至血管完全阻塞。另外,冠脉斑块也不是一朝一夕所形成的,而是在多种致病因素长期作用下的结果。所以,稳定性斑块往往缓慢增长,虽然阻塞血管内径的 50%,甚至达 70%,仍有血流通过,患者可无不适症状。据研究,许多病例冠脉阻塞达 75% 以上时才出现不适症状。由此可知,慢性心肌缺血综合征病情相对稳定,发病相对缓慢。此时应抓紧时间正规长期治疗,以免恶化为急性冠脉综合征;同样,急性冠脉综合征患者经正规治疗后也可转化为慢性心肌缺血综合征。

128. 生命的出轨——猝死

猝死是指突然发生的意外病死,据统计占所有病死人数的 10%～15%。猝死具有 3 个特征:一是病死急骤;二是病死出人意料;三是自然病死或非暴力病死。

关于猝死的定义,即从症状开始到病死的时间,目前尚未统一意见。世界卫生组织定为 6 小时,美国心脏学会定为 24 小时,目前大多数学者倾向于将猝死的时间限定在发病 1 小时内。有些猝死病例发生前无任何征兆,因此其历经的时间很难确定。猝死的病因很多,大体可分为以下几类:

(1)心血管疾病:冠心病、心肌病、心肌炎、风湿性心脏病、主动脉瓣狭窄、高度或完全性房室传导阻滞等,其中冠心病猝死最为多见。

(2)呼吸系统疾病:肺炎、哮喘、肺栓塞等。

(3)中枢神经系统疾病:脑出血、蛛网膜下隙出血、脑炎等。

(4)消化系统疾病:胃肠道出血、胃溃疡穿孔、胰腺炎等。

(5)其他疾病:外伤、脂肪栓塞、药物中毒或过敏等。

129. 冠心病猝死

在成年人中,冠心病猝死约占猝死总人数的 50% 以上。冠心病猝死虽可在急性心肌梗死与心电图改变出现后 24 小时发生,但更为多见的是发生于起病后 1 小时之内;甚至可为冠心病的最早和惟一表现。冠心病猝死者约 50%未能送到医院抢救,而死于家中、公共场所或路上。

冠心病猝死患者多数有严重的冠状动脉粥样硬化,通常累及 2～3 支冠状动脉。冠状动脉内可有新鲜血栓形成,壁内或内膜下可见出血及新近的梗死灶。约 1/3 医院外猝死的患者是因血栓形成引起冠状动脉闭塞所致。目前认为冠心病患者发生猝死的原因是:

(1)供给心脏血液的冠状动脉主干突发梗死,致心肌大面积急性缺血坏死。

(2)急性心肌梗死发生后心肌缺乏营养,致心肌破裂。

(3)在动脉粥样硬化的基础上,发生冠状动脉痉挛,或造成心肌细胞电生理活动异常,而发生严重心律失常,如房室传导阻滞、室性心动过速、心室颤动等。

130. 心律失常

心律失常指心律起源部位、心搏频率与节律,以及激动传导等任何一项发生异常,或其中两项或多项联合发生异常。正常心律起源于窦房结,成年人频率为 60～100 次/分,较规则。其每一激动亦按正常途径传导,称为正常窦性心律。各种常见的心律失常可按激动起源和激动传导的异常进行如下分类。

（1）激动起源异常

①窦性心律失常。窦性心动过速、窦性心动过缓、窦性心律不齐、窦性停搏。

②异位心律。指激动起源于窦房结之外的心律。起源心房的有房性早搏和逸搏、房性心动过速、心房扑动和心房纤颤等。起源于房室结的有结性早搏和逸搏、结性逸搏性心律和结性心动过速等。起源于心室的有室性早搏和逸搏、室性心动过速、心室扑动和心室颤动等。

（2）激动传导异常

①发生在窦房结和心房之间的窦房传导阻滞。

②心房内传导阻滞。

③心房与心室之间的一度、二度和三度房室传导阻滞。

④心室内传导阻滞，包括右束支传导阻滞、左束支传导阻滞、左前分支传导阻滞、左后分支传导阻滞等。

⑤预激综合征。

此外，临床上按心率的快慢分为快速性和缓慢性心律失常，前者有室上性心动过速、室性心动过速等；后者有窦性心动过缓、结性及室性逸搏性心律等。有些学者还提出按心律失常时循环障碍的严重程度和预后，将心律失常分为良性和恶性两大类，或分为致命性、潜在致命性和良性 3 类。

以上分类方法分别或联合应用有助于依据心律失常的不同发生原理、频率及其严重程度，结合个体患者的病因、心功能状态等临床因素，选择适时而恰当的治疗。

131. 冠心病的百变型——心律失常型

冠心病患者可有各种类型的心律失常，心律失常可是冠心病的惟一或多种症状之一，也可能是冠心病心力衰竭、休克或猝死的诱发原因。

（1）冠心病的心律失常以室性心律失常为最多，尤其是室性期前收缩。室性期前收缩频发（每分钟 5 次以上）或成对出现，心电图上表现为多源性或落在前一心搏的易损期时，这种心律失常预示即将发生室性心动过速或心室颤动。

（2）各种程度的房室传导阻滞和束支传导阻滞。一度和二度Ⅰ型房室传导阻滞病变较轻；二度Ⅱ型和三度房室传导阻滞病变较重。右束支传导阻滞和左前分支传导阻滞病变较轻；左束支传导阻滞和左后分支传导阻滞病变较重。有些病例呈双束支传导阻滞或三束支传导阻滞，提示病变广泛。

(3)难以控制的心律失常。频发或多源室性早搏、心房扑动和颤动、室性心动过速等表示病情严重,如出现高度或完全性房室传导阻滞、心室扑动和心室颤动等预后不良。

(4)临床表现多变。部分患者从来没有心绞痛,而直接表现为心悸即心律失常。有些患者原有心绞痛发作,之后心绞痛逐渐减轻甚至消失,却出现各种心律失常,若伴有心力衰竭的表现,如气短、水肿、乏力等,则表示病变广泛,心肌有广泛的纤维化,预后较差。

132. 病态窦房结综合征

病态窦房结综合征简称病窦或病窦综合征,是由于窦房结或其周围组织(亦可包括心房、房室交界区等)的器质性病变,导致窦房结冲动形成障碍和冲动传出障碍而产生的心律失常。病因有冠心病、风湿性心脏病、高血压心脏病等,可能以窦房结及其邻近组织的特发性纤维化变性最常见。

(1)临床表现以心率缓慢所致的脑、心、肾等脏器供血不足,尤其是脑供血不足症状为主,如心悸、乏力、头晕,甚至晕厥等。心电图主要以窦性心动过缓、窦房传导阻滞、窦性停搏为主,也可出现心动过缓-心动过速综合征。

(2)动态心电图表现:通常分为4型。

Ⅰ型:窦房传导阻滞和(或)窦性静止和(或)显著窦性心动过缓。

Ⅱ型:逸搏、短阵或持续逸搏心律、逸搏-夺获二联律、游走心律。

Ⅲ型:伴发的房性快速心律失常,如频发房性过早搏动、阵发或反复发作短阵心房颤动、心房扑动或房性心动过速,与缓慢的窦性心律形成所谓慢-快综合征(bradycardia-tachycardia syndrome)。快速心律失常自动停止后,窦性心律失常于长达2秒以上的间歇后出现。

Ⅳ型:房室交界处起搏和(或)传导功能障碍,表现为延迟出现的房室交界处逸搏、过缓的房室交界处逸搏心律(逸搏周期>1.5秒)或房室传导阻滞,偶见合并束支传导阻滞。

133. 窦性心律失常

凡是由窦房结发出的激动所形成的心律,称为窦性心律。正常状态下成年人的窦性心律是规则的,心率范围在60~100次/分,大多数在70~80次/分。当窦房结的自律性发生改变时,其发放激动的频率及规则产生改变,临床上称之为窦性心律失常。常见的窦性心律失常有下列几种:

(1)窦性心动过速:指窦房结每分钟发出激动超过100次。多数情况下窦性心动过速的心率在120~150次/分之间,但也可高达180次/分。正常人在体力活动、情绪激动、饱食、吸烟、喝茶、喝酒、喝咖啡等可引起一过性的窦性心

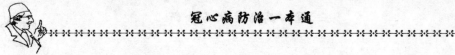

动过速;疼痛、发热和使用阿托品、肾上腺素、麻黄素等药物时,也可致窦性心动过速。持续性的窦性心动过速多见于各种疾病,如贫血、缺氧、感染、出血、休克、心力衰竭、甲状腺功能亢进、心肌炎及神经官能症等。

(2)窦性心动过缓:指窦房结每分钟发出的激动少于60次,一般在40～60次/分之间。绝大多数的窦性心动过缓是由迷走神经兴奋性增高引起的,无重要临床意义。有些体力劳动者、运动员、正常人睡眠时呈现窦性心动过缓,这对心脏具有保护性意义。少数窦性心动过缓的病例是由心脏性因素引起的,如冠心病、心肌炎、心肌硬化、心内膜炎及心肌中毒等,可使窦房结受炎症、缺血性病变和退行性病变损害。大于50次/分的窦性心动过缓一般很少产生症状,但如心率持续显著减少,可有气短、疲劳、头晕、胸痛等,甚至晕厥。窦性心动过缓如发生于急性心肌梗死患者,可使流入心、脑、肾等重要器官的供血明显减少,进一步加重病情。

(3)窦性心律不齐:是窦房结发出的激动不均匀,呈时快时慢的变化。心电图诊断窦性心律不齐的标准是,在同一导联上,P波与P波的间距或R波与R波的间距差异大于0.16秒以上。有些病例窦性心律不齐与窦性心动过缓合并存在。窦性心律不齐分为呼吸性与非呼吸性两种。呼吸性窦性心律不齐心率随呼吸的周期而变化,吸气时心率增快,呼气时心率减慢,多见于青少年,因交感神经与迷走神经的张力随呼吸的增减而致,一般无临床意义。非呼吸性窦性心律不齐较少见,若持续存在于中老年人,多与窦房结的供血或退行性变化有关,提示可能有相关疾病。有时应用某些药物如洋地黄、吗啡等也可致窦性心律不齐。

134. 异位心律

如果心跳不是由窦房结的激动引起的,而是由心肌以外的细胞群,如心房的细胞、心室的细胞等发出的电冲动所引起的心跳,则称为异位心律。例如,房性早搏、房室交界性早搏、室性早搏、心室颤动等,这些不正常搏动均称为异位心律或异位搏动。异位心律按其发生的机制不同,分为主动的和被动的两大类:

(1)主动性异位心律:是指由于异位起搏点的兴奋性增高,或由折返激动或并行心律所产生的心律,而窦房结本身的自律性无改变。主动性异位心律主要包括以下内容:①过早搏动。主要有房性过早搏动、房室交界性过早搏动、室性过早搏动。②阵发性心动过速。主要有房性阵发性心动过速、房室交界性阵发性心动过速、室性阵发性心动过速。③心房扑动与心房颤动。④心室扑动与心室颤动。主动性异位心律对血液循环的影响主要取决于异位心律的持续时间、类型及心室率的快慢。一般来说,时间较短的、房性及房室交界性的、心室率较慢的影响不大,无明显症状。反之,若异位心律起源于心室、持续时间较长、心率快而不规则者,则引起心排血量下降,血压降低,从而影响各重要器官的供血。在此情况下,特别原来有心肌损害或冠状动脉疾病的患者,易诱发心绞痛、心肌梗死、心力衰竭等。

(2)被动性异位搏动:是由于窦房结停搏或起搏太慢,使窦房结以外的异位潜在起搏点发出的激动有机会带动心脏搏动。被动性异位搏动共有以下几种类型:①房性逸搏。②房室交界性逸搏。③室性逸搏。④房性逸搏心律。⑤房室交界性逸搏心律。⑥室性逸搏心律。所谓逸搏是指当窦房结兴奋性降低或停搏时,隐性起搏点的舒张期除极有机会达到阈电位,从而发生激动,带动整个心脏,称为逸搏。被动异位心律为生理性保护机制,其本身不需要治疗,如果心室率太慢而产生症状或低血压者,则需给予提高心室率的治疗。

135. 过早搏动

过早搏动简称早搏,是指异位起搏点发出的提前激动引起的心脏跳动,为最常见的心律失常。按早搏起源部位可分为窦性、房性、房室交界性和室性4种。其中以室性早搏最常见,其次是房性,结性较少见。窦性过早搏动罕见。过早搏动的共同心电图特征为较基本心律提早的一次或多次 P-QRS-ST-T 波群,其后有一个较长的代偿间歇。

(1)若过早搏动偶尔发生几个,称为偶发性早搏。若早搏大于5个/分,称为频发性早搏。

早搏可在窦性心律或异位心律的基础上发生;亦可以规则或不规则地在每1个或数个正常搏动后发生,形成联律性过早搏动。例如,每个正常搏动后便有1个早搏,称为二联律;每2个正常搏动后有1个早搏,称为三联律。早搏插入2次正规心搏间,可表现为3次心搏连续。若心电图同一导联上早搏图形不同,称为多源性早搏。

(2)过早搏动可无症状,亦可有心悸或心跳暂停感。听诊可发现心律不规则,早搏的第一心音多增强,第二心音多减弱或消失。早搏呈二或三联律时,可听到每2~3次心搏后有长间歇。脉搏触诊可发现脉搏缺如。

(3)过早搏动可无明显诱因,发生于正常人。但心脏神经官能症与器质性心脏病患者更易发生。情绪激动、神经紧张、疲劳、消化不良、过度吸烟、饮酒或喝浓茶等均可引发。洋地黄、钡剂、奎尼丁、拟交感神经类药物及氯仿、环丙烷麻醉药等毒性作用,缺钾,以及心脏手术或心导管检查都可引起早搏。冠心病、晚期二尖瓣病变、心脏病、心肌炎、甲状腺功能亢进性心脏病、二尖瓣脱垂等常易发生过早搏动。偶发的过早搏动可无不适症状,频发的过早搏动可致心排血量减少,引起乏力、头晕等症状,原有心脏病者可因此而诱发加重心绞痛或心力衰竭。

136. 心动过速

正常成年人的心跳每分钟 60～100 次,如果超过 100 次,就是心跳过快,称为心动过速。心动过速可分生理性与病理性 2 类,病理性心动过速通常又可分为室上性心动过速和室性心动过速 2 种。

(1)室上性心动过速:心室以上的起搏点,如心房、房室结所发出的激动所形成的快速心率称为心动过速,简称室上性心动过速。主要包括阵发性室上性心动过速、自律性房性心动过速和非阵发性交界性心动过速。临床常见的为阵发性室上速,它是一种阵发性快速而规则的异位心律。其特点是突然发作,突然停止。发作时,患者感觉心跳得非常快,好像要跳出来似的。发作时心率每分钟 160～250 次,可持续数秒、数分钟、数小时或数日。按摩颈动脉窦或压迫眼球可使心动过速突然终止发作。有时心慌可能是惟一的表现。绝大多数见于器质性心脏病,特别是冠心病、急性心肌梗死和心肌病者;少数见于无明显器质性心脏病和药物中毒、低血钾者。但如果有冠心病或其他心脏病史,就可能出现头晕、乏力、呼吸困难、心绞痛、晕厥,心电图检查有心肌缺血的改变。

(2)室性心动过速:是指心搏激动的起搏点起源于心室,连续 3 个或 3 个以上的、频率大于 100 次/分的异位搏动心律。室性心动过速的心电图表现为:①心室率常在 150～200 次/分之间。②QRS 波群宽大畸形,时限增宽。③P 波与 QRS 波之间无固定关系。④心房率较心室率缓慢。⑤有时可见到室性融合波或心室夺获。室性心动过速的症状表现,轻者可无自觉症状或仅有心悸、胸闷、乏力、头晕、出汗;重者有发绀、气促、晕厥、低血压、休克、急性心力衰竭、心绞痛,甚至衍变为心室颤动而猝死。

心动过速是一种常见的病症,生理性心动过速可见于正常人,如在情绪激动、过度疲劳、噩梦、饮酒、喝浓茶等诱因下发生,一般无需特殊治疗,只要消除诱发因素就会自行恢复。病理性心动过速,如高热、贫血、甲状腺功能亢进、出血、疼痛、缺氧、心力衰竭等引起心动过速,应查明病因和原发疾病,积极进行对症对因治疗,否则预后不佳。

137. 心房颤动

心房颤动简称房颤,是最常见的心律失常之一,它是由心房主导的激动经许多大小折返环所导致的房性心律失常。少数呈一过性,多数呈阵发性或持

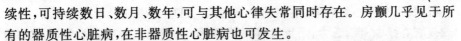

续性,可持续数日、数月、数年,可与其他心律失常同时存在。房颤几乎见于所有的器质性心脏病,在非器质性心脏病也可发生。

(1)房颤主要特征:心音强弱不等,心率快慢不一,脉搏短绌,即排血量少的心搏不能引起桡动脉搏动,因而产生脉搏次数少于心搏次数的征象,心率愈快则脉搏短绌愈明显。

(2)房颤的常见症状:有心悸、胸闷与惊慌等。心室率接近正常且无器质性心脏病的患者,可无明显症状。但发生在有器质性心脏病的患者,如冠心病、风湿性心脏病、高血压性心脏病、心肌炎、心肌病等,尤其是心室率快而心功能较差时,可使心搏量明显降低,冠状动脉及脑部血供减少,导致急性心力衰竭、休克、昏厥或心绞痛发作。房颤发生后还易引起房内血栓形成,部分血栓脱落可引起体循环动脉栓塞,临床上以脑栓塞最为常见,常导致病死或病残。需要提醒的是,有些心外因素也可引发房颤,如甲状腺功能亢进、急性感染、脑血管意外、慢性缩窄性心包炎等;少数可发生在洋地黄中毒及转移性肿瘤侵及心脏时,此时治疗了原发病后房颤便被纠正。

(3)心电图诊断房颤的条件:①代表心房的 P 波消失。②出现心房颤动波 f 波,频率为 350～600 次/分。③代表心室的 QRS 波群的间距绝对不整。房颤的心律完全不规则,当心室率低于 90 次/分或高于 150 次/分时,节律不规则可不明显;当心室率快而速时,多为 120～180 次/分,可引起严重的症状和并发症,应及时诊治。少数病例的房颤呈长时间阵发或持久性,但并无器质性心脏病的证据,称为特发性房颤,无需特别处理。

138. 心房扑动

心房扑动是指快速、规则的心房电活动,它与心房颤动和房性阵发性心动过速均为快速型房性心律失常。心房扑动简称房扑,其患者远较房颤少见,二者的发病率为 1∶15～20。房扑像房颤一样,可分为阵发性与持续性两种类型,通常的标准是短于 2 周为阵发性,长于 2 周为持续性。但房扑多呈阵发性,少数可持续数月,甚至数年。房扑与房颤的发病原理大体相同,即在心房内出现多处局部微小折返激动,故二者可以相互转变。房扑往往有不稳定的趋向,可恢复窦性心律或进展为心房颤动。

(1)心电图诊断:心房扑动的确诊需靠心电图,其条件是:①P 波消失。②出现锯齿状的心房扑动 F 波,其形态、间距及振幅绝对匀齐,频率在 250～350次/分。③心室的 QRS 波群可快可慢,可规整可不规整,室率多在 60～150 次/分之间。

(2)合并症:房扑的发生常提示合并有器质性心脏病,如冠心病、高血压性心脏病、风湿性心脏病等,很少见于正常人。其临床表现轻者可无明显不适,或仅有心悸、心慌、乏力;严重者有头晕、晕厥、心绞痛或心功能不全,少数患者可因心房内血栓脱落而引起脑栓塞。无明显症状的房扑可不处理;若心室率快或不规整的房扑常可引起血流动力学障碍,应积极处理。其处理原则与房颤大体相似,一是针对原发疾病进行治疗;二是控制心室率;三是转复心律,方法有药物复律和同步直流电复律,后者效果较好。新近的方法可做射频消融治疗。预防复发常用奎尼丁、胺碘酮等药物。预防血栓栓塞宜长期服华法林、阿司匹林等抗凝药物。

139. 右束支传导阻滞

右束支传导阻滞是指心脏激动在右束支组织中传导速度减慢或完全受阻。右束支传导阻滞虽可见于正常人,但更多见于心脏病患者。其发病的常见原因有冠心病、风湿性心脏病、动脉粥样硬化、肺源性心脏病、心肌病及先天性心脏病房间隔缺损等。右束支传导阻滞根据阻滞的程度分为完全性与不完全性两类。根据阻滞存在的时间可分为永久性、间歇性或交替性,其中间歇性或交替性是指右束支传导阻滞的图形间歇性出现或与正常波形交替出现。

(1)辅助诊断:右束支传导阻滞只能依靠心电图或心电向量图诊断。右束支传导阻滞的心电图特征:右胸 V_1 导联呈 M 型波形即 rSR′ 波群,ST 段下移,T 波倒置;左胸 V_5 导联呈 qRs 或 Rs 波形,S 波粗钝、宽阔,时限大于 0.04秒,ST 段上移,T 波直立。Ⅰ、Ⅱ、aVL 导联波形多与 V_5 导联相似,Ⅲ、aVR 导联波形与 V_1 导联相似。若 QRS 波群的时限大于 0.12 秒,为完全性右束支传导阻滞;若小于 0.12 秒为不完全性右束支传导阻滞。右束支传导阻滞的心电向量图的特点是:水平面及额面 QRS 环的终末部分出现附加环;其光点密集,示传导延缓。正常心脏的右束支不应期比左束支长,故右束支传导阻滞比左束支传导阻滞多见。

(2)临床意义:可结合体检资料进行综合分析。出现在一向健康临床上无心脏病者,其预后大多良好。年轻人突然出现完全性右束支传导阻滞,应视为异常,必须及早找出病因。如果右束支传导阻滞出现在中老年人,且有高血压或动脉硬化,应考虑到是冠心病所致。

(3)治疗:主要是针对病因及基础疾病的治疗。因为右束支阻滞本身对血流动力学无明显影响,临床上常无症状,可不需特殊处理,应定期查体并随访观察,包括心电图、超声心动图等定期检查。但如果出现肯定与右束支传导阻滞有关的黑矇、晕厥、阿-斯综合征者,应考虑安置起搏器。

140. 左束支传导阻滞

心脏传导系统的左束支的主干很短,两组纤维从希氏束一经分出后即在左侧室间隔内膜下呈扇面形展开,到达左心室各部内膜下分为浦肯野纤维。由于左束支粗短、分支早,其主干前部及后部分别接受左冠状动脉前降支和后降支的供血,受损机会较少,病变比较广泛时才能使其全部受损。当左束支的不应期延长,传导速度明显慢于右束支时,便可出现左束支传导阻滞。左束支传导阻滞亦分为不完全性与完全性,不完全性左束支传导阻滞多见于较轻的心脏病变,完全性左束支传导阻滞则多提示有较为严重的器质性心脏病。

(1)临床诊断:左束支阻滞的发生不一定是左束支传导系统完全断裂,可因暂时的心肌缺血或炎症、水肿使传导纤维不应期延长,或传导速度减慢,从而发生左束支阻滞。左束支传导阻滞可呈时隐时现,也可呈永久性阻滞。左束支阻滞通常无明显的血流动力学异常,所以一般无明显症状与体征,其诊断要做心电图或心电向量图检查。左束支传导阻滞心电图诊断的依据:①左胸V_5、V_6导联无 q 波,呈宽大、顶端粗钝的 R 波;ST 段压低,T 波倒置。②右胸V_1导联呈宽大而深的 rS 或 QS 波,ST 段抬高,T 波直立。③QRS 波群时间延长,室壁激动时间≥0.06 秒。若 QRS 时间>0.12 秒,为完全性左束支传导阻滞;若 QRS 时间<0.12 秒,为不完全性左束支传导阻滞。心电向量图的特征:完全性左束支阻滞依水平面改变最明显,QRS 最大向量位于左后方,环体多呈狭长形或不规则的 8 字形,环体的中部光点密集,多呈顺钟向运行。在额面上,QRS 环体多位于+30°～-30°之间,环呈逆钟向运行。有继发性向右前下的 ST 向量和 T 环的改变。

(2)预后与治疗:左束支传导阻滞主要是针对病因治疗,其所出现的症状及体征多为原发疾病所致。时隐时现的单纯左束支阻滞预后较好,持久性左束支传导阻滞提示病变广泛,预后较差。尤其是发生在中老年人,特别是急性心肌梗死并发完全性左束支传导阻滞的患者,病死率较高。交替出现的右束支阻滞与左束支阻滞,是危险的不稳定型束支传导障碍,这类患者约 60% 发展为完全性房室传导阻滞,或间歇性心室停搏,预后不良,病死率高,应安装心脏起搏器。

141. 左前分支传导阻滞

左前分支是左束支较细长的分支,在室间隔的位置表浅,易发生缺血性损伤。35 岁以上人群中的左前分支阻滞随年龄增长而增加,66%～78%的左前分支阻滞患者有器质性心脏病;35 岁以下的男性左前分支阻滞者中 86%无心脏病。左前分支传导阻滞最常见于冠心病患者,在一组 353 例生前有显著电轴左偏的尸检材料中,发现冠心病者占 85%。50 岁以上的中老年人,如出现左前分支阻滞,应考虑有冠心病的可能,经追踪观察,有的在 1～2 年内出现冠心病诊断指征。

（1）心电图诊断：左前分支传导阻滞本身无症状，诊断多靠心电图。其心电图的诊断条件是：①QRS 电轴左偏达—45°～—90°。②Ⅰ、aVL 导联呈 qR 型，但 q 波不超过 0.02 秒，R 波较高，且 RaVL＞RⅠ。③Ⅱ、Ⅲ、aVF 导联呈 rS 型，S 波较深，SⅢ＞SⅡ。④QRS 时间正常或稍延长，多在 0.10～0.11 秒。⑤aVL 导联的室壁激动时间（R 波峰时间）≥0.045 秒。

（2）基础病治疗：单纯的左前分支阻滞无需治疗，主要是治疗基础病。基础病有高血压病、冠心病、心肌病、心肌炎、主动脉瓣病变（主动脉瓣狭窄等）、先天性心脏病、风湿性心脏病、心肌淀粉样变性、甲状腺功能亢进等。此外，还可见于心脏手术、一氧化碳中毒、高钾血症或低钾血症、大剂量应用利多卡因等。需要指出的是，左前分支传导阻滞是急性心肌梗死最常见的单分支阻滞，多发生于前壁或前间壁心肌梗死。在前壁梗死时的发生率为 24.2％，下壁梗死为 16.5％。发生机制除本身缺血性损伤外，可能是梗死周围功能性阻滞或浦肯野纤维与心肌连接处远端的心室壁内传导延迟；或因希氏束存在纵向分离，引起室壁激动的异常图形而产生的左前分支阻滞。左前分支尚有一部分是接受来自右冠状动脉或左冠状动脉回旋支的房室结分支的血液供应，所以左前分支阻滞不一定是冠状动脉前降支堵塞或梗死病变的标志。一旦发现左前分支传导阻滞应定期追踪，注意有无进展为双束支阻滞或三分支阻滞。如合并双束支或三分支阻滞时可出现晕厥、抽搐、阿-斯综合征等并发症，需安装起搏器。

142. 左后分支传导阻滞

左后分支传导阻滞比左前分支传导阻滞少见，因为左后分支较短而粗，长约 20 毫米，粗约 6 毫米；且血液供应来自左冠状动脉的左旋支和右冠状动脉，有双重血供；左后分支又位于不易受侵犯的左心室流入道，受血流冲击较轻。左后分支一旦出现传导阻滞，常提示有较广泛和严重的病变。左后分支阻滞常见的病因有冠心病，其他尚有高血压病、心肌病、心肌炎、主动脉瓣病变或室内传导系统退行性变、动脉夹层、急性肺心病、主动脉弓缩窄、高血钾等，也可见于健康人。

（1）心电图特点：①QRS 电轴右偏＋90°～＋180°。②Ⅰ、aVL 导联呈 rS 型，Ⅱ、Ⅲ、aVF 导联呈 qR 型，q 波＜0.02 秒，呈 SⅠ、QⅢ型特点。③QRS 波群不增宽或轻度增宽，时限＜0.12 秒。④Ⅱ、Ⅲ导联的 R 波相对较高，RⅢ＞RⅡ。⑤心前导联 QRS 波群无明显改变，V$_1$ 导联可呈 QS 型，V$_2$ 导联可呈 rS 型。⑥排除其他可导致电轴显著右偏的原因。左后分支传导阻滞的心电图改

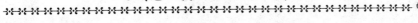

变极少单独出现,往往与其他心律失常合并存在。

(2)针对性治疗:在整个人群中,单纯性左后分支传导阻滞少见。一般不需特殊处理,也不需安置心脏起搏器。治疗主要是针对原发病。如查出左后分支传导阻滞应定期随访,因可能发展为双束支或三束支阻滞。应特别关注的是,在心肌梗死时发生的左后分支传导阻滞,其发生率为1%左右,因为它需多支血管堵塞导致前壁合并下壁及右心室梗死,或前降支病变导致室间隔广泛缺血、坏死时才可能出现,表明心肌梗死面积广泛,病情严重,预后不良。

143. 房室传导阻滞

房室传导阻滞是指窦房结发出的激动从心房传到心室的过程中发生阻滞,有些激动乃至所有激动不能够传到心室。按传导阻滞的程度分为一度房室传导阻滞、二度房室传导阻滞、高度房室传导阻滞和三度房室传导阻滞,后者又称为完全性房室传导阻滞。房室传导阻滞可呈暂时性、间歇性或永久性,大多是可逆的,经治疗后可恢复,但亦可发展成不可逆的。房室传导阻滞的常见的病因为冠心病、风湿性心脏病、心肌炎、心肌病及药物中毒。急性房室传导阻滞多因急性心肌梗死、明显的高血钾及酸中毒等引起。在实际工作中,明确房室传导阻滞的部位具有十分重要的临床意义。房室传导阻滞可发生在房室传导系统的任何部位。一般情况下,激动在房室结内传导速度最慢,因而易受到抑制。某些中毒及迷走神经张力增强所致的房室传导阻滞,其阻滞部位多在房室结。器质性损伤所致的房室传导阻滞,多见于房室束。阻滞的部位愈低,预后愈差。

(1)一度房室传导阻滞:一度房室传导阻滞是指房室传导时间超过正常范围,但室上性激动均能传入心室。在心电图上表现为P-R间期延长,时限大于0.20秒,在每个P波后伴随着QRS波群。听诊可发现心尖区第一心音减弱,一般无自觉症状。一度房室传导阻滞多见于健康运动员和重体力劳动者,以及迷走神经张力增高者,无需处理。亦可能是心肌缺血、炎症、损伤、坏死、中毒等引起,需查明原因治疗。

(2)二度房室传导阻滞:在房室传导系统的正常不应期以外,有些激动不能传到心室引起QRS波群,为二度房室传导阻滞。按其阻滞的部位和程度分为两型;二者可互相转化,只能靠心电图区分。

①二度Ⅰ型。其心电图特点为P-R间期逐渐延长,直到QRS波群脱落。每出现一次QRS波群脱落为一文氏周期,故该型又称文氏型房室传导阻滞。Ⅰ型的阻滞部位在希氏束主干以上的房室结,预后较好。一般无自觉症状,敏感的患者可感觉出有心搏脱落。听诊时心率为逐渐增快直到出现一长的间

歇,呈有规律的不规则。

二度Ⅰ型房室传导阻滞多由急性心肌炎、急性心肌梗死、洋地黄过量等引起,多为一过性,其主要改变是房室传导系统的相对不应期病理性延长,很少发展为完全性房室传导阻滞。

②二度Ⅱ型。心电图的表现有些 P 波之后 QRS 波群脱落,出现一个较长的间歇。P 波后与伴随 QRS 波群之间的 P-R 间期基本恒定,无长短周期性的变化。二度Ⅱ型又称为莫氏型房室传导阻滞。Ⅱ型的阻滞部位大多数在希氏束的远侧端,预后较差。Ⅱ型患者的主观感觉取决于心室漏搏的次数,如漏搏较多,可有头晕、心悸感。听诊可发现心率快慢不规则。

二度Ⅱ型多数为慢性心脏病或慢性冠状动脉硬化引起的心肌退行性改变,多呈持久性,其主要改变为房室传导系统的绝对不应期病理性延长,故易于发展成完全性房室传导阻滞。

(3)三度房室传导阻滞:即完全性房室传导阻滞,是指所有的房室激动均不能传入心室,形成房室分离。此时,阻滞部位以下的最高节律点发出激动控制心室,阻滞部位以上的最高节律点发出激动控制心房。三度房室传导阻滞的心电图表现:①P 波与 QTS 波群完全无关,各自有其规律性。②心室率慢于心房率,室率及其 QRS 波群形态由阻滞的部位决定。阻滞部位在希氏束分叉以上时,QRS 波群形态正常,时限小于 0.12 秒,室率为 40~60 次/分。阻滞部位在希氏束分叉以下时,QRS 波群明显畸形,时限大于 0.12 秒,室率为 30~40 次/分。③同时合并有其他心律失常时,心室率可不规整。

三度房室传导阻滞多由各种器质性心脏病引起,如冠心病、高血压性心脏病、心肌炎、风湿性心脏病、心肌病等;亦可见于洋地黄等药物中毒;偶可见于颈动脉窦过敏或迷走神经张力陡然增高。三度房室传导阻滞易发生急性心源性脑缺氧综合征,出现肌肉抽搐、意识丧失,甚至突然病死。三度房室传导阻滞的处理主要是针对病因治疗,对症处置最好安装临时或永久性的起搏器。

(4)高度房室传导阻滞:房室传导阻滞除上述分类外,还有一种高度房室传导阻滞,它的阻滞程度介于二度与三度之间,是指房室传导比例超过 2∶1 的不完全性房室传导阻滞。其传导比例可以是 3∶1、4∶1、5∶1 等,室率可规整,可不规整,常与逸搏并存,极易发展成完全性房室传导阻滞。高度房室传导阻滞时,因心室收缩强烈,频率较慢,患者多有头晕、心悸等不适,亦可出现急性心源性脑缺氧综合征。此时的处理措施同完全性房室传导阻滞。

144. 心室扑动

心室扑动简称室扑,是指心室肌快而微弱的收缩,其结果是心脏无排血,心音和脉搏消失,心、脑等器官和周围组织血液灌注停止,可致阿-斯综合征和猝死。室扑则为室颤的前奏,是极严重的心律失常。

(1)心电图可有特征性改变:①较为规则的、连续的、振幅高大的正弦曲线样图形。②频率150～250次/分。③QRS波群与T波相连,二者难以辨认。

(2)发生机制:主要为心室异位起搏点的自律性异常增高,以及心室肌内出现局灶性激动折返所致。

从血流动力学来看,室扑和心室停搏没有明显差别。发生于急性心肌梗死、心肌炎、完全性房室传导阻滞及严重缺氧,或洋地黄、奎尼丁、普鲁卡因酰胺、肾上腺素、锑剂等药物中毒等引起的室扑,称为原发性心室扑动,经及时积极的抢救可能恢复。在各种心脏病合并心力衰竭、呼吸衰竭、低血压等临终前发生者,称为继发性心室扑动,多不易复苏。

145. 心室颤动

心室颤动简称室颤,为心室肌快而微弱的收缩或不协调的快速乱颤。它是导致心源性猝死的严重心律失常,也是临终前循环衰竭的心律改变。室颤常见于冠状动脉粥样性心脏病发生广泛心肌梗死的患者,或严重心绞痛发作时;另可见于触电、溺水、窒息、心脏创伤,以及某些药物(肾上腺素、洋地黄、奎尼丁等)中毒或过敏。

(1)心电图特征是:①通常的P-QRS-T波群消失,代之以振幅及形态均不规整的上下摆动。②频率为150～500次/分。

(2)心室颤动分类:分为原发性与继发性两类。①由意外事故如电击、创伤、药物过量等引发的室颤为原发性室颤。原发性室颤一般颤动波较粗大,频率较快,由于出现颤动时心肌状态尚好,如能早期发现并积极处理,多能恢复正常心律。②在器质性心脏病或其他疾病临终前发生的室颤为继发性室颤,如冠心病心肌梗死、心肌病并发心力衰竭、急性病毒性心肌炎等。继发性室颤由于发作前心肌已有严重缺血,心功能已处于严重衰竭状态,颤动波慢而细小,即使进行积极救治,一般难以逆转恢复窦性心律。

临床上出现室颤意味着即将发生心脏骤停,应立即实施心肺复苏。除颤是复苏成功至关重要的一步。一旦心电监测确定为心室颤动,立即用200焦耳能量进行直流电除颤。如无效,改用300～360焦耳。初始1～2次电除颤失败,提示预后不良,但不应放弃复苏的努力。

146. 心房肥大

心房肥大多表现为心房的扩大,而较少表现心房肌肥厚。心房扩大引起心房肌纤维增长变粗,以及房间传导束牵拉和损伤,导致整个心房肌除极综合

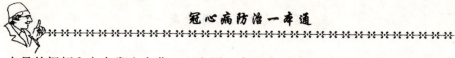

向量的振幅和方向发生变化。心电图上主要表现为P波振幅、除极时间及形态改变。

（1）右心房肥大：正常情况下右心房先除极，左心房后除极。当右心房肥大时，除极时间延长，往往与稍后除极的左心房时间重叠，故总的心房除极时间并未延长。心电图主要表现为心房除极波振幅增高：①P波尖而高耸，其振幅≥0.25毫伏，以Ⅱ、Ⅲ、aVF导联表现最为突出，又称"肺型P波"。②V₁导联P波直立时，振幅≥0.15毫伏，如P波呈双向时，其振幅的算术和≥0.20毫伏。

（2）左心房肥大：由于左心房最后除极，当左心房肥大时心电图主要表现为心房除极时间延长：①以Ⅰ、Ⅱ、aVL导联明显，P波增宽，其时限≥0.12秒，P波常呈双峰型，两峰间距≥0.04秒，又称"二尖瓣型P波"。②V₁导联上P波常呈先正而后出现深宽的负向波。将V₁负向P波的时间乘以负向P波振幅，称为P波终末电势（Ptf）。左心房肥大时，PtfV₁（绝对值）≥0.04毫伏·秒。

（3）双心房肥大：双心房肥大时心电图表现为：①P波增宽≥0.12秒，其振幅≥0.25毫伏。②V₁导联P波高大双向，上下振幅均超过正常范围。

需要指出的是，上述所谓"肺型P波"及"二尖瓣型P波"，并非慢性肺心病及二尖瓣疾病所特有，故不能称为具有特异性的病因学诊断意义的心电图改变。右心房肥大的心电图改变必须结合临床考虑。采用B超、CT等检查手段诊断心房肥大较心电图更为可靠。但心电图在基层医疗单位更为普及，如果患者有先天性心脏病（如房间隔缺损、法洛四联症、肺动脉狭窄）或慢性阻塞性肺气肿、肺心病等，"肺型P波"的出现往往提示右心房肥大和（或）右心房负荷增加，经有效的治疗后，P波电压可能降低，甚至恢复正常。如果患者突然发作胸痛、呼吸困难、心电图出现"肺型P波"，提示肺栓塞、右心室梗死等，需要综合心电图其他改变和临床资料进行判断。左心房肥大常见于高血压病、风湿性心脏病二尖瓣狭窄、冠心病等。

147. 心室肥大

心室肥大包括肥厚及扩大，压力负荷过重者以肥厚为主，容量负荷过重者以扩大为主，负荷时间长久后，往往肥厚与扩大兼而有之。心房或心室肥大是器质性心脏病的常见后果，中老年人多见与高血压、冠心病等，青年人多见于风湿性心脏病、心肌病等。轻度的心室肥大无不适症状，重度的心室肥大则影响心脏功能，出现胸痛、气喘、心悸等心力衰竭的症状与体征。临床上心室肥大常用X线、B超、心电图检查诊断。

(1)X线:左室增大的X线标准:①后前位。左室段延长向左膨凸,心尖部下移,相反搏动点上移,心胸比率大于0.52。②左前斜位。心后缘下段向后下膨凸、延长,明显者超过胸椎前缘。③左侧位。心后缘超过下腔静脉1.5厘米。

(2)B超:冠心病主要表现为左心室肥大。当B超数值超过下述标准1项或2项时,提示左室肥大:①前后径(左心室长轴测定)。舒张期>56.98±3.88毫米;收缩期>34.31±3.48毫米。②横径(心尖位四腔图测定)。舒张期男>47.7±3.6毫米,女>41.0±6.3毫米;收缩期男>36.5±3.7毫米,女>32.4±5.0毫米。③长径(心尖位二腔图测定)。舒张期>81.2±7.48毫米;收缩期>56.21±9.28毫米。

(3)心电图:当达到一定程度时可表现在心电图上。

①左心室肥大

●QRS波群振幅增大,RV_5或RV_6>25毫米,RV_5+SV_1>40毫米(女性>35毫米),RⅠ电压>15毫米,RaVL>12毫米或RaVL>20毫米。

●QRS时限>0.10秒,V_5或V_6的室壁激动时间超过0.05秒(女性超过0.045秒)。

●ST-T改变,V_5、V_6、aVL、aVR导联ST段下移,T波低平或倒置,V_1导联ST段上移,T波多高耸直立。

●电轴左偏,大多在-10°以上。

②右心室肥大

●QRS波群振幅的变化,RV_1>10毫米,RV_1+SV_5>12毫米,RaVR>5毫米,V_1的R/S>1,V_5的R/S<1,V_1~V_4可呈rS形。

●QRS时限多在正常范围内,V_1导联的室壁激动时间超过0.03秒。

●ST-T的改变,V_1、V_2、V_3导联ST段下移,T波倒置,V_5导联ST段上移,T波直立。

●QRS电轴右偏,多超过-110°。

③双心室肥大

●心电图上同时表现双侧心室肥大的特征。

●有左心室肥大的明确表现,同时伴有显著的电轴右偏,或V_1导联R/S>1,或V_5导联R/S<1。

●有明确的右心室肥大的表现,同时伴有电轴左偏,或RV_5的振幅异常增高,或Ⅰ、Ⅱ、Ⅲ、V_4~V_6导联有深的Q波。

●心电图表现正常或接近正常,但临床或X线检查有双侧心室肥大。

上述心电图的表现与心脏的位置及其除极向量的顺序有关。正常左心室的位置位于心脏的左后方,且左心室壁明显厚于右心室,故正常时心室除极综合向量表现左心室占优势的特征。左心室肥大时,可使左心室优势的情况显得更为突出。右心室壁厚度仅有左心室壁的1/3,只有当右心室壁的厚度达到相当程度时,才会使综合向量由左心室优势转向为右心室优势,并导致位于右室面导联(V₁、aVR)的R波增高,而位于左室面导联(I、aVL、V₅)的S波变深。双侧心室肥大的心电图表现并不是简单地把左、右心室异常表现相加,由于双侧心室电压同时增高,增加的除极向量方向相反且互相抵消,所以可表现出一侧心室肥大,而另一侧心室肥大的图形被掩盖;亦可表现为大致正常心电图。

148. 心源性晕厥

心源性晕厥即阿-斯综合征(Adams-Stokessyndrome),是指由于心排血量急剧减少,致急性脑缺血所引起的晕厥及(或)抽搐。最初描述的阿-斯综合征是指心动过缓患者发生的晕厥和抽搐,广义上说,阿-斯综合征是指任何原因的心排血量突然锐减而引起的急性脑缺血综合征。其病因有以下几类:

(1)快速型心律失常:多见于器质性心脏病者,少数也见于正常人。①室性快速型心律失常。如室性心动过速、室扑、室颤及频发多源室性期前收缩。②室上性快速型心律失常。如心房扑动和心房颤动、预激综合征及阵发性室上性心动过速,当心室率超过200次/分且伴有器质性心脏病时则可有晕厥发生。

(2)缓慢型心律失常:见于各种器质性心脏病者,如急性心肌炎、急性心肌梗死、各型心肌病、先天性心脏病、病态窦房结综合征、高度或完全性房室传导阻滞等。

(3)急性心脏排血受阻:①心脏肌肉病变,主要见于原发性肥厚梗阻型心脏病。②心脏瓣膜病变,主要为瓣膜狭窄所致,如风湿性心脏瓣膜病变、先天性或退行性瓣膜病变、心脏肿瘤、心腔内附壁血栓、冠心病心肌梗死、急性肺栓塞。

(4)其他:心导管检查、胸膜腔穿刺、内镜检查均能反射性引起阿-斯综合征。

阿-斯综合征最突出的表现为突然晕厥,轻者只有眩晕、意识丧失,重者意识完全丧失。常伴有抽搐及大小便失禁、面色苍白,进而青紫,可有鼾声及喘息性呼吸,有时可猝死。根据患者病史,通过发作时心脏听诊、心电图检查可以明确诊断。对于心率慢者,应促使心率加快,常应用阿托品、异丙肾上腺素。如果是由于完全性或高度房室传导阻滞、双束支阻滞、病态窦房结引起,则应安装人工起搏器；心率快者可电击复律；室上性或 QRS 波宽大分不清为室性或室上性者，应选用胺碘酮或普罗帕酮；室速者，除扭转性室速外，可首选利多卡因。

149. 冠心病的体征

冠心病一般早期无明确的阳性体征，较重者可有心界向左下扩大，第一心音减弱，有心律失常时可闻及早搏、心房纤颤等，合并心衰时两下肺可闻及湿啰音，心尖部可闻及奔马律等。

急性心肌梗死时，心脏可有轻至中度增大；心率增快或减慢；心尖区第一心音减弱，可出现第三或第四心音奔马律。前壁心肌梗死的早期，可能在心尖处和胸骨左缘之间触及迟缓的收缩期膨出，是由心室壁反常运动所致，常在几天至几周内消失。有 10%～20%患者在发病后 2～3 天出现心包摩擦音，多在 1～2 天内消失，少数持续 1 周以上。发生二尖瓣乳头肌功能失调者，心尖区可出现粗糙的收缩期杂音。发生心室间隔穿孔者，胸骨左下缘出现响亮的收缩期杂音，常伴震颤。右室梗死较重者可出现颈静脉怒张，深吸气时更为明显。除发病极早期可出现一过性血压增高外，几乎所有患者在病程中都会有血压降低。起病前有高血压者，血压可降至正常；起病前无高血压者，血压可降至正常以下，且可能不再恢复到起病之前的水平。

150. 冠心病的器械诊断

诊断冠心病可根据其临床症状、体征、实验室检查资料及各种器械检查结果综合判断。其中最有肯定价值的是各种器械检查，因它是发现心肌有缺血的客观诊断依据，同时可明确患者有冠状动脉粥样硬化性阻塞性病变。

（1）心电图检查：是冠心病诊断中最早、最常用和最基本的诊断方法。与其他诊断方法相比，心电图使用方便，易于普及，当患者病情变化时便可及时捕捉其变化，并能连续动态观察和进行各种负荷试验，以提高其诊断敏感性。

（2）动态心电图：又称 Holter 监测，动态心电图是一种可以长时间连续记录，并编集分析心脏在活动和安静状态下心电图变化的方法。常规心电图只能记录静息状态下短暂仅数十次心动周期的波形，而动态心电图于 24 小时内可连续记录多达 10 万次左右的心电信号，可提高对非持续性异位心律，尤其是对一过性心律失常及短暂的心肌缺血发作的检出率。因此，扩大了心电图临床运用的范围，并且其不同波形出现的时间可与患者的活动与症状相对应。

（3）心脏负荷试验：常用活动平板运动、踏车运动等动力性负荷试验，或心房调搏、过度换气试验等非动力性负荷试验。对不能进行运动试验的患者还可用药物负荷试验，包括双嘧达莫（潘生丁）试验、腺苷试验、多巴酚丁胺试验和异丙肾上腺素静脉滴注。麦角新碱诱发试验用于诊断冠状动脉痉挛。

(4)放射性核素心脏显像:为无创性检查,主要包括心肌灌注显像、心肌代谢显像、核素心室显像等。心肌灌注显像常用^{201}铊(^{201}TI)或^{99m}锝-甲氧基异丁基异腈(^{99m}Tc-MIBI)静脉注射,使正常心肌显影而缺血或坏死区不显影的"冷点"显像法;或用99^mTc焦磷酸盐静脉注射使新近坏死的心肌显影而正常心肌不显影的"热点"显像法。也可用^{201}TI或^{99m}Tc-MIBI作为指示剂结合运动或药物负荷试验,查出静息时心肌无明显缺血的患者。用^{113m}铟、^{99m}锝标记红细胞或白蛋白行血池显影有助于了解室壁运动、心室的射血分数等,可起到与左心室造影相类似的诊断作用。目前常用的显像法有单光子发射计算机断层显像(SPECT)和正电子发射断层显像(PET),后者的心肌灌注代谢显像是目前评估心肌存活性最可靠的方法。

(5)超声心动图:可通过观察室壁运动有无异常、心腔形态的改变、心室的射血分数等来判断心肌缺血,也可与运动、双嘧达莫、腺苷、多巴酚丁胺等负荷试验结合应用。近年发展的心肌对比超声心动图可了解心肌的血流灌注情况和冠脉血流储备。血管内超声成像是将微型超声探头通过心导管送入冠状动脉,从血管腔内显示血管的横断面,不但显示管腔的狭窄情况,还能了解冠状动脉壁的病变情况。血管内多普勒血流速度测定则是采用多普勒原理,通过导管或导丝将换能器直接置入冠脉内测定血流速度的技术,能测定冠状动脉血流储备,评价微循环灌注等冠脉生理功能情况。

(6)多排螺旋X线断层显像:近年发展迅速的多排螺旋X线断层显像(CTA),能建立冠状动脉三维成像以显示其主要分支病变,在冠状动脉的无创性显像领域显示出很好的发展前景。

(7)冠状动脉造影:是显示冠状动脉粥样硬化性病变最有价值的有创性检测手段。选择性冠状动脉造影可分别显影出左、右冠状动脉至直径小到100微米的分支,从而观察到冠状动脉的阻塞性病变。如与电子计算机数字减影血管造影法结合进行,还能显影更小的分支。冠状动脉造影前一般先行选择性左心室造影,观察左心室形态和功能。

(8)磁共振成像:可同时获得心脏解剖、心肌灌注与代谢、心室功能及冠状动脉成像的信息。

(9)心血池显像:可用于观察心室壁收缩和舒张的动态影像,对于确定室壁运动及心功能有重要参考价值。

(10)血管镜检查:近年来,还有用冠状动脉血管镜检查,直接观察冠状动脉管腔的状况,其方法在显示血栓性病变方面有独特的应用价值。

151. 静息心电图

静息心电图是受检者在无任何负荷(如运动、药物等)条件下所做的心电图,即常规的心电图检查。静息心电图是诊断冠心病的重要方法,主要看其ST-T 变化,ST 段改变往往比 T 波改变更具特异性,但静息心电图正常并不能除外冠心病。

(1)慢性冠状动脉供血不足:①缺血型 ST 段下降,一是水平型的下降延伸;二是下垂型下降,其与 R 波形成的夹角大于 90°者。②早期的变化是左胸导联 T 波降低,右胸导联 T 波升高,出现 $TV_1 > TV_5$ 或 TV_6;进而表现为大多数的导联 T 波低平,甚至倒置;双支对称的深度倒置所谓"冠状 T"更有意义。③出现束支传导阻滞及不同程度的房室传导阻滞,其中以一度房室传导阻滞较多见。④出现各种早搏及心房颤动等异位心律。⑤出现左心室肥大或QRS 电轴左偏的改变。

(2)急性冠状动脉供血不足:①一过性的缺血型 ST 段偏移,严重的心绞痛偶可见一过性的 ST 段抬高。②一过性的 T 波高大、低平或倒置,多数表现在左胸导联。③出现一过性的早搏、阵发性的心动过速、心房颤动、束支传导阻滞、房室传导阻滞等心律失常。

正常心电图也不能排除冠心病,有缺血症状但心电图正常的患者,约有4%存在不稳定型心绞痛,1%～6%存在心肌坏死(非 ST 段抬高心肌梗死)。稳定型心绞痛患者静息心电图一半是正常的。但心电图上持续 ST 段抬高是ST 段抬高心肌梗死与不稳定型心绞痛、非 ST 段抬高心肌梗死的主要区别,ST 段抬高是由于血栓致冠状动脉完全或近乎完全闭塞而引起。ST 段压低可单独出现也可与心电图上其他有 ST 段抬高的导联共同存在,后一种情况下 ST 段压低也许是其他心室部位的真正缺血所致,或许是由于"镜像"所致。右心导联出现的 ST 段压低可以发生在较晚的心肌梗死。无 ST 段抬高的 ST段压低,通常与心内膜下心肌缺血有关,此时鉴别不稳定型心绞痛和非 ST 段抬高心肌梗死只能依靠心肌坏死的血清学标记物,对于这些患者禁忌溶栓治疗。在不稳定型心绞痛或非 ST 段抬高心肌梗死中,ST 段压低患者比单独的T 波改变(或正常心电图)的患者预后差。在冠心病患者中,出现静息心电图ST-T 异常可能与基础心脏病的严重程度有关,包括病变血管的支数和左心室功能障碍。心电图上 ST 段压低比升高更难确定冠状动脉是否有病变。

应用静息心电图诊断心肌缺血有许多易犯的错误,ST-T 改变在普通人群常见,并且检出率随年龄而增加;在高血压、糖尿病、吸烟者和女性中 ST-T改变的检出率也增加。除了心肌缺血以外,其他造成 ST-T 异常的因素有左心室肥大和扩张、电解质异常、神经因素和抗心律失常药物。T波倒置不是明确的局部缺血的标志,然而对于显著对称的T波倒置强烈提示急性缺血。此种倒置T波常位于心前导联,与左前降支近端严重狭窄有关。极度冠状T波倒置(尼亚加拉T波)可见于中枢神经系统疾病。

152. 负荷心电图

负荷心电图是对怀疑有冠心病的患者给心脏增加负荷如运动或药物,从而激发心肌缺血的心电图检查。

(1)负荷心电图检查的指征:①临床上怀疑冠心病。②对有冠心病危险因素的患者筛选冠状动脉搭桥及心脏介入治疗前后的评价。③陈旧性心肌梗死患者对非梗死部位心肌缺血的监测。

(2)禁忌证:急性心肌梗死;高危的不稳定型心绞痛,急性心肌炎、心包炎,严重高血压[收缩压>200毫米汞柱和(或)舒张压>110毫米汞柱],心功能不全,严重主动脉瓣狭窄,肥厚型梗阻性心肌病,静息状态下有严重心律失常,主动脉夹层。

(3)负荷试验终止的指标:①ST-T降低或抬高≥0.2毫伏。②心绞痛发作。③收缩压超过220毫米汞柱。④血压较负荷前下降。⑤室性心律失常。

(4)运动负荷试验方法:负荷心电图检查包括二阶梯运动试验、踏车试验和运动平板试验3种方法。尤其是分级踏板或蹬车,其运动强度可逐步分期升级,操作简便,应用广泛。最常用的阳性标准为运动中或运动后ST段水平型或下斜型压低≥0.1毫伏(J点60~80毫秒)并持续2分钟。其中运动平板试验是临床上常用的、较为准确的方法,对冠心病诊断的敏感性为56%~86%,特异性为72%~96%。

(5)运动平板试验的假阳性:下列因素易导致运动平板试验出现假阳性。①药物因素,特别是洋地黄、奎尼丁和其他抗心律失常药,噻嗪类利尿药及甲基多巴等。②电解质紊乱,如低血钾等。③饱餐及使用葡萄糖后。④过度通气或换气。⑤胸部畸形,如漏斗胸。⑥贫血。⑦体位改变,卧位时较立位时ST段压低明显,且累及导联较多。⑧女性患者。

在判定结果时,应根据临床资料综合分析,除外假阳性。

153. 动态心电图

动态心电图是指一种可以长时间连续记录并编集分析心脏在活动和安静状态下心电图变化的方法。此技术于1947年由Holter首先运用于监测心电活动的研究,所以又称Holter监测。常规心电图只能记录静息状态短暂仅数十次心动周期的波形,而动态心电图24小时内可连续记录多达十万次左右的心电信号,可从中发现心电图 ST-T 改变和各种心律失常。

动态心电图对冠心病的适用范围如下:

(1)可观察心绞痛与体力活动的相关性,并对无症状心肌缺血,尤其是对短暂的心肌缺血患者做出诊断。

(2)连续监测一过性心律失常,可提高对非持续性异位心律的检出率,并可观察其频率、类型与活动、情绪等因素的关系。

(3)对原因不明的心悸、头晕等患者,连续的心电图记录,可判断是否与冠心病有关。

(4)对冠心病的治疗药物可进行治疗前后的对比观察,用以客观评价药物的疗效。

(5)指导冠心病患者的活动强度和日常生活。

154. 非动力性负荷试验

非动力性负荷试验是指以非运动方式或非动态运动方式增加心脏负荷,通过观察心电图变化来判断冠状动脉循环功能的一种试验。非动力性负荷试验的优点是方法简单,操作安全,心电图基线稳定,结果可靠,特别是对年老体弱或其他原因不能做运动负荷试验的患者,可用非运动试验来代替运动负荷试验。临床上常用的非动力性负荷试验有以下几种:

(1)葡萄糖负荷试验:受检者前天晚餐后到次日晨禁食,在清晨空腹做 12 导联心电图作为对照,然后口服葡萄糖 100 克,服药后 30、60、120 分钟各做心电图 1 次。本试验阳性率低,且以 T 波改变者占大多数,敏感性及特异性均较差。

(2)饱餐试验:饱餐后可引起腹腔内脏充血及反射性冠脉收缩而使冠状血流量相应减少,导致心肌缺血而使原有冠脉病变者出现异常心电图改变或心绞痛。本试验安全简便,适用于年老体弱者;但阳性率低,且有相当比例假阳性。

(3)过度换气试验:导致血液氢离子浓度降低,促使钙离子内流,引起触发性冠状动脉痉挛,进而发生短暂性心肌缺血。

(4)冷加压试验:冰水刺激能增加心肌耗氧量和使收缩压升高,因而诱发冠状动脉痉挛,发生心绞痛或心电图缺血性改变。同时,皮肤冷觉和痛觉感受器受寒冷的刺激,由传入神经通过躯干神经传至下丘脑,反射性地引起冠状动脉痉挛,使心电图发生缺血性改变。

(5)食管心房调搏负荷试验:经食管电极给予电刺激起搏心房,通过心脏超速起搏,增加心脏负荷与心肌耗氧量来诱发心绞痛发作,或出现缺血性 ST-T 改变,辅助诊断缺血性心脏病。

155. 药物负荷试验

药物负荷试验是指用服药方式增加心脏负荷,通过观察心电图变化来判断冠状动脉循环功能的一种试验,并协助诊断冠心病。

(1)双嘧达莫(潘生丁)试验:它是一种较强的冠状动脉扩张药,大剂量静脉注射后,因缺血区阻力血管已处于代偿性扩张状态,它仅能对正常冠状动脉起明显扩张作用,而对狭窄动脉很少有扩张作用,结果是血液从缺血区域心肌向正常心肌转移,导致"窃血现象"。

(2)肾上腺素试验:用拟交感胺药物,可产生交感神经兴奋的各种表现,使心率加快,心肌收缩增强,导致心肌耗氧量增大。它对心血管系统有多因素联合作用,与运动负荷相比,能在心率与收缩压乘积较低下诱发心肌缺血。

(3)异丙肾上腺素试验:它对心脏有较强的兴奋作用,能使心率增快,心肌收缩性增强,心肌耗氧量增加,从而加重心脏负荷而导致心肌缺血,原理类似运动试验。

(4)三磷腺苷(ATP)试验:大剂量ATP于短时间内静脉注射,可在体内迅速分解成腺苷。腺苷对冠状动脉有扩张作用,但非缺血区血管扩张良好,病变血管区扩张受限,引起与双嘧达莫相类似的窃血现象。

(5)普萘洛尔(心得安)试验:某些自主神经功能失调的患者,特别是青年女性窦性心动过速者,交感神经张力增高,在有心脏症状的同时,静态或运动心电图可有与冠心病相似的ST-T改变。普萘洛尔为非心脏选择性β受体阻滞药,可以纠正由交感功能亢进而引起的ST-T改变,而冠心病患者应用普萘洛尔后并不能使ST-T发生改变,借此鉴别器质性与功能性ST-T改变。

(6)多巴酚丁胺试验:它对正常和有病变的冠状动脉供血区心肌的血流灌注有不同效应,能显著增加正常冠状动脉供血区的心肌血流量,而使病变冠状动脉供血区心肌的血流量不变,其结果使整个心脏的心肌灌注血流量分布不均;且增加心肌耗氧量,从而诱发心肌缺血。

(7)麦角新碱激发试验:它能诱发冠状动脉血管平滑肌收缩导致痉挛。如果患者的冠状动脉易被麦角新碱诱发痉挛,可考虑变异型心绞痛的诊断。因此本试验适用于变异性心绞痛的诊断。

156. 超声心动图

超声心动图是现代医学发展起来的诊断心血管疾病的新技术。它利用雷达扫描技术和声波反射的性能,在荧光屏上显示超声波通过心脏各层结构时发生的反射,借以观察心脏和大血管的搏动情况,房室收缩与舒张,以及瓣膜关闭开放的活动规律,为临床诊断提供了具有重要价值的参考资料。由于超声心动图检查简便快速,无痛苦无损伤,可重复对比,故受到医务工作者和患者的欢迎与重视。

目前,临床上常用的是切面超声心动图检查,简称 B 超。它可以观察心室腔的大小、心室壁的厚度及心肌收缩状态。另外,还可以观察到陈旧性心肌梗死时梗死区域的运动消失及室壁瘤形成。稳定型心绞痛患者的静息超声心动图大部分无异常表现,与负荷心电图一样,负荷超声心动图可以帮助识别心肌缺血的范围和程度。负荷超声心动图按负荷的性质可分为药物负荷试验(常用多巴酚丁胺)、运动负荷试验、心房调搏负荷试验,以及冷加压负荷试验。根据各室壁的运动情况,可将室壁运动异常分为运动减弱、运动消失、矛盾运动及室壁瘤。血管内超声可以明确冠状动脉内的管壁形态及狭窄程度,是一项很有发展前景的新技术。

157. CT 冠状动脉成像

CT 冠状动脉成像是指通过静脉注入造影剂,应用螺旋 CT 扫描,将冠状动脉成像,简称 CTA,它是确诊冠心病的一种无创检查方法。320 排螺旋 CT 还是目前世界上诊断心脑血管疾病最先进的仪器,其独具的无创、高效、精确、立体的医学影像技术,在检查冠状动脉有无狭窄、搭桥、支架的形态学,以及心功能分析上有极大的优越性。

CT 冠状动脉成像是从手臂的静脉里输入对比剂,就像平时输液一样,不用插管,所用时间也短,因此几乎没有创伤性,非常安全。经对比研究,CT 冠状动脉成像的图像质量,99％与血管造影相同(图 10 图 11),只有极少数病例

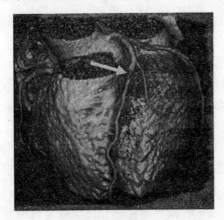

图 10　冠状动脉成像的重建图像

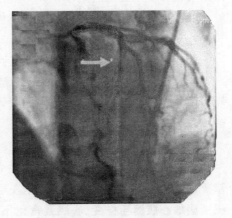

图 11　冠脉 DSA 造影,显示冠脉狭窄清晰

对狭窄有些夸大作用,即狭窄较轻,而显示的略重。如果显示的冠状动脉正常,则能肯定正常,没有假阴性。另外,CT冠状动脉成像还可以显示冠状动脉壁粥样硬化是否有钙化,有钙化即所谓硬斑块,比较稳定,常不需要处理;而没有钙化的为软斑块,因其容易脱落而引起远侧血管闭塞,故需要处理,这是冠状动脉造影所不能显示的。此外,有一种先天变异称为心肌桥,是冠状动脉有一部分在心肌中穿行,这种变异也可以引起心绞痛,只有CT冠状动脉成像可以明确其诊断。CT冠状动脉成像检查费用低,为数字减影血管成像(DSA)冠状动脉造影的1/3。所以,CT冠状动脉成像非常适合做冠心病的筛查或复查,甚至体检,因为部分冠状动脉狭窄的患者临床无症状,可通过冠状动脉成像确诊。

158. 磁共振成像

心脏磁共振成像(CMR)是指利用氢原子核在磁场内共振产生的信号进行影像重建的一种技术,可同时对心脏内外的血管结构进行显像,尤其适用于解剖结构复杂的心脏外血管。

(1)心脏磁共振成像方法:心脏磁共振成像可通过多种技术评价冠脉疾病。

①黑血成像技术。是利用脉冲序列探测心肌中缓慢移动的氢原子的一种技术。由于血液流动迅速,使氢原子核产生的磁共振信号远离接收范围(几乎不产生磁共振信号),故血流呈黑色低回声信号;周围组织为高回声信号,从而形成对比并显示心脏解剖结构。

②亮血成像技术。可对心腔和血管内的快速血流进行特殊显像,并准确检测左室体积和功能。

③相位对比技术。通过血流速度判定心腔内血流动力学变化。

④标记技术:可获取心脏收缩的精确数据,并对其张力与应变率进行计算。由于钆对比剂仅分布于组织间隙,故钆延迟增强(LGE)可精确显示心肌纤维化和瘢痕组织。

(2)心脏磁共振成像的临床应用

①充血性心力衰竭。用于充血性心力衰竭的评估,心脏磁共振成像具有重要价值。心脏磁共振成像可评估左心室及右心室体积、几何形态和功能,并识别诸如心肌淀粉样变、心肌致密化不全等形态学异常。对比成像通过测定血流速度评估心脏收缩功能。

②冠脉疾病。心脏磁共振成像可测量左心室体积和功能,识别无症状心肌梗死。该技术还可观测静息和负荷状态下的心肌灌注成像,并通过多巴酚

丁胺负荷试验检测隐匿型冠心病。

③心律失常。利用钆标记技术检测心肌瘢痕组织，提供室性心律失常的诊断信息。

④血管疾病。磁共振血管造影，对于包括主动脉在内血管疾病的评估有重要价值，并能及时发现动脉夹层、动脉瘤及颈动脉和肾动脉疾病。通过该技术医生可了解相关血管的解剖学特征和功能状况。心脏磁共振成像还可用于急性心肌炎和肺动脉栓塞的诊断，缩窄性心包炎等心包疾病的评估，心脏内良性与恶性肿物的鉴别诊断。

⑤瓣膜性心脏病。在评估瓣膜性心脏病患者的左、右心室功能方面，心脏磁共振成像有重要价值。该技术可精确显示瓣膜解剖形态，识别二叶型主动脉瓣及疣状赘生物等病变，也可测定瓣膜性心脏病导致的心脏内血流动力学变化。

⑥先天性心脏病。用于单纯型和复杂型先天性心脏病的诊断与鉴别诊断。

心脏磁共振成像技术的独特优势是可避免电离辐射、放射性同位素及碘造影剂等对人体的不良影响，并可多角度评估心血管疾病。在进行该技术检查前，临床医生应详细了解患者是否存在体内置入物及其性质，从而判断该置入物是否影响该检查的安全性。大部分冠脉和周围血管支架为非磁性或弱磁性，故患者可安全接受检查；接受起搏器和转复除颤器（ICD）置入术的患者须在专业性强且经验丰富的医院进行检查。

159. 超高速CT

超高速CT是指管球围绕患者旋转时单圈速度小于0.5秒，它也采用螺旋扫描方式，但与单排CT不同，这种CT可进行大范围的快速扫描而不会牺牲图像质量和分辨率。它沿人体长轴方向的分辨率远远高于其他类型的CT，可轻松得到清晰的图像而没有失真，为临床提供更加丰富的影像诊断信息。由于这种CT扫描时间短，可在一次增强扫描过程中对病变部位进行多次扫描，从而获得病变部位的多种时相的影像学表现，对病变部位定性提供了可靠的诊断信息。

超高速CT是一种螺旋多排CT。螺旋是CT的一种工作方式，具有检查范围大、检查时间长、不会遗漏病灶等特点，是目前绝大部分CT所采用的一种工作方式。根据CT所采用的探测器排数的不同，一般可简单地把CT分成单排CT和多排CT。在多排CT中又有2、4、6、8、10、16、64、320排等多种形式。64排螺旋CT是在2004年正式投入临床使用的最高级别CT，它具有

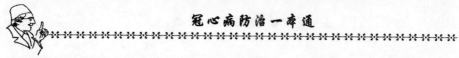

扫描速度快,图像分辨率高,放射剂量低等特点。在管球围绕患者旋转一圈的时间内可同时产生64层图像(单排CT只能产生一层)。它可在20秒内完成全身(160厘米)扫描,冠状动脉单次扫描可在15秒内完成,减少了患者屏气的时间。其采集的断层信息还可在计算机屏幕上重建出三维图像,更能清晰显示病变和相邻部位的关系,为手术患者提供了更直观的解剖信息。它可应用于冠状动脉成像及心功能分析。

此前采用的导管法冠状动脉造影,被认为是评价冠状动脉狭窄的金标准。但它是有创检查,并且费用昂贵,人们一直试图寻找替代的方法。之后采用的电子束CT就是专门为替代导管法冠脉造影而设计的,但由于其分辨率低,也不能很好地满足临床的需求。近年来,由于多排探测器CT的出现,尤其是64排CT的问世,对心脏扫描已经十分接近电子束CT的水平,配合一些其他检查,可以在CT上以三维的形式对冠状动脉的狭窄情况及钙化程度进行评价。用多层CT做出的冠状动脉钙化积分与用电子束CT做出的结果相近,而前者的设备价格却远远低于后者,这意味着患者可以付出更少的费用而得到更先进的检查,故多层CT已成为一种潜在的替代冠状动脉造影的无创检查技术。

160. 数字减影血管造影

数字减影血管造影(DigtalSubtractionAngiography,DSA)又称数字血管成像(DigtalVascularImage,DVI),属电子计算机数字图像处理范畴。它是二十世纪70年代继CT后开发的高科技之一。DSA是用电子计算机将含碘浓度低的血管影像提高,增强到肉眼可见水平,并消除造影血管以外的组织影像,以供临床诊治心血管疾病或其他原因所致的疾病。

从广义而言,CT、磁共振(MRI)、B型超声扫描及血管造影均属数字图像处理范畴,均系利用计算机的数/模转换作为主要手段成像的,其不同点为成像初始阶段激发能源及能量不同。数字血管造影DSA不仅可以观察心脏各房室的形态、心壁厚度,而且可以测量其运动度、容积和排血量等。对心肌梗死、冠状动脉的血管造影检查,可以清楚地显示冠状动脉狭窄部位和程度。数字DSA影显示大血管及其分支效果较好。对主动脉硬化症,可发现动脉壁的钙斑,动脉本身的扩张、伸长和迂曲,管腔的粗细不均和腔内偏心性斑块。可显示主动脉瘤的部位、大小、形状和瘤内有无血栓。对主动脉夹层(夹层动脉瘤)可发现假腔及游离内膜。主动脉缩窄可显出部位、程度、范围等。先天性心脏病中房室间隔缺损、肺动脉狭窄及法洛四联症等,数字DSA检查均可发现其畸形的存在。动脉导管未闭可显示出部位、形状和长度等。心脏肿瘤、左心房黏液瘤、左心室的横纹肌瘤及心内血栓,数字 DSA 均可确定其位置和大小。

(1)DSA 的优点

①对比度分辨率高,血液中造影剂浓度达 5%即可显影,而常规胶片则需 30%～40%的浓度才能显影。

②减去了血管以外的背景,尤其使与骨骼重叠的血管影清楚显示。

③静脉注药能使动脉显影,避免动脉插管,损伤小,比较安全,门诊患者也可检查。

④节省胶片使造影价格低于常规造影,尤其是心脏造影。

⑤具有多种图像后处理功能。

(2)数字减影血管造影(DSA)的缺点:由于患者的不自主动作,如吞咽、呼吸、心跳、血管搏动、肠蠕动等,均可导致血管伪影,影响减影效果。

161. 冠状动脉造影

冠状动脉造影是一种有创检查方法,是确诊冠心病的金标准,它通过特制的动脉插管插入冠状动脉,并选择性地注入造影剂,观察冠状动脉的病变情况,是目前诊断冠心病的主要检查方法。具体的操作方法是在 X 线的导引下,通过下肢的股动脉或上臂的肱动脉送入一根心导管,其顶端分别送到左、右冠状动脉口,再注入造影剂。冠状动脉造影检查可清晰分辨冠状动脉及其分支有否狭窄、部位、程度及其侧支循环情况,可明确心室的功能状态。本检查的并发症可能引起心绞痛、心肌梗死、出血、栓塞,偶有心室颤动或心脏停搏。

(1)冠状动脉造影的适应证

①掌握冠心病患者手术治疗前的病变情况。

②搭桥手术后患者仍有症状,了解移植血管是否通畅。

③疑有冠心病需要明确或排除诊断者。

④瓣膜置换术前,需了解冠状动脉情况者。

⑤临床疑有冠状动脉畸形或其他冠状动脉疾患者。

(2)禁忌证:急性心肌梗死病情尚未稳定或严重的心力衰竭患者。

162. 放射性核素心脏显像

放射性核素心脏显像又称心脏同位素检查,在冠心病诊断方面是较为常用且有较大价值的无创性的方法。原理主要是依据不同心肌组织对于放射性同位素结合力的不同进行显像。检查时先将特定的同位素制剂注入外周静脉进入体内,在体内同位素能自动与特异性的脏器细胞相结合,然后再经 γ 照相技术和图像分析,就可以显示心肌和心脏的图像。目前临床上常用的同位素有^{201}铊(^{201}TI)和^{99m}锝-甲氧基异丁基异腈(^{99m}Tc-MIBI)。心脏同位素检查常用的有3种方法:

(1)同位素心肌扫描:以诊查心肌缺血、心肌梗死和心肌血流灌注的储备功能等。

(2)心脏功能检查:主要检查心室射血分数、舒张期与收缩期末容量、每搏输出量、心排血量、瓣膜反流及冠状动脉血流量等。

(3)同位素心血管闪烁照相可诊断瓣膜疾病、心肌病、上腔静脉阻塞、大动脉瘤和大血管畸形等。

近年更为先进的核素显像法,还有单光子发射断层显像(SPECT)和正电子发射断层显像(PET),因设备昂贵及检测技术条件要求高,尚未普及推广。

163. 隐性冠心病的诊断依据

隐性冠心病又称无症状性冠心病。患者虽有冠状动脉硬化,但病变较轻或者因心脏有较好的侧支循环,多无明显的临床症状;但在休息时有肯定的心肌缺血的心电图表现,或在运动后心电图出现阳性表现,可以认为是早期冠心病。这类患者可能突然转为心绞痛或心肌梗死,个别患者也可能出现猝死,所以应早期诊断,早期治疗。

隐性冠心病的诊断主要根据静息、动态或负荷试验的心电图检查或放射性核素心肌显像,发现患者有心肌缺血的改变,而无其他原因解释,又伴有动脉粥样硬化的危险因素。进行选择性冠状动脉造影检查或再加做血管内超声显像可确立诊断。鉴别诊断要考虑引起 ST 段和 T 波改变的其他疾病,如各种器质性心脏病,尤其是心肌炎、心肌病、心包病,以及电解质失调,内分泌疾病和药物作用等情况,因上述都可引起心电图 ST 段和 T 波改变,诊断时要注意排除;但根据这些疾病和情况的临床特点,不难做出鉴别。心脏神经官能症患者可因肾上腺素能 β 受体兴奋性增高而在心电图上出现 ST 段和 T 波变化,应予鉴别。

164. 无症状性心肌缺血

无症状性心肌缺血(SMI)又称无症状冠心病,是指患者无明显的心绞痛及心绞痛等同症状,而经检查发现有客观心肌缺血的证据。无症状心肌缺血一般分为3型。

Ⅰ型:较少见,患者无心绞痛症状及病史,但客观检查发现有心肌缺血,目前认为此型患者疼痛系统有缺陷。据报道,完全无临床症状的健康男性中,本型占 2.5%～10%。

Ⅱ型：较多见，指已患心肌梗死的患者存在无症状心肌缺血。有学者报道，心梗后患者运动试验中 SMI 发生率 39％～58％。无症状心肌梗死男性占28％，女性占 35％。Cohn 等发现 43 例初发心肌梗死中 23 例发病前无心绞痛病史。

Ⅲ型：亦较多见，指有心绞痛发作的患者中 50％～80％同时存在无症状心肌缺血，且无症状心肌缺血发作次数为有症状心绞痛发作次数的 2～3 倍。

国外资料表明，无症状心肌缺血与心绞痛发作具有同样预后意义，它可发生严重的心律失常、心肌梗死，甚至猝死。由于无症状未能引起患者和医师的注意，其预后更为不良。

165. 老年冠心病的特点

老年人因生理特征及体质状况，与一般成年人相比，其患冠心病时有以下一些特点。

(1)无症状冠心病发生率高：老年人由于长期慢性心肌缺血可引起广泛心肌纤维化，或并存心肌冬眠，形成缺血性心肌病，这类患者在诊断上存在一定困难，临床上应引起重视。

(2)心绞痛症状常不典型：①疼痛的性质不典型，压榨性疼痛少见，多见胸骨后闷痛、紧缩感，或仅表现为气急、胸闷、乏力、心悸等症状。这可能与老年人痛觉迟钝有关，也可能因被合并疾病症状所掩盖或混淆。②疼痛部位可不典型，如有些人可表现为上腹不适、上腹痛，或食管阻塞感、烧灼感，而被诊断为胃炎、食管炎或胆囊炎。③放射部位的异常疼痛，如左肩左臂痛或发麻、牙痛、下颌痛或颈部紧缩感、头痛等。

(3)急性心肌梗死的症状可不典型：有报道，20％～30％患者症状不典型，一些患者常以发作时呼吸困难、左心衰竭、肺水肿为首发症状；或表现为原因不明的低血压、心律失常；有的患者以突然昏迷、晕厥、抽搐等脑血管病症状为主要表现；有的患者(如下壁心梗)表现为上腹痛、恶心、呕吐，疑为胃肠道疾病。还有部分老年人心肌梗死为无痛性，可能因其冠脉病变多见于小分支而非主支，合并糖尿病者常为小分支病变，其心脏传出神经阻断，或对痛觉敏感性下降。

(4)心肌梗死并发症较多：复发性心肌梗死合并心力衰竭、心律失常、低血压、心源性休克较多，病死率较高。有报道，老年人心肌梗死病死率明显高于一般成年人，急性心肌梗死大于 80 岁者病死率是小于 80 岁的 2 倍，心肌梗死并发心力衰竭者占 20％～70％。这可能与老年冠心病患者冠状动脉造影显示多支、多处血管病变有关。合并症多，高危患者多，使老年冠心病患者的病情更复杂,给治疗提出了更高的要求。

(5)冠心病高危因素多:如高血压、糖尿病、高脂血症和吸烟等,常积聚于患者一身。据一组老年冠心病调查显示,其平均收缩压为170毫米汞柱,平均总胆固醇为2 360±450毫克/升,吸烟者占13%,糖尿病占10%,均高于年轻冠心病组的患者。

(6)合并症多:老年人常合并糖尿病、脑动脉硬化、慢性支气管炎、肺炎、肺气肿、前列腺肿大、胃肠疾病、脑血管意外等,从而忽视或掩盖了冠心病的诊断。

166. 心绞痛的鉴别诊断

(1)肋间神经痛:疼痛常累及1～2个肋间,但并不一定局限在前胸,为刺痛或灼痛,多为持续性而非发作性,咳嗽、用力呼吸和身体转动可使疼痛加剧,沿神经走行处有压痛,手臂上举活动时局部有牵拉疼痛,故与心绞痛不同。

(2)急性肺动脉栓塞:肺动脉大块栓塞常可引起胸痛、咯血、气急和休克,但有右心负荷急剧增加的表现,如肺动脉瓣区第二心音亢进、三尖瓣区出现收缩期杂音、颈静脉充盈、肝大、下肢水肿等。肺部X线、CT和必要时肺动脉造影有助于诊断。

(3)急腹症:急性胰腺炎、消化性溃疡穿孔、急性胆囊炎、胆石症等,患者可有上腹部疼痛及休克,可能与急性心肌梗死患者疼痛波及上腹部者混淆。

(4)主动脉夹层分离:以剧烈胸痛起病,颇似急性心肌梗死。但疼痛一开始即达高峰,常放射到背、肋、腹、腰和下肢,两上肢血压及脉搏可有明显差别,少数有主动脉瓣关闭不全,可有下肢暂时性瘫痪或偏瘫。X线、CT或磁共振、主动脉断层显像,以及超声心动图检测可确立诊断。

(5)心肌炎:指心肌中有局限性或弥漫性的急性、亚急性或慢性的炎性病变。尤其是病毒性心肌炎,轻者可无明显症状,重者可并发严重心律失常,心功能不全,甚至猝死。患者可有发热、疲乏、多汗、心慌、气急、心前区闷痛等前驱症状,检查可见期前收缩、传导阻滞等心律失常,天门冬氨酸氨基转移酶、肌酸磷酸激酶增高,血沉增快等,心电图、X线检查有助于诊断。

(6)心包炎:心包炎可分为急性心包炎、慢性心包炎、缩窄性心包炎,患者可有发热、盗汗、咳嗽、咽痛,或呕吐、腹泻。心包很快渗出大量积液时可发生急性心脏压塞症状,患者胸痛、呼吸困难、发绀、面色苍白,甚至休克。还可有腹水、肝大等症状。尤其是急性非特异性心包炎,可有较剧烈而持久的心前区疼痛,但患者在疼痛的同时或以前已有发热和血白细胞计数增高,疼痛常于深呼吸和咳嗽时加重,坐位前倾时减轻。体检可发现心包摩擦音,心电图除

aVR 外,各导联均有 ST 段弓背向下的抬高,无异常 Q 波。

(7)胸膜炎:又称"肋膜炎",是胸膜的炎症。由多种病因引起,如感染、恶性肿瘤、结缔组织病、肺栓塞等。干性胸膜炎时,胸膜表面有少量纤维渗出,表现为剧烈胸痛,似针刺状,检查可发现胸膜摩擦音等改变。渗出性胸膜炎时,随着胸膜腔内渗出液的增多,胸痛减弱或消失,患者常有咳嗽,可有呼吸困难。胸部检查和 X 线检查可发现心、肺受压的表现。

(8)其他:包括严重的主动脉瓣病变、风湿热或其他原因引起的冠状动脉炎、梅毒性主动脉炎引起冠状动脉口狭窄或闭塞、肥厚型心肌病心肌相对缺血、先天性冠状动脉畸形等引起的心绞痛,要根据其他临床表现来进行鉴别。

心脏神经官能症、X 综合征(SyndromeX)、心肌桥(myocardialbridge)见相应词条。

167. 缺血性心肌病的诊断

缺血性心肌病为冠状动脉粥样硬化病变使心肌的供血长期不足,心肌组织发生营养障碍和萎缩,或反复发生局部坏死和愈合,以致心肌逐渐纤维化,从而产生收缩和(或)舒张功能受损,引起心脏扩大或僵硬、充血性心力衰竭、心律失常等一系列临床表现的综合征。过去称为心肌纤维化或心肌硬化,现称为缺血性心肌病。根据心肌缺血或坏死对心室的不同作用,缺血性心肌病具有各种不同的临床表现。根据患者的不同表现,可以将缺血性心肌病划分为两大类型,即充血型缺血性心肌病和限制型缺血性心肌病。它们的临床表现分别类似于原发性心肌病中的扩张型和限制型心肌病。但是,在本质上缺血性心肌病和原发性心肌病又有不同。缺血性心肌病的发病基础主要是由于冠状动脉粥样硬化性狭窄、闭塞、痉挛,甚至心肌内毛细血管网的病变,引起心肌供氧和需氧之间的不平衡,从而导致心肌细胞变性、坏死、心肌纤维化、心肌瘢痕形成,出现心力衰竭、心律失常和心腔的扩大,表现为充血性心肌病样的临床综合征。另外,有少部分缺血性心肌病患者主要表现为心室肌舒张功能改变,心室壁僵硬度异常。

由于引起心肌缺血的最常见病因为冠心病,所以既往有心绞痛或心肌梗死病史是重要的诊断线索,但部分患者可表现为无痛性心肌缺血或心肌梗死。对于这部分患者应给予高度重视,以免漏诊。可根据临床查体及各种辅助检查对有下列表现者做出诊断:①心脏有明显扩大以左室扩大为主。②超声心动图有心功能不全征象。③冠状动脉造影发现多支冠状动脉狭窄病变。但是,必须除外由冠心病和心肌梗死后引起的乳头肌功能不全,室间隔穿孔,以及由孤立的室壁瘤等原因导致心脏血流动力学紊乱引起的心力衰竭和心脏扩大,它们并不是心肌长期缺氧缺血和心肌纤维化的直接结果。

168. 急性心肌梗死的诊断

急性心肌梗死的诊断,目前临床上仍依据以下指标综合判定。

(1)症状表现:典型的症状表现为剧烈的胸痛或上腹痛,其性质与心绞痛相似,但持续时间可达数小时,甚至1～2天,服硝酸甘油不能缓解。可伴有烦躁不安,多汗和冷汗,或濒死感。非典型表现者无疼痛或仅有呕吐、腹泻等胃肠症状。对老年人突然发生较重而持久的胸闷,或心律失常、休克、心力衰竭,应考虑可能为急性心肌梗死。

(2)临床体征:心率增快,血压降低,心脏可增大。听诊心音减弱,可有第三心音,起病后第2～3天可出现心包摩擦音。常有发热、白细胞增多、血沉增快等。

(3)特征性的心电图改变:急性期ST段抬高型心梗,面向梗死区的导联出现异常Q波和ST段明显抬高,后者弓背向上与T波连接呈单向曲线,R波减低或消失;背向梗死区的导联则显示R波增高和ST段压低。急性非Q波性心肌梗死者,常规导联(aVR、V_1导联除外)显示ST段普遍压低,或ST段轻度抬高,继而显示T波倒置,相应导联的R波电压进行性降低。微型的和多发局灶型心肌梗死,心电图中既不出现Q波也始终无ST段抬高,被称为急性"非ST段抬高型心肌梗死"。

(4)血清酶学改变:包括血清酶浓度的序列变化,开始升高和随后降低。天门冬氨酸氨基转移酶(AST)在起病6～12小时后升高,24～48小时达高峰,3～6日后降至正常。乳酸脱氢酶(LDH)起病8～10小时后升高,2～3天达高峰,1～2周恢复正常。其中LDH的同工酶LDH_1在心梗后数小时出现,可持续10天,阳性率达95%以上。血清肌酸激酶(CPK)在起病6小时内升高,24小时达高峰,3～4日恢复正常。其中肌酸激酶同工酶(CK-MB)在起病后4小时内升高,24～48小时达高峰,持续3～6天降至正常,对诊断急性心肌梗死的敏感性和特异性分别达到100%与99%。

(5)心肌标志物检查:血清中肌钙蛋白T(TnT)和肌钙蛋白I(TnI)具有高度的心肌特异性,被视为心肌坏死的标志物,是诊断心肌梗死的最特异和灵敏的指标,可以反映微型梗死。TnT在起病2～4小时后增高,持续14天以上。TnI在起病4～8小时后升高,持续5～8天。尤其是对症状表现不典型及非ST段抬高型心肌梗死,若明确诊断应为必做项目。

(6)影像学检查:超声探测、冠脉CT、磁共振检查、心导管造影、心肌核素扫描等影像资料,可直接观察并获取冠状动脉阻塞的程度及心肌坏死的病灶部位,是诊断心肌梗死的最可靠证据。但影像学检测并不是诊断心肌梗死的必做项目。

只要符合上述 6 项中的 2～3 项,便可做出急性心肌梗死的诊断。

169. 心肌梗死的定位诊断

心肌梗死多发生在左心室,故其定位诊断一般是指梗死病灶在左心室壁的位置。目前采用心导管造影、放射性核素扫描等检查手段均能做出定位诊断,但最为方便、快捷、经济的仍是心电图检查。根据面对梗死灶及其对应的导联出现特征性的心电图变化,便可诊断心肌梗死的定位。

(1)前间壁梗死:指前面的室中隔部。梗死的波形主要表现在 V_1～V_3 导联上,其中各导联出现深度不等的 QS 波形。若 V_4 呈 QR 型,V_5、V_6 的间隔 q 波消失,并伴有 R 波降低,提示探查电极下有心内膜下心肌梗死。

(2)前侧壁梗死:指左侧锁骨中线与腋中线之间处于第五肋间水平面对左室壁的部位。大多表现为 V_4～V_6 出现坏死型 Q 波,与此相对应的 V_1～V_2 导联 R 波增高、增宽。Ⅰ、aVL 导联中亦常出现坏死型 Q 波。

(3)下壁梗死:因下壁坐落在横膈之上,故又称隔壁梗死。其表现在Ⅱ、Ⅲ、aVF 导联上出现坏死型的 Q 波或 QS 波。需提醒的是,仅Ⅲ导联出现较深的 Q 波,并不足以诊断下壁心肌梗死。

(4)后壁梗死:指左心室的后面朝向左肩胛线两侧范围的心肌梗死。心电图表现在 V_7、V_8 导联出现坏死型 Q 波。而在对应的 V_1、V_2 导联上表现为 R 波增高、变宽。

(5)高侧壁心梗:指腋中线两侧高位肋间或腋下范围面向的左室壁部位发生的梗死。表现在Ⅰ、aVL 导联出现坏死型 Q 波或 QS 波。

(6)心尖部梗死:心尖的 V_4、V_5 导联出现坏死型 QS 波或 Qr 波;此波型也可见于Ⅱ、Ⅲ、aVF 导联。对应的 aVR 导联出现 R 波或 Rs 波。

170. 心肌梗死的实验室检查

心肌梗死后,坏死的心肌细胞会释放出特定的物质进入血液,同时机体对坏死病灶亦产生应激反应而致白细胞等成分发生变化。因此,心肌梗死的实验室检查主要包括以下几方面的内容。

(1)白细胞计数:发病 1 周内白细胞可增至 $(10～20)×10^9$/升,中性粒细胞多在 75%～90%,嗜酸粒细胞减少或消失。

(2)红细胞沉降率:红细胞沉降率增快,可持续 1～3 周,能较准确地反映坏死组织被吸收的过程。

(3)肌钙蛋白:血清肌钙蛋白 T(cTnT)和肌钙蛋白 I(cTnI)测定是诊断心

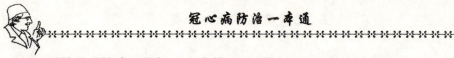

肌梗死最特异和敏感的指标。正常情况下周围血液中血清肌钙蛋白 T 一般小于 0.06 纳克/毫升,肌钙蛋白 I 小于 31 纳克/毫升,发生急性心肌梗死时,两者均在 3 小时后增高,其中 cTnT 持续 10～14 天,cTnI 持续 7～10 天。

(4)心肌酶学:血清肌酸激酶(CK)在起病 6 小时内增高,24 小时内达高峰,3～4 天恢复正常;肌酸激酶同工酶(CK-MB)诊断透壁心肌梗死的敏感性和特异性均极高,分别达到 100% 和 99%;CK-MB 高峰出现时间是否提前有助于判断溶栓治疗是否成功。如无测定 CK 及其同工酶的条件也可测天门冬氨酸氨基转移酶(AST)、乳酸脱氢酶(LDH)及其同工酶,二者均升高。

(5)肌红蛋白:尿肌红蛋白在梗死后 5～40 小时开始排泄,平均持续达 83 小时。血清肌红蛋白的升高出现时间较肌钙蛋白和 CK-MB 的出现时间均略早,高峰消失较快,多数 24 小时即恢复正常。

(6)其他:血清肌凝蛋白轻链或重链、血清游离脂肪酸、C 反应蛋白等在急性心肌梗死后均增高。血清游离脂肪酸显著增高者易发生严重室性心律失常。此外,急性心肌梗死时,由于应激反应,血糖可升高,糖耐量可暂时降低,2～3 周后恢复正常。

171. 心肌酶学检查的价值

心脏是人体最活跃的脏器之一,为完成各种生理活动,心脏内存在大量的细胞酶。急性心肌梗死发生后,因为心肌缺血、坏死或细胞膜通透性增加,使得心肌内的细胞酶释放入血,根据心肌所损情况不同,血清酶升高的幅度也不同,因此可以用血清酶的变化来反映急性心肌梗死的发生及病灶的大小。同时,由于各种酶的生理特性不同,如在细胞内功能不同,分子量大小不同,生物半衰期不同等,造成了各种酶入血的时间、入血的快慢,以及在血清内的持续时间不同,为临床病程和愈后的判断提供了依据。因此,心肌酶检查是急性心肌梗死诊断和鉴别诊断的重要手段之一。临床上根据血清酶浓度的序列变化和特异性同工酶的升高等改变,便可明确诊断为急性心肌梗死。

(1)天门冬氨酸氨基转移酶(AST):也叫谷草转氨酶(GOT),广泛存在于人体各组织,因对心肌梗死的反应敏感性不高,特异性较差,已不主张用于急性心肌梗死诊断。

(2)乳酸脱氢酶(LDH):乳酸脱氢酶及其同工酶广泛存在于人体组织中,单纯升高诊断心肌损伤特异性只有 53%;测定其同工酶及比例,可提高特异性和敏感性。因乳酸脱氢酶出现较迟,目前学者主张不作为急性心梗常规检测项目。

(3)肌酸激酶(CK):CK 及其同工酶存在于需要大量供能的组织,如肌肉、大脑、肾脏等。肌酸激酶由 M 和 B 两个亚型组成,其同工酶有 CK-MM、CK-MB、CK-BB 数种。心肌中 CK-MB 占总 CK 的 15%～25%,比其他组织多得多,所以测 CK-MB 能反映心肌损伤情况。

肌酸激酶及其同工酶是目前世界上应用最广的心肌损伤指标,对诊断急性心肌梗死贡献卓著。其优点是既可较早诊断急性心肌梗死,又可估算梗死范围和再梗死,还可观察溶栓效果,快速、经济;其缺点是特异性较差,对心肌微小损伤不敏感。

172. 新的心肌损伤标志物

肌钙蛋白存在于各种横纹肌肌浆细胞中,心肌中更多。1965 年发现含抑制因子的部分称肌钙蛋白 I(TnI),和原肌球蛋白结合部分称肌钙蛋白 T(TnT)。肌钙蛋白是调节心肌收缩的重要物质,急性心肌梗死时细胞坏死,肌钙蛋白不断释放入血,近年研究成果认为,血清中的肌钙蛋白是新的心肌损伤标志物。

一般情况下,正常人血清测不到肌钙蛋白,当急性心肌梗死发生后 4～8 小时,血清中即可测出,持续 4～14 天或更长。怀疑急性心肌梗死的患者,在入院后 3、6、9 小时各测 1 次,如为阳性即可确定诊断;如为阴性即可排除诊断。血清肌钙蛋白 T 随急性心梗发生的时间敏感性逐步提高,至 6 小时敏感性可达 90% 以上,持续时间可达 5 天以上;并可较好地观察溶栓再通情况,还可了解梗死面积。血清肌钙蛋白 I 在急性心肌梗死后 4～6 小时即可释放入血,持续 3～7 天。其诊断急性心肌梗死敏感性高达 97%,特异性 98%,预测值为 99.8%。特别应该指出的是,肌钙蛋白 I 可敏感地测出小灶性可逆性心肌损伤,如不稳定性心绞痛和非 Q 波性心肌梗死,后两者都属高危情况,及时确诊有助于早期抢救。缺点是损伤发生 6 小时内其敏感性较低。

173. 检查肌红蛋白(Mb)的意义

研究发现,肌红蛋白是最早出现的可测心肌损伤标志物。急性心肌梗死发生后 0.5～2 小时血中即升高,6～9 小时达高峰,24～36 小时恢复正常。其预测心肌梗死值达 100%。如胸痛发作 2～12 小时内测肌红蛋白阴性,即可排除急性心肌梗死。由于其消退快,还是判断再梗死的良好指标。缺点是窗口期太短,特异性略差。

174. 心肌梗死的分期

心肌梗死时,心电图除了具有特征的图形改变外,还具有一系列演变过程,这对急性心肌梗死的动态观察具有重要的意义。心肌梗死根据心电图的演变过程,一般分为以下几期:

（1）早期：也称超急性期。起病数小时内，心电图出现异常高大、两肢不对称的 T 波，为心肌梗死早期表现。

（2）急性期：起病数小时后，ST 段明显抬高，弓背向上，与直立的 T 波连接，形成单向曲线（又称 ST 段抬高型心肌梗死）。之后数小时到 2 天内出现病理性 Q 波，同时 R 波减低。Q 波在 3～4 天内稳定不变，以后 70%～80% 永久存在。

（3）亚急性期：如不进行治疗干预，ST 段抬高持续数日至 2 周左右，逐渐回到基线水平，T 波则变为平坦或倒置，是为亚急性期改变。

（4）陈旧期：数周至数月以后，T 波呈 V 形倒置，两肢对称，波谷尖锐，为慢性期改变，即陈旧期。T 波倒置可永久存在，也可在数月到数年内逐渐恢复。

175. 心脏骤停的依据

心脏骤停意味着生命的病死，必须立即实施心肺复苏抢救。所以，心脏骤停能否迅速准确诊断，直接关系到心肺复苏的成功与否。心脏骤停的诊断依据有：①神志突然消失。②大动脉搏动消失。③心音消失，血压测不到。④自主呼吸断续或停止。⑤发绀（缺氧皮肤呈紫绀）。⑥瞳孔散大固定，对光反射消失。

一般讲心脏骤停的诊断不成问题，但需迅速判断，有时亦出现判断失误。心脏骤停的确诊并非上述 6 条兼备，否则可出现延误诊断。较早而可靠的临床征象是意识的突然丧失伴以大动脉（如颈动脉和股动脉）搏动消失，有这两个征象的存在，心脏骤停的诊断即可成立。可在拍喊患者以断定意识是否存在的同时触摸其颈动脉有无搏动，两者均消失，即可肯定诊断，立即施行心脏复苏处理。在成年人，以心音消失诊断心脏骤停并不可靠，血压测不出也未必是心脏骤停，若对怀疑心脏骤停的患者反复听诊或测血压，反而会浪费宝贵的时间而延误复苏的进行。在老年人，瞳孔变化的可靠性也较小，瞳孔缩小不能除外心脏骤停，尤其是在应用过阿片制剂的患者中；而瞳孔显著扩大也不一定发生在心脏骤停时，当心排血量显著降低、严重缺氧、应用某些药物包括神经节阻滞药及深度麻醉时，瞳孔也可扩大。

176. 医源性心脏病

凡由于医疗方面的原因引起的心脏病或使患者产生心血管系统症状的，均称为医源性心脏病。但是，所谓医源性不只是医疗方面的因素，患者对这些因素的反应也可起到重要的作用。此外，在被诊断为医源性心脏病的患者中，实际上可无心脏病变。医源性心脏病可分为 3 类，其产生的原因各有不同：①

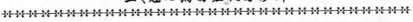

心脏正常者被误诊为心脏病。②心脏正常者自认为有心脏病。③诊断或治疗措施造成心脏损害。医源性心脏病并非少见,临床表现随其分类和病因而异。

(1)第一类患者除原有的非心脏性症状和体征外,可无其他不适或异常发现。但其敏感性较高,是容易产生自我暗示的患者。

(2)第二类患者,其中以年轻女性多见,可出现心慌、气短、胸痛、头晕等心脏神经症症状。体检除可发现窦性心动过速外,无其他异常发现。

(3)第三类患者常有明显的心脏损害表现,并在发生时间上与医疗措施密切有关。其处理措施视病因而异,无实质性损害者,经充分解释,消除顾虑,预后良好。如系侵入性操作或严重的药物反应或中毒造成的心脏损害,需及时诊断和治疗,否则可导致严重后果。

医源性心脏病是可以避免的,医护人员在处置时应注意做到:对任何一项心血管系统的检查都要持慎重态度,要结合临床全面分析、综合考虑。对任何诊断性或治疗性措施,都要权衡其利弊,并将其可能导致的危险性减少到最低限度,且要积极预防并发症。

四、冠心病的急救与治疗

177. 冠心病的治疗方法

现代医学认为,目前尚不能根治冠心病,但通过综合治疗措施可以解除某些致病因素,有效控制症状,提高生活质量,改善预后目标。概括起来,冠心病的治疗方法有以下5点。

(1)生活方式疗法:是针对致病因素的防治措施。由于冠心病的致病因素有肥胖、烟酒、活动减少、不合理饮食与作息等,故生活方式疗法包括减肥、戒烟、限酒、适量运动、科学饮食和作息等。本疗法是其他疗法得以发挥良好效用的前提和条件。

(2)药物疗法:是冠心病的基础治疗,适用于各种类型的冠心病。药物疗法既可单独使用,也可与其他疗法配伍用。常用的药物种类很多,主要有硝酸酯、调脂、抗高血压、抗心律失常、抗血小板药聚集类等。中药主要是具有活血、化瘀、通络及芳香开窍的药,如丹参、红花、葛根、三七、川芎等。药物可以缓解症状,稳定病情,并可延缓或减轻冠状动脉粥样硬化的发展进程。

(3)介入疗法:是指通过外周动脉用心导管将治疗器具或药物送至冠状动脉病变部位的治疗方法。通常是在X线影像指导下,通过股动脉或桡动脉将导管连同治疗器具送入冠状动脉。例如,送入支架可防治冠脉狭窄;送入球囊可扩张已狭窄的病变;送入旋切器可切除粥样硬化的斑块;送入药物可行溶栓治疗。介入疗法由于具有低风险、高疗效的优点,是目前临床上最常用的治疗方法。

(4)手术疗法:手术治疗冠心病的方法很多,但目前应用比较广泛、效果比较肯定的是冠状动脉搭桥术,亦称主动脉与冠状动脉旁路移植术。方法是取一段自身的大隐静脉或内乳动脉,移植于主动脉与冠状动脉之间,令主动脉内的血流经移植的桥血管引到梗阻部位远端的冠状动脉,重建缺血心肌的血运。冠脉搭桥术适用于有2~3支冠状动脉狭窄或闭塞的广泛病变,或介入疗法失败的病例。冠脉搭桥可使大多数的心绞痛患者症状消失,明显提高部分心肌梗死患者的生活质量。

(5)其他:如体外反搏治疗、冠状动脉激光血管成形术、激光打孔心肌血运重建术等。

178. 治疗药物的分类

（1）硝酸酯类：硝酸酯类药物通过扩张静脉及外周动脉血管及冠状动脉，从而降低心肌氧耗量，增加侧支循环血流，还有降低血小板黏附等作用，从而改善心肌局部及整体做工。硝酸酯类药物的作用与用药的剂量有关，小剂量时外周静脉扩张，随着剂量的增加心外膜动脉及心肌内阻力血管扩张，心肌血流灌注量增加。硝酸酯类药物是稳定型心绞痛患者的常规一线用药。

（2）β受体阻滞药：β受体阻滞药由于能降低心率、血压及心肌收缩力，从而降低心肌的氧耗量，减轻症状性及无症状性心肌缺血的发作，提高患者运动耐量。在无明显禁忌证时，β受体阻滞药是稳定型心绞痛患者的一线用药。对不稳定型心绞痛的患者，可以降低急性心肌梗死的发生率，与硝酸酯类药物合用效果更佳。亦可降低急性心肌梗死患者的病死率，并用于二级预防。

（3）钙离子拮抗药：钙离子拮抗药可扩张冠状动脉，对外周阻力血管具有直接扩张作用，并能够降低心肌氧耗及增加冠脉血流，某些钙离子拮抗药还能减慢心率。钙离子拮抗药一般耐受好，可增加患者耐力及缓解症状，多用于稳定型心绞痛的治疗。一般认为钙离子拮抗药与β受体阻滞药具有相同的效果，特别适用于某些β受体阻滞药禁忌的情况，如哮喘、慢性阻塞性肺部疾患及外周血管疾病。老年人对钙离子拮抗药较β受体阻滞药更容易耐受。

（4）抗血小板药物：血小板聚集与释放作用而致血栓形成是不稳定型心绞痛的重要发病机制，也是引起冠状动脉闭塞导致急性心梗的病因。采用抗血小板药物治疗冠心病，一是可降低血黏度；二是可防血小板黏附与聚集；三是对抗血小板所释放的因子致以血栓的作用。因此，抗血小板药物可以降低稳定型心绞痛患者心血管病变的发生。在不稳定型心绞痛，可降低心源性病死及非致死性心肌梗死的发生。急性心肌梗死患者除急性期常规使用抗血小板药外，作为急性心肌梗死的二期预防，还应长期使用可以使致死性心肌梗死病死率下降。

（5）调脂药物：血脂异常是冠心病的重要致病因素。肥胖、糖尿病及代谢综合征等冠心病易患群体均伴有脂肪代谢异常。调脂药物能够降低血液中胆固醇、三酰甘油及低密度脂蛋白的浓度，提升高密度脂蛋白的浓度，阻断脂质沉淀在动脉血管壁的速率和程度。对伴有高脂血症的患者，在改变生活习惯基础上应给予调脂治疗。最近研究表明，他汀类降脂药物还可以稳定粥样斑块，减少心绞痛的发作，降低冠心病的病死率及发病率。

（6）中医中药：冠心病属于中医学的胸痹。冠心病心绞痛或心肌梗死发作期以标实为主，而缓解期以本虚为主。冠心病的中医治疗必须权衡标本虚实的轻重缓急辨证施治,根据患者临床表现的不同而采用急则治标、缓则治本、先攻后补、先补后攻、攻补兼施等治疗手法。目前,临床常用治疗冠心病的中药大体可分为芳香温通、活血化瘀、扶正养心等种类。

179. 硝酸酯类药物

硝酸酯类药物是缓解心绞痛症状,改善心肌缺血,减少心脏负担的一个非常有效的药物。其作用机制:扩张静脉和适当扩张中等动脉,使心脏的前负荷和后负荷减轻;扩张冠状动脉(包括狭窄处血管),同时扩张侧支血管,增加缺血区心肌的血流供应。因此,硝酸酯类药物可减轻心脏的做工和心肌耗氧量,改善心肌供血,缓解心绞痛和心力衰竭症状。常用的主要药物有:

(1)硝酸甘油:是治疗心绞痛急性发作最常用的药物。通常以舌下含服或舌下喷雾给药,起效快。硝酸甘油也可用于预防心绞痛的发作。因为,许多患者知道能诱发其心绞痛发作的活动量,活动前2～5分钟舌下含服可防止心绞痛的发生。临床上也使用硝酸甘油软膏透皮贴剂抗心绞痛,长期治疗一般采用12小时用药、12小时不用药的空白期治疗方案。因为研究显示,硝酸甘油透皮贴剂虽然24小时血药浓度稳定,但是持续给药可产生耐药性,其部分治疗效果丧失。通过采用12小时间歇期的给药方式,可防止或至少减轻耐药性的发生。另外在急性心力衰竭的治疗中,硝酸甘油可在3～5分钟内扩张静脉,降低前负荷,效果很好。使用硝酸甘油时需注意:硝酸甘油含片一旦暴露于空气中会很快被降解,因此应每3个月更换1次。而硝酸甘油喷剂至少在3年内可保持稳定。

(2)硝酸异山梨酯:硝酸异山梨酯(消心痛)也可用于舌下含服治疗心绞痛的急性发作,但是起效比硝酸甘油制剂慢。同样,舌下含服硝酸异山梨酯可用来预防心绞痛的发作,由于半衰期长,该药有效预防发作的时间可达1小时。由于硝酸异山梨酯的肝脏首过效应,其口服的生物利用度低,需加大用药量;并且其血药浓度有波动性,因此在住院期间有时可采用静脉用药。硝酸异山梨酯如果不间断地长期用药,可产生耐药性。

(3)单硝酸异山梨酯:又称5-单硝酸异山梨酯,它不经过肝脏的首过代谢,生物利用度达100%,因此口服用药的效果非常好。目前临床常用的这类药物有长效异乐定、德脉宁、鲁南欣康等。此类药物多为缓释制剂,即药物缓慢平稳释放,血药浓度平稳,每日只需服药1次,患者易于接受,依从性好。这类缓释制剂的硝酸酯类药物有一个治疗的空白期,每天为8～12小时,有利于预防药物耐药性的产生。由于硝酸酯类药物一般与其他抗心绞痛药如β受体阻滞药和钙离子拮抗药等联合使用,因此可在硝酸酯类药物空白期时用其他抗心绞痛药物覆盖。

180. 硝酸酯类药物的作用特点

(1)硝酸甘油：口服有明显的"肝脏首过效应"，生物利用度为 20%～30%，不能用于口服。舌下含服很快被口腔黏膜吸收，起效快。常用于心绞痛发作时，舌下含服 1～2 分钟后起效，作用时间 20～30 分钟。

(2)硝酸异山梨酯：有明显的"肝脏首过效应"，但其代谢产物异山梨醇-5-单硝酸酯及异山梨醇-2-单硝酸酯仍有作用，故可口服。其抗心绞痛作用在服药后 15～20 分钟出现，作用时间持续 3～4 小时。含服 5 分钟后心绞痛不能缓解者可再次含服。

(3)5-单硝酸山梨醇酯：无"肝脏首过效应"，生物利用度高，口服 30 分钟起效，作用持续 8 小时。

181. 硝酸酯类药物的不良反应

(1)常有面部潮红、烧灼感、耳鸣、头晕等，用药后 1～2 周内逐渐适应。

(2)搏动性头痛，一般在连续用药后可自行消失。严重时可减少用量或加用镇痛药。

(3)用量过大时可使血压降低，冠脉灌注压过低，可能加剧心绞痛症状。

(4)可兴奋交感神经，加快心率，增强心肌收缩力，从而增加心肌耗氧量，故需控制用药剂量。

(5)连续用药可产生耐药性，此时如增加剂量仍能获得同等疗效。

182. 使用硝酸酯类药物的注意事项

(1)采用间歇服用方式，或拉长服药间隔时间，间隔时间应大于 12 小时，有助于延缓耐药性的发生。

(2)采用开关疗法，即白天服用 2～3 次，夜间停用 10～12 小时。

(3)服药后心率加快者，可用 β 受体阻滞药或钙通道阻滞药治疗。

(4)与卡托普利合用可补充巯基，减少耐药的发生。

(5)用药可出现头痛、脸红、心悸等症状，3～4 日后可缓解。应从小剂量开始，逐渐加大剂量，特别是老年和女性患者，首次用药时可采用坐位或平卧。

(6)静脉用药一般不超过 72 小时，如病情需要，应增加用药剂量，否则疗效较差。

(7)与钙通道阻滞药、β 受体阻滞药、强心药等合用有协同作用。

(8)与苯巴比妥合用，可加速硝酸甘油代谢，降低其血药浓度。

(9)酒精可抑制硝酸甘油代谢，加强药物的作用。

(10)硝酸甘油可加强三环类抗抑郁药的降压作用。

(11)硝酸甘油可降低麻醉药的分解代谢,与吗啡合用时应慎重。

(12)硝酸酯类制剂有交叉耐药性,停药10日以上,可重新恢复原有效应。

183. β受体阻滞药

β受体阻滞药对冠心病的药理作用:降低心肌耗氧量,增加缺血心肌的灌注;改善临床症状和缺血心电图变化,减少心绞痛发作,增加运动耐量;减少硝酸甘油用量,缩小心肌梗死范围,改善缺血区代谢;同时有抗心律失常和降压作用。具体的作用途径有以下几方面。

(1)阻滞过多的儿茶酚胺兴奋β受体,减慢心率和减弱心肌收缩力,降低血压,明显减少心肌耗氧量。

(2)增加缺血区心肌的血供,包括降低心肌耗氧量,使非缺血区阻力血管收缩,从而使血流向代偿性扩张的缺血区灌注;减慢心率,延长舒张期,使心内膜供血增多,从而使心内膜/外膜供血比例上升;增加缺血区侧支循环。

(3)降低非酯化脂肪酸的生成,使缺血心肌的损害减轻;加强缺血区的糖代谢,维持缺血区的能量供应。

(4)抑制血小板聚集,使氧合血红蛋白的解离曲线右移,增加血中游离氧,增加缺血区的氧供。

184. β受体阻滞药的适应证

(1)心绞痛:通过减慢心率、降低血压及抑制心肌收缩力,从而降低心肌耗氧量而实现其抗心绞痛作用。

(2)心肌梗死:目前更倾向用于急性心肌梗死的早期,一般从胸痛开始4~12小时之内给药,可使梗死面积缩小;特别是采取静脉给药的方法,可降低心室颤动的危险性。长期治疗可明显减少猝死,降低病死率。

(3)心律失常:主要是通过阻断儿茶酚胺对心脏受体介导的肾上腺素能作用,延长房室结不应期。具有膜稳定作用的受体阻滞药比具有内源性拟交感活性(ISA)的受体阻滞药优越,因为后者不利于室性心律失常的控制。具有膜稳定作用的受体阻滞药可用于室性早搏、窦性心动过速、快速性室上性心动过速等。

(4)高血压:单独使用时的降压效果与利尿药相同。对高肾素型高血压,特别是β受体功能较强的年轻患者疗效最佳。对高血压合并心绞痛的患者更为适宜。

(5)慢性心力衰竭:用药时注意应首先使用洋地黄、利尿药和(或)血管紧张素转化酶抑制药作为基础治疗,待患者症状及体征改善后,再使用β受体阻滞药。

(6)其他心脏病：心肌病如肥厚型心肌病、扩张型心肌病，二尖瓣狭窄合并心动过速，二尖瓣脱垂综合征，主动脉狭窄，Q-T间期延长综合征等。

185. β受体阻滞药的禁忌证

β受体阻滞药的禁忌证：①支气管哮喘。②病态窦房结综合征。③二、三度房室传导阻滞。④有症状的低血压或心动过缓。⑤心源性休克。⑥不稳定的、失代偿性心力衰竭患者(肺水肿、低血压或低灌注)。

186. 钙通道阻滞药

钙通道阻滞药(calcium channel blockers)又称钙离子拮抗药(calcium antagonists)，主要通过阻断心肌和血管平滑肌细胞膜上的钙离子通道，抑制细胞外钙离子内流，使细胞内钙离子水平降低而引起心血管等组织器官功能改变的药物。主要的药理作用如下：

(1)抑制心肌细胞兴奋-收缩耦联中钙离子的作用，因而抑制心肌收缩，减少心肌耗氧量。

(2)扩张冠状动脉，解除冠状动脉痉挛，改善心内膜下心肌供血。

(3)扩张周围血管，降低动脉压，减轻心脏负荷。

(4)抑制窦房结和房室结的钙内流，使窦房结自律性下降，房室传导减慢，心室率降低。

(5)降低血黏度，抗血小板聚集，改善心肌的微循环。

(6)有一定的抗动脉粥样硬化作用。

187. 钙通道阻滞药的适应证

(1)心绞痛：可用于各型心绞痛，尤其是变异型心绞痛应作为首选药物。对于稳定型和不稳定型心绞痛，作为治疗的次选药物。

(2)无痛性心肌缺血：证据表明，单用钙离子拮抗药减少心肌缺血发作的疗效不如β受体阻滞药，而当钙离子拮抗药与β受体阻滞药合用，其抗心肌缺血效果则较各自单用更为明显。

(3)心肌梗死：对禁忌使用β受体阻滞药的患者可考虑使用钙拮抗药，以改善心肌梗死患者的生存率。

(4)冠心病心律失常：对于冠心病快速性心律失常，如阵发性室上速、房颤、房扑或特发性室速等，可应用具有抑制自律性和减慢传导作用的制剂，常有良好效果。

(5)冠心病合并高血压：适用于多类型的高血压患者，常作为一线降压药物，尤其适用于高血压合并冠心病心绞痛、周围血管疾病及老年高血压病患者。

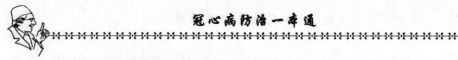

188. 钙通道阻滞药的选择

临床常用的钙通道阻滞药分为3类。

(1)二氢吡啶类：主要作用可选择性显著而持久地扩张冠状动脉，改善缺血区血流；选择性扩张小动脉，降低血压，减轻心脏后负荷，减少心肌耗氧量；促进侧支循环的建立；抑制血小板凝聚。

①适应证。主要用于心绞痛，尤其适用于伴冠脉痉挛的心绞痛和变异性心绞痛，心肌梗死，轻、中度高血压及肾性高血压等患者。

②注意事项。不稳定心绞痛和急性心肌梗死不用速效二氢吡啶类；严重低血压、严重心衰、肝肾功能不全者慎用；心源性休克及对本品过敏者忌用。不良反应有踝部水肿，偶有面部潮红、眩晕、心悸、药物疹、低血压、胃肠道不适等。

③常用药。

●常用的口服短效制剂。硝苯地平(心痛定)10～20毫克，每日3～4次。尼莫地平(尼莫通)20毫克，每日2～3次。尼群地平5～10毫克，每日2～3次。

●长效缓释制剂。拜心同20毫克，每日2次。伲福达(长效心痛定)20毫克，每日2次。非洛地平5～10毫克，每日1次。氨氯地平(络活喜)5毫克，每日1次。

(2)苯烷胺类：主要作用为延长心房不应期，抑制心肌自律性，减慢房室传导。能减少冠状动脉的循环阻力，增加冠状动脉的血流量，减弱心肌的收缩力，减慢心率，降低外周循环阻力，降低心肌氧耗量，改善缺氧心肌的代谢。

①适应证。临床用于窦性心动过速、阵发性室上性心动过速、房性或交界区早搏。亦用于心绞痛和高血压等。

②注意事项。使用时应密切注意心率、心律和血压的变化，不宜与β受体阻滞药合用。不良反应有恶心、呕吐、便秘、心悸等，少数可引起房室传导阻滞。

③常用制剂。维拉帕米，又称为异搏定或戊脉安，每次40～80毫克，每日3～4次。缓释片，每次120～240毫克，每日1～2次，口服。

(3)苯并硫氮䓬类：本类与苯烷胺类通常划为非二氢吡啶类钙拮抗药，其药理作用二者基本相同。

①适应证。常用于各型心绞痛、高血压，亦用于室上性快速心律失常。

②注意事项。低血压、病窦综合征、房室传导阻滞、心力衰竭及对本品过敏者忌用；与对心脏有抑制作用的药物合用时应慎重。不良反应有皮疹、头

痛、皮肤潮红、低血压、胃肠不适、房室传导阻滞等。

③常用制剂。地尔硫䓬，别名硫氮䓬酮、恬尔心、合心爽等。片剂每次30～60毫克，每日3～4次，口服。缓释片每次30～120毫克，每日1～2次，口服。

189. 血管紧张素转化酶抑制药

血管紧张素转化酶抑制药（ACEI）是临床上广泛应用的降血压及防治冠心病的药物。肾素-血管紧张素-醛固酮系统（RAS）在高血压发生、发展中起重要作用，其中血管紧张素Ⅱ是主要的效应肽。肾缺血时刺激肾小球入球动脉上的球旁细胞分泌肾素，肾素对肝脏合成的血管紧张素原起作用形成血管紧张素Ⅰ，在血管紧张素转化酶的作用下，形成血管紧张素Ⅱ。血管紧张素Ⅱ有强烈的收缩血管作用，其收缩血管的作用是肾上腺素的10～20倍。血管紧张素Ⅱ还可使肾上腺皮质球状带分泌醛固酮，促使水、钠潴留，最终产生高血压。ACEI用药后外周血管扩张，总外周阻力降低，血压下降，在降压同时不减少心、脑、肾等重要器官的血流量，不干扰交感神经反射功能，不引起体位性低血压。血管紧张素转化酶抑制药是治疗肾性高血压的首选药物，与其他降压药配伍可用于各种高血压病；亦常用于冠心病、急性心肌梗死、慢性心功能不全等。此外，还用于治疗肾小球疾病。

常用药物有卡托普利，因药效较短而不良反应较明显已很少应用。长效药物有依那普利（怡那林）、赖诺普利（捷赐瑞）、西拉普利（抑平舒）、雷米普利（瑞泰）、培哚普利（雅施达）、福辛普利（蒙诺）等，均是治疗心血管疾病的重要药物。

190. 血管紧张素转化酶抑制药对冠心病的作用

血管紧张素转化酶抑制药治疗冠心病的作用机制：

（1）改善心肌供血：使心外膜冠状动脉扩张，并改善侧支循环，防止冠状动脉痉挛，增加冠状动脉血流。

（2）减少心肌耗氧量：能抑制循环中血管紧张素Ⅱ及醛固酮生成，扩张外周小动脉和小静脉，减轻心脏前后负荷，降低室壁运动张力，降低动脉压和左室充盈压，不增加心率，所以可有效减少心肌耗氧量。

（3）防止左室重构：防止急性心肌梗死早期的梗死壁扩展和急性左室扩张，有利于防止左心室重构。

（4）减轻再灌注损伤：有清除氧自由基和防止脂质过氧化作用，可减轻早期再灌注治疗时的再灌注心肌损伤和再灌注心律失常。

（5）抑制血小板聚集：能抑制血小板聚集，促进前列环素的合成，强化内皮舒张因子的作用,减轻心肌缺血,防止冠状动脉内血栓形成。

(6)增强心肌活力:抑制心肌局部肾素-血管紧张素-醛固酮系统,解除血管紧张素Ⅱ对心肌细胞的毒性,增强活力。

(7)改善血脂:本药对血脂有良好作用,增高高密度脂蛋白,降低胆固醇和三酰甘油,降低血糖和增加胰岛素敏感性。

(8)防治合并症:对冠心病合并有高血压及左室肥厚、左室功能不全或心力衰竭、糖尿病并有微量蛋白尿等患者有较好效果。

191. 血管紧张素转化酶抑制药的不良反应

研究表明,血管紧张素转化酶抑制药的不良反应发生率低于10%,不良反应较其他药物低,特别是不含巯基的第二代药物,如依拉普利、赖诺普利、西拉普利等。

(1)血管紧张素Ⅱ、醛固酮生成受阻有关的不良反应有低血压、一时性蛋白尿、高血钾、窦性心动过缓、头痛等,随着用药时间延长这些不良反应很快消失,一般不用处置。

(2)与缓激肽、前列腺素活化有关的不良反应有血管神经性水肿、刺激性干咳、咽部不适、声嘶、呃逆等,血管神经性水肿要及时停药,刺激性干咳常见,随着用药时间延长可减轻或消失。

(3)与药物结构有关的不良反应,卡托普利含有巯基可引起粒细胞减少、味觉减退或丧失、过敏性皮炎、一过性蛋白尿、皮肤瘙痒、发热等。依拉普利等第二代血管紧张素转化酶抑制药不含巯基,没有这方面不良反应。

(4)其他:脱发、男性乳房发育、畸胎等。

192. 抗血小板药物

在冠心病心肌缺血的发生和发展中,血小板功能异常起着重要作用。因为血小板激活时产生的血栓素A_2,有较强的血管收缩和致血小板聚集作用,可使血管内皮细胞产生的前列腺素抑制血小板聚集效应被拮抗,引起心肌缺血和加重心肌缺血性损伤。抗血小板药物可抑制或拮抗血小板的黏附和聚集反应。常用的有:

(1)阿司匹林:本品能不可逆的抑制血小板的环氧化酶,使前列腺素G_2和H_2合成受阻,从而间接地抑制血小板合成血栓素A_2,阻止血小板的功能而发挥抗血栓作用。阿司匹林是最早被应用于抗栓治疗的抗血小板药物,已经被确立为治疗急性心肌梗死、不稳定心绞痛及心肌梗死二期预防的经典用药。

(2)双嘧达莫:对血小板有较强抑制作用。能抑制磷酸二酯酶,阻止腺苷酸环化酶(cAMP)的降解,也能抑制腺苷摄入,使 cAMP 浓度增高,从而可抑制血小板的聚集和释放。它与阿司匹林合用防治血栓性疾病,与华法林合用防治心脏瓣膜置换术后血栓形成。

(3)氯吡格雷(波立维)与噻氯匹定(抵克利得):是一类噻吩并吡啶衍生物。通过其活性代谢产物选择性地、不可逆地与血小板膜表面一种二磷腺苷(ADP)受体结合,阻断 ADP 对腺苷酸环化酶的抑制作用,从而促进腺苷酸环化酶依赖的舒血管物质刺激磷酸蛋白(VASP)的磷酸化,抑制由 ADP 介导的糖蛋白Ⅱb-Ⅲa 受体活化进而抑制血小板聚集。口服吸收良好,应用 24～48 小时后出现作用。用于预防急性心肌再梗死。

(4)血小板糖蛋白Ⅱb-Ⅲa 受体拮抗药:血小板糖蛋白Ⅱb-Ⅲa 复合物在血小板活化后形成黏附分子受体,是血小板聚集和血栓形成的"最后共同通路"。因此利用血小板糖蛋白Ⅱb-Ⅲa 受体拮抗药阻断纤维蛋白原配体与血小板糖蛋白Ⅱb-Ⅲa 受体的结合,就能抑制血小板聚集,使血小板血栓不能形成。

193. 抗凝治疗

抗凝治疗是近年来抢救急性心肌梗死过程中的一项重要技术。

(1)治疗目的:

①防止早期梗死扩展,阻止冠状动脉血栓向近端延伸。

②预防早期或晚期的再梗死,降低病死率。

③防止透壁性梗死区内膜面附壁血栓形成,减少体循环栓塞。

④防止外周深静脉血栓形成,减少肺动脉栓塞。

(2)适应证:急性心肌梗死患者伴有以下情况者,应积极给予抗凝治疗:①原有抗凝治疗史,有肺动脉或外周血管栓塞病史。②大面积前壁透壁性心肌梗死。③心脏扩大伴附壁血栓。④充血性心力衰竭。⑤心房纤维颤动。⑥活动性静脉血栓形成。⑦溶栓治疗后。⑧梗死相关血管腔内成形术治疗后。

(3)常用药物:目前临床上最常使用的抗凝药物包括普通肝素(UFH)、低分子肝素(LMWH)等,这些药物的临床价值已得到许多大型临床试验的证实而广泛应用于临床实践。而一系列新型抗凝药物包括磺达肝癸钠(fondaparinux)、比伐卢丁(bivalirudin)等凭借各自的特点,新近也已开始应用于冠心病患者的治疗。

(4)治疗方法:目前大多数医院抗凝治疗的做法是:凡未溶栓治疗急性心肌梗死(AMI)患者,入院时首剂肝素 6 250 单位静脉注入,继以每小时 500～1 000 单位静脉滴注,持续 1 周后,改为肝素 6 250 单位,每 12 小时 1 次,静脉注入；或低分子肝素钙5 000单位，每12小时1次，皮下注射，持续2周左右。抗凝前后需定期监测凝血时间（ACT）或活化凝血酶原时间（aPTT），使上述各指标维持在其正常上限的1.5～2倍来调整肝素浓度；对已有附壁血栓或可能发生附壁血栓的前壁大面积梗死的高危患者，应在停用肝素前2天开始口服抗凝药。给予华法林，用法为第一天2.5毫克，每8小时1次；第二天2.5毫克，每日1次，持续3个月左右。需监测凝血酶原时间，一般维持在正常值的2倍左右。

（5）注意事项：有出血倾向或活动性出血、活动性溃疡、脑卒中史、严重高血压及肝肾疾患者，为抗凝治疗的禁忌证。

194. 抗心律失常药物的分类

抗心律失常药物治疗时不破坏引发心律失常的病理组织细胞，仅改变病变区心肌细胞的自律性、传导性和反应性，即心肌细胞的电生理效应。而心肌细胞的电生理效应表现在其动作电位的位相上除极与复极的改变，故抗心律失常药物常按其对心肌细胞动作电位的作用来分类。

（1）第一类称膜抑制药：具有膜稳定作用，能阻滞钠通道。其作用是抑制0位相除极速率，并延缓复极过程。其电生理效应是使传导速度减慢，不应期延长。根据其作用特点分为3组。Ⅰa组对0相除极与复极过程抑制均强；Ⅰb组对0位相除极及复极的抑制作用均弱；Ⅰc组明显抑制0位相除极，对复极的抑制作用较弱。本类代表药物有奎尼丁、双异丙吡胺、利多卡因等。

（2）第二类为β-肾上腺素受体阻滞药：其间接作用为β受体阻断作用，而直接作用系细胞膜效应。具有与第一类药物相似的作用机制和电生理效应。这类药物有普萘洛尔、阿替洛尔、美托洛尔等。

（3）第三类抗心律失常药物：系指延长动作电位间期药物，可能系通过肾上腺素能效应而起作用。具有延长动作电位间期和有效不应期的作用。其代表药物有溴苄铵、乙胺碘呋酮等。

（4）第四类抗心律失常药物：系钙通道阻滞药。主要通过阻断钙离子内流而对慢反应心肌电活动起抑制作用。电生理效应是减慢传导速度，延长不应期。其药物有维拉帕米、硫氮䓬酮、普尼拉明等。

195. 常用的抗心律失常药物

目前临床应用的抗心律失常药物多达50余种，常用的药物有：

（1）奎尼丁：用于各种快速型心律失常，包括房性和室性期前收缩；转复心房扑动和心房颤动，转复室上性和室性心动过速；治疗预激综合征。禁用于心力衰竭、低血压、严重窦房结病变、高度房室传导阻滞等。用药初期常见的胃肠道反应有恶心、呕吐、腹泻等。长时间用药可出现"金鸡纳反应"，表现为头痛、眩晕、耳鸣、视物模糊、精神失常等症状，以及药物热、皮疹等变态反应。奎尼丁晕厥多发生在用药最初数天内，属特异性反应，与药物剂量无平行关系，可能与低钾、心功能不全或对本药敏感有关。

(2)普鲁卡因胺：属广谱抗快速心律失常药。其作用与奎尼丁相似，但强度和毒性较小。主要用于室性心律失常，如室性期前收缩和室性心动过速，尤其是急性心肌梗死的室性心律失常，也可用于复律治疗。口服可有胃肠道反应；静脉给药可引起低血压。大剂量有心脏抑制作用。变态反应较常见，如出现皮疹、药物热、白细胞减少、肌痛等。中枢不良反应为幻觉、精神失常等。长期应用时，少数患者出现红斑狼疮综合征。

(3)利多卡因：使用于转复和预防快速性室性心律失常，如心肌梗死、强心苷中毒及外科手术等引起的室早、室性心动过速、心室扑动和心室颤动等。对利多卡因过敏者及高度房室传导阻滞、心力衰竭等患者禁用。较常见的不良反应有嗜睡、头晕、兴奋、语言和吞咽困难；较大剂量出现烦躁不安、肌肉抽搐、低血压及传导阻滞等。

(4)美西律：化学结构和电生理效应与利多卡因类似，用于各种室性心律失常，对强心苷中毒、心肌梗死或手术所致室性早搏、室性心动过速等有效。重度心力衰竭、心源性休克、缓慢心律失常和心室内传导阻滞禁用。大剂量可出现胃肠道反应、神经系统反应，如眩晕、共济失调等。静脉用药偶尔可产生低血压、心动过缓、传导阻滞等。

(5)普罗帕酮：是一种具有局部麻醉作用的抗心律失常药物，属广谱抗心律失常药。适用于各种室上性和室性期前收缩、室上性和室性心动过速、伴发心动过速和心房颤动的预激综合征。妊娠及哺乳期妇女、病态窦房结综合征、心力衰竭、房室传导阻滞禁用。本药一般不宜与其他抗心律失常药合用，以避免心脏抑制。不良反应为胃肠道反应，少数用药者出现心动过缓及房室传导阻滞，还可引起直立性低血压。

(6)普萘洛尔：适用于窦性心动过速，特别是交感神经亢进、甲状腺功能亢进及嗜铬细胞瘤等所致者效果良好，亦可用于室上性和室性期前收缩及心动过速及预激综合征。还可减少肥厚型心肌病所致的心律失常。本药可致窦性心动过缓、房室传导阻滞，并可能诱发心力衰竭和哮喘、低血压等。长期应用对脂质代谢和糖代谢有不良影响，故高脂血症、糖尿病患者应慎用。突然停药可产生反跳现象。

(7)胺碘酮：适用于房性、结性和室性心律失常，如心房颤动和心房扑动的转复，室性期前收缩、室性心动过速的治疗，以及室性心动过速或心室颤动的预防。小剂量适用于伴器质性心脏病的心律失常，如急性心肌梗死与心力衰竭等合并的室性心律失常。禁用于窦性心动过缓和窦房阻滞、高度房室传导阻滞、甲状腺功能异常；碘过敏；妊娠期和哺乳期。不良反应与剂量有关。常见心血管反应有窦性心动过缓、房室传导阻滞及 Q-T 间期延长。本品长期应用可见角膜褐色微粒沉着，通常无症状；少数患者发生甲状腺功能亢进或减退及肝坏死；个别患者出现间质性肺炎或肺纤维化。

（8）维拉帕米：用于治疗室上性和房室结折返引起的心律失常效果较好，为阵发性室上性心动过速首选药。对急性心肌梗死、心肌缺血及强心苷中毒引起的室早亦有效。一度和二度房室传导阻滞、心功能不全、心源性休克等患者禁用。不良反应有口干、恶心、腹胀、腹泻、头痛、头晕等。静脉注射过快可出现血压下降、心动过缓，严重者可致心脏停搏。

196. 早搏的治疗

出现早搏并非意味着冠心病，也并不代表患有其他器质性心脏病。偶发早搏在健康人亦能发现，所以早搏的治疗应参考有无器质性心脏病，是否影响心排血量及发展成为严重心律失常，从而决定治疗原则。

偶发的无症状的过早搏动不需治疗，无器质性心脏病基础的过早搏动大多不需特殊治疗，有症状者应分析诱因与病因后再予处理。由紧张过度或情绪激动诱发的早搏宜解除顾虑，或试用镇静药；运动诱发的过早搏动可用 β 受体阻滞药。频繁发作，且症状明显或伴有器质性心脏病者，应给予相应的病因和诱因治疗；同时需识别其潜在的危害性。除病因治疗外，可选用抗心律失常药物治疗。房性和房室交界处早搏大多选用双异丙吡胺（异脉停）、普鲁卡因胺、奎尼丁等。室性早搏则多选用美西律（慢心律、脉律定）、利多卡因、室安卡因等。对于多源性房性、结性及室性早搏可选用胺碘酮、安搏律定、普罗帕酮（心律平）等。有潜在致命危险的室性早搏常需紧急静脉给药。急性心肌梗死初期室早仍常首选静脉滴注利多卡因，以防室速或室颤。心肌梗死后若无禁忌，则常用 β 受体阻滞药治疗。原发性或继发性 Q-T 间期延长综合征患者，原发性者可选用 β 受体阻滞药、苯妥英钠或卡马西平，继发性者去除病因，宜用异丙肾上腺素或心房、心室起搏治疗。

197. 心房纤颤与扑动的治疗

心房纤颤患者多见，心房扑动较少，二者的治疗方法基本相同。房颤、房扑主要影响心排血量和循环功能，其次为心房内附壁血栓的形成和栓塞现象；持续者引起房室肥大和心功能障碍。房颤与房扑的治疗原则除针对病因和诱因外，应考虑房颤、房扑发作时心室率的控制及其能否转复窦性心律，预防复发的措施。

(1)控制心室率：发作时心室率不快且无症状的房颤患者，可以不予以治疗。发作时心室率快的，宜按心率增快和影响循环功能的程度，选用β受体阻滞药、维拉帕米或洋地黄制剂。有器质性心脏病基础，尤其是合并心功能不全时，首选洋地黄制剂静脉给药，使心室率控制在每分钟 100 次以下后，改为口服维持量，使休息时心室率在每分钟 60～70 次，轻度活动时不超过 90 次为宜。房扑大多先转为房颤，于继续用药或停用洋地黄过程中，可能恢复窦性心律。少数房颤患者经上述治疗后，心律也可转复为窦性。合并预激综合征的房颤，尤其是 QRS 波群增宽畸形的不宜用上述药物治疗。病窦综合征合并房颤短阵发作时，宜在电起搏的基础上进行上述药物治疗。

(2)转复心律：即转复为窦性心律。下列情况可考虑复律：基本病因去除后房颤持续存在者；由于房颤的出现使心力衰竭加重而用洋地黄类制剂疗效欠佳者；动脉栓塞史者；房颤持续 1 年以内，心脏扩大并不显著且无严重心脏病损者；房颤伴肥厚型心肌病者。下列情况不宜复律：房颤持续 1 年以上，且病因未去除者；房颤伴严重二尖瓣关闭不全，且左心房巨大者；房颤心室率缓慢者(非药物影响)；合并病窦综合征的阵发性房颤；复律后难以维持窦性心律者。

①药物复律。常用奎尼丁或胺碘酮。

●服用奎尼丁复律时先试用 0.1 克，观察 2 小时，如无变态反应，可每 2 小时给药，注意观察有无毒性反应。其毒性反应表现为血压下降、QRS 波群时限增长 25％以上、出现室性早搏或 Q-T 间期显著延长，此时应立即停药或改为维持量。奎尼丁的维持量为开始每 6 小时 0.2 克，以后可改至 0.2 克，每日 3 次。奎尼丁与普萘洛尔或美托洛尔合用可加强疗效，防止复发。

●用胺碘酮复律时，先每 6～8 小时 0.2 克，口服 7～10 天未能转复时停药。转复为窦性心律后改为维持量，每次 0.2 克，每日 1～2 次，可长期服用。服药期间严密观察心率、心律、血压、QRS 时限和 Q-T 间期，出现明显心动过缓和(或)Q-T 间期明显延长者，立即停药。

●服用普罗帕酮复律时，一般 150～200 毫克，每 6 小时口服 1 次，复律成功后逐渐减量长期服用。如服药 1 周未能转复则停药。

②电复律。指用电除颤器的方法使心脏恢复窦性心律。具体方法是首先采用地西泮等药对患者浅麻醉，然后选用同步直流电复律方式，首次放电能量房扑为 50 焦耳，房颤为 200 焦耳。电击后若复律未成功，可加大能量再次电击。如反复电击 3 次或能量达到 300 焦耳以上仍未转为窦性心律，应停止电复律治疗。电复律成功后，仍需选用奎尼丁、美西律、普鲁卡因胺等药物维持。

房扑电复律所需的电功率低,电转复成功率亦高,且危险性较奎尼丁转复时小,有条件者宜首先选用。

③手术复律。近年国内外均有应用心脏外科手术治疗以达到消除房颤或房扑的目的,以阻断发生在心房的全部潜在折返环为宗旨,有迷宫手术和过道手术等方式。术前均需行电生理检查标测心外膜电图,手术时间甚长,目前已接受治疗的患者尚不多,确切疗效尚待观察。

(3)预防复发:房扑与房颤反复发作,用药物或电转复后,需长期口服奎尼丁、普罗帕酮、胺碘酮等药物维持。病因未去除者复发率较高。

(4)预防血栓栓塞:持续房颤超过 48 小时后,伴心功能不全和(或)二尖瓣病、心肌病者,宜长期口服华法林抗凝,预防血栓形成。

198. 房室传导阻滞的治疗

房室传导阻滞的治疗原则是积极去除病因,维持一定水平的心室率,保持较理想的心排血量。

(1)针对病因,如用抗生素治疗急性感染,肾上腺皮质激素抑制非特异性炎症,用阿托品等解除迷走神经的作用,停止应用导致房室传导阻滞的药物。

(2)一度与二度Ⅰ型房室传导阻滞预后好,无需特殊处理。

(3)阿托品有加速房室传导,纠正文氏现象的作用,但也可加速心房率,使二度房室传导阻滞加重,故对二度Ⅱ型房室传导阻滞不利。二度Ⅱ型房室传导阻滞如 QRS 波群增宽畸形,临床症状明显,尤其是发生心源性昏厥者,宜安置人工心脏起搏器。

(4)轻度或高度房室传导阻滞,但心室率小于每分钟 40 次者,可用阿托品、心宝等药物;急性发生者可用泼尼松或地塞米松及心肌营养药。

(5)重度房室传导阻滞或症状较显著者,心室率小于每分钟 40 次,可选用:①麻黄碱每次 25 毫克,每日 3～5 次,口服。②异丙肾上腺素每次 10 毫克,舌下含服,每 2～6 小时 1 次。③阿托品注射或口服。

(6)完全性房室传导阻滞,心室率在 40 次/分以上,无症状者,可不必治疗;如心室率过缓可试给麻黄碱、阿托品、小剂量异丙肾上腺素等。如症状明显或发生过心源性昏厥,可静脉滴注异丙肾上腺素,并准备安置人工心脏起搏器。

(7)上述治疗无法防止阿-斯综合征发作时,应考虑安装临时或永久性人工心脏起搏器。

199. 高血压的治疗目标

高血压与体内和体外的多种因素有关,目前尚不能治愈,只能将其控制在较为安全的水平,目的是要有效减少心血管病的发生率,减少心、脑、肾等器官并发症,降低病残率和病死率。因此,确定高血压的治疗目标,对医者和患者都具有指导性的意义。高血压的治疗目标:

(1)一般患者群的收缩压、舒张压降至 140/90 毫米汞柱以下。

(2)老年患者的收缩压应降至 140 毫米汞柱以下,如难以达标,至少应降至 150 毫米汞柱以下。

(3)有糖尿病或肾病的高血压患者,降压目标是 130/80 毫米汞柱以下。

200. 降血压药物的分类

目前世界范围用于降血压治疗的主要西药有 6 大类和中药制剂。

(1)利尿药:利尿药是价格最低和最有价值的抗高血压药物之一,适合所有患者,尤其适用于老年人、肥胖及有早期肾功能损伤、收缩期高血压及心力衰竭患者。利尿药的不良反应,如低钾、糖耐量降低、室性期前收缩等多见于大剂量,故对老年高血压患者应用利尿药治疗,特别需要小剂量,如氢氯噻嗪(双氢克尿塞)每日 12.5 毫克或更低为宜。目前,临床上还有与噻嗪类化学结构相似的利尿药吲哒帕胺(寿比山),由于其兼有扩血管作用的独特机制,而且不干扰总胆固醇及糖代谢,可减轻微蛋白尿及左心室肥厚,是较理想的利尿降压药。

(2)β受体阻滞药:β肾上腺素能受体阻滞药是一类安全、价廉、有效的降压药,适用于循环动力功能亢进伴有冠心病的老年高血压患者。中国人特别是老年人对β受体阻滞药多较敏感,需从小剂量开始。目前临床多使用选择性 β_1 受体阻滞药,如中效脂溶性美托洛尔(倍他乐克)及长效水溶性比索洛尔等。对于有呼吸道阻塞性疾病和周围血管疾病者应避免使用。

(3)血管紧张素转化酶抑制药:血管紧张素转化酶抑制药能安全有效地降低血压,尤其能有效降低心力衰竭患者的病残率和病死率,适用于老年高血压伴有糖尿病、高尿酸或心力衰竭的患者。临床常用的制剂有培哚普利(雅施达)、依那普利(悦宁定),以及具有双通道排泄的贝那普利(苯那普利、洛汀新)和福辛普利(蒙诺)等。主要不良反应是干咳,最为罕见的是致死的血管性水肿。

(4)钙离子拮抗药:所有钙离子拮抗药均能有效地降低血压,且耐受性好。适用于老年高血压伴有冠心病、糖尿病、痛风或有代谢紊乱的患者,特别是对老年收缩期高血压患者有预防卒中的效益。最好使用长效钙离子拮抗药,避免使用短效制剂。常用药有氨氯地平(络活喜)、硝苯地平(拜心同控释片)、非洛地平(波依定),以及缓释制剂维拉帕米等。不良反应包括面潮红、踝部水肿和便秘。对于无糖尿病的轻中度老年高血压患者,选用廉价的第二代短效剂药尼群地平,往往亦可收到较好效果。

(5)血管紧张素Ⅱ受体拮抗药:血管紧张素Ⅱ受体拮抗药是近几年推出的一类抗高血压药物,它有与血管紧张素转化酶抑制药共同的特点,即对心力衰竭患者的特殊价值。这类药阻断血管紧张素Ⅱ的生成,延缓血管壁肥厚和动脉粥样硬化,消退左心室肥厚。最大优点是没有咳嗽的不良反应。代表药氯沙坦(科素亚)、缬沙坦(代文)等。

(6)α受体阻滞药:α受体阻滞药能安全、有效地降低血压。由于其主要不良反应是直立性低血压,故不适宜老年患者。

(7)中药制剂:国产中药复方抗高血压制剂脉君安、罗布麻等,对一些轻型老年高血压患者也有较好的疗效。

201. 抗高血压药物的应用原则

(1)从小剂量开始,可减少不良反应。如果患者对某单一药物有较好反应,但血压未能达到目标,应当在患者能够很好耐受的情况下增加该药物的剂量。

(2)关于联合用药。一般情况下,在第一种小剂量药物治疗基础上,加用小剂量的第二种抗高血压药物,而不是加大第一种药物的剂量,目的是使两种药物都使用小剂量,尽可能减少不良反应。

(3)如果某种药物疗效差,或者耐受性差,可换另一类药物;而不是加大第一种药物剂量或加用第二种药物。

(4)最好使用长效制剂,其优点是提高依从性,更平衡地控制血压,减少血压的波动,有可能保护靶器官,减少心脑血管疾病事件的危险性。

(5)对高危及极高危患者,在确定血压值后,尽快给药治疗;对于中危和低危患者,可综合考虑控制其他危险因素,以及改变生活方式所能降低的血压值,并且应征求患者对于治疗策略的要求,做到医患配合,以便取得良好的治疗效果。

202. 冠心病合并糖尿病的治疗

研究表明,糖尿病患者80%死于冠心病,糖尿病是冠心病的高危因素。冠心病患者60%～80%存在血糖升高。由此可见,早期预防和治疗糖尿病对冠心病的防治具有重大的意义。

(1)冠心病合并糖尿病的特点:

①由于糖尿病对患者自主神经的损害,患者往往缺乏心绞痛或心肌梗死的典型症状和体征。

②病变严重,冠状动脉多呈多支损害,支架后再狭窄率高。

③治疗难度大,预后差,心肌梗死病死率高,心衰率和再住院率高。

(2)治疗方法

①积极控制血糖、血脂、血压等心血管的危险因素。

②针对心脏受损及脑血管病变情况,个体化设计治疗方案。例如,血糖的控制,适时地使用胰岛素控制血糖,可以有效地抗动脉硬化,保护心脏;高血压及时使用血管紧张素转化酶抑制药,既可以降低血压,又可以逆转心肌肥厚,改善冠脉供血,还能保护肾脏;血脂紊乱及早使用他汀类药物。

③改善心肌缺血可以使用钙离子拮抗药如合心爽。减慢心率,减少氧耗量使用 β 受体阻滞药如阿替洛尔。扩张冠状动脉和静脉使用硝酸甘油。抗血小板凝集使用阿司匹林。

④病变广泛严重者,行介入治疗支架置入,或外科治疗冠状动脉搭桥术。

203. 降糖药物的分类

目前临床应用的口服降糖药分为 5 大类。

(1)磺酰脲类(SU):主要作用是刺激胰岛 B 细胞分泌胰岛素,改善胰岛素相对不足状态。它还有胰外作用,可提高胰岛素的敏感性。包括第一代的甲磺丁脲(D860);第二代的格列本脲(优降糖)、格列吡嗪(美吡达)、格列齐特(达美康)、格列喹酮(糖适平);第三代的格列美脲(亚莫利)等。

(2)双胍类(MET):主要作用是抑制肝输出葡萄糖,也可提高胰岛素敏感性。同时抑制肠对葡萄糖的吸收;它不刺激胰岛 B 细胞分泌胰岛素。常用的有苯乙双胍(降糖灵)和二甲双胍(格华止,迪化糖锭)等。

(3)α 糖苷酶抑制药:主要作用不是刺激胰岛素分泌,而是抑制小肠 α 糖苷酶的活性,延缓葡萄糖的吸收,降低餐后血糖;还能在一定程度上提高胰岛素敏感性。常用的有阿卡波糖(拜糖平)、伏格列波糖(倍欣)等。

(4)非磺脲类促胰岛素分泌药:又称苯甲酸衍生物,是一类快速胰岛素促泌药。主要作用是刺激餐后胰岛素分泌,不刺激餐前胰岛素分泌,对肝糖原输出没有影响,能有效模拟自然恢复生理性胰岛素分泌。早期胰岛素释放的重建是控制餐后高血糖的有效手段。常用的有瑞格列奈(诺和龙)和那格列奈(糖力)。

(5)噻唑烷二酮类(TZD):是有效和理想的胰岛素增敏药,是一类特定作用于胰岛素抵抗的抗糖尿病药。与传统药物相比,其优势在于它能够全面纠正代谢综合征的各种异常状态,有效控制 2 型糖尿病及其心血管并发症。常用的有马来酸罗格列酮(文迪雅)及吡格列酮(艾汀)。

204. 降糖药物的选择

中老年冠心病患者多伴有 2 型糖尿病,因此有效治疗糖尿病,也是治疗冠心病的一项重要内容。其降糖药的选择依据是:

(1)按患者体型选药:如果实际体重超过理想体重 10%,则认为体型偏胖,首选双胍类或 α 糖苷酶抑制药。因为该类药物有胃肠道反应和体重下降的副作用,对于超重或肥胖患者来说,正好化害为利。如果实际体重低于理想体重 10%,则认为体型偏瘦,应该优先使用胰岛素促泌药(包括磺脲类和苯甲酸衍生物)。因为该类药物有致体重增加的不良反应,对于消瘦者很合适。

(2)按高血糖类型选药:如果是单纯的餐后血糖高,而空腹和餐前血糖不高,则首选 α 糖苷酶抑制药;如果以餐后血糖升高为主,伴有餐前血糖轻度升高,应首先考虑苯甲酸衍生物;如果空腹、餐前血糖高,不管是否有餐后血糖高,都应考虑用磺脲类、双胍类或噻唑烷二酮类。

(3)按是否合并其他疾病选药:如果患者还有高血脂、高血压、冠心病等疾病,首先考虑使用双胍类、噻唑烷二酮类和 α 糖苷酶抑制药;如果患者有胃肠道疾病,最好不要使用双胍类和 α 糖苷酶抑制药;如果患者有慢性支气管炎、肺气肿等肺通气不良的疾病,慎用双胍类;如果患者有肝病,慎用噻唑烷二酮类;如果患者有较严重的心、肝、肾、肺等全身疾病,则最好使用胰岛素。

(4)按年龄大小选药:对于老年患者,因为对低血糖的耐受能力差,不宜选用长效、强力降糖药物,而应选择服用方便、降糖效果温和的降糖药物,如诺和龙。对于年轻的患者来讲,1 型糖尿病用胰岛素治疗;2 型糖尿病用二甲双胍。

(5)按服药的依从性选药:要充分考虑到患者服药的依从性,对于经常出差,进餐不规律的患者,选择每日服用 1 次的药物(如格列美脲)更为方便、合适,顺应性更好。糖尿病合并冠心病应用口服降糖药效果不佳时,可考虑胰岛素治疗。目前临床已意识到早期使用胰岛素治疗 2 型糖尿病的必要性。

205. 常用的调脂疗法

多项研究表明,血脂异常是冠心病、高血压、动脉粥样硬化的重要致病原因,高脂血症当今亦被称为威胁人类健康的隐形杀手。因血脂异常一般无症状,如不体检患者也不知晓,有些患者是诊治其他疾病而明确,故必须加强对血脂异常的检查及调脂疗法的高度关注。

(1)合理的饮食结构:采用"三低"的饮食原则,即低脂、低糖、低热能。减少食品中的肥肉、油脂、炸货、甜食等;增加瘦肉、奶、鱼、纤维素食品等。常见的降脂食品:有鳞鱼、牛奶、木耳、玉米、燕麦、芹菜、洋葱、大蒜等。饮食调脂必须长期坚持。

（2）体育锻炼：体育锻炼可降低升高的胆固醇、三酰甘油、低密度脂蛋白，可提升高密度脂蛋白。中老年人宜进行室内外的有氧锻炼项目，如快步走、游泳、登山、跳舞、太极拳及走步机等。

（3）减肥降体重：体重过重或肥胖的人大多伴有高脂血症，降低体重能有效地降低血脂。

（4）治疗原发病：糖尿病、代谢综合征、肾脏疾患及有些内分泌性疾病，均可造成脂肪代谢紊乱，导致血脂异常。原发病得不到治疗，血脂异常便得不到纠正。

（5）药物疗法：若上述疗法效果不理想时，如饮食调节及体育锻炼 3 个月无效，必须加用降脂药物。现在降脂药物品种很多，因根据个体的血脂异常程度及病情需要，选用适宜的药物。如冠心病患者胆固醇需降到 4.68 毫摩/升才算达标。达标后不能立即停药，要坚持较长期服用才能达到调脂的目的。达标困难者，应降低到原水平的 30％。

206. 常用的降脂药物

目前临床上常用的降脂药物有许多，可分为 6 大类。

（1）他汀类：是目前治疗高胆固醇血症的主要药物。系三甲基戊二酰辅酶 A（HMG-CoA）还原酶抑制药，即胆固醇生物合成酶抑制药，是细胞内胆固醇合成限速酶，为目前临床上应用最广泛的一类调脂药物。由于这类药物的英文名称均含有"statin"，故常简称为他汀类。供临床选用的有：①洛伐他汀，常见药物有美降之、罗华宁、洛特、洛之特等，血脂康的主要成分也是洛伐他汀。②辛伐他汀，常见药物为舒降之、理舒达、京必舒新、泽之浩、苏之、辛可等。③普伐他汀，常用药有普拉固、美百乐镇。④氟伐他汀，常用药有来适可。⑤阿托伐他汀，常用药为立普妥、阿乐。该类药物最常见的不良反应主要是轻度胃肠反应、头痛。与其他降脂药物合用时可能出现肌肉毒性。

（2）贝特类：贝特类药物的主要适应证为高三酰甘油血症或以苯酰甘油升高为主的混合型高脂血症。可供临床选用的贝特类药物主要有环丙贝特、苯扎贝特、非诺贝特及吉非贝齐。据临床实践证实，这些药物可有效降低三酰甘油，效果可达 22％～43％；也有降低胆固醇的作用，但效果仅为 6％～15％；且有不同程度升高高密度脂蛋白的作用。该药常见的不良反应为胃肠反应、恶心、腹泻，严重者可导致肝损害。

（3）烟酸类：烟酸类药物属 B 族维生素，当用量超过其作为维生素作用的剂量时，可有明显的降脂作用。该类药物的适用范围较广，既可用于高胆固醇血症，又可用于高三酰甘油血症，亦可用于二者皆高的高脂血症。对于烟酸的降脂作用机制,目前医学界尚不十分明确。该药的速释制剂不良反应大,一般不单独应用。而长效制剂不良反应较少,主要为颜面潮红。

(4)胆酸螯合剂:这类药物也称为胆酸隔置剂。常用药物有降胆宁、考来烯胺等。该药常见的不良反应为胃肠反应,如恶心、便秘或腹泻、肠梗阻或头痛等。

(5)胆固醇吸收抑制药:这类药物主要通过抑制肠道内饮食和胆汁中胆固醇的吸收,达到降低血脂的目的。目前,该类药物上市很少。

(6)中药类:许多中药具有较好的降血脂作用。这些药物有山楂、丹参、泽泻、何首乌、决明子、黄精、葛根、蒲黄、荷叶、银杏叶等。其用法可以单味煎水,亦可代茶饮用。

207. 降脂药物的联合应用

临床试验证明,积极降脂治疗可降低冠心病总病死率,预防缺血性脑卒中。我国进行的血脂与冠心病相关大规模临床研究,对 4 870 例心肌梗死后患者进行平均 4 年、最长 7 年的观察。结果显示,服用血脂康(1.2 克/日)患者的非致死性及致死性心肌梗死发生率、冠心病病死率及总病死率与安慰剂比较都显著降低。但应高度重视降脂药物间的相互作用,否则可降低药效,增加不良反应。研究发现,某些药物间的相互作用与细胞色素 P_{450} 酶代谢系统及其同工酶有关,如果合理、谨慎地联合用药,临床上发生严重肌病和其他不良反应的可能性将大大减少。他汀与贝特类联合治疗混合性高脂血症可增加肌病危险;与烟酸或烟酸衍生物联用比与贝特类联用发生肌病的危险低。烟酸和他汀类联用发生肌炎可能与烟酸引起药物性肝炎所致他汀类的药物蓄积有关。他汀与鱼油联用可增加降脂疗效,不良反应未见显著增加。联合用药选择不当除增加他汀类药物不良反应外,也同时增加其他药物的不良反应,甚至降低应有的疗效。避免与他汀类同时服用的药物有:红霉素类、克拉霉素、环孢素、奈法唑酮、华法林、伊曲康唑、硝苯地平、维拉帕米、西咪替丁、吉非贝齐、胺碘酮、HIV 蛋白酶抑制药等。此外,大量饮用西柚汁、酗酒等也增加发生肌病的危险。

208. 三酰甘油的调理

高三酰甘油血症是一种异族性三酰甘油蛋白合成或降解障碍,凡引起血浆中乳糜微粒或极低密度脂蛋白升高的原因均可导致高三酰甘油血症。

(1)限制进食量:对于三酰甘油含量增高而胆固醇含量正常的患者,关键在于限制进食量,降低体重,达到并维持在标准范围的体重。标准体重可用下列公式计算:男性(千克)=身高(厘米)-105;女性(千克)=身高(厘米)—

107.5。

（2）限制甜食：此类患者对糖类特别敏感，吃糖可使其三酰甘油含量更加增高。因此，白糖、红糖、水果糖、蜜糖，以及含糖的食品和药物等应尽量少吃或不吃。

（3）禁酒：酒可使这类患者的三酰甘油含量增高。

（4）增加蛋白质：尤其是大豆蛋白。

（5）适当限制胆固醇：每天低于 300 毫克，允许患者每周吃 3 个鸡蛋，其他含胆固醇食物也可适当食用，只要总摄入量不高于上述界限即可。

（6）适当限制脂肪：尤其是动物脂肪。

（7）药物治疗：经上述措施调整如三酰甘油仍高于正常，要用药物治疗。常用非诺贝特（力平之），每次 0.1 克，每日 3 次；维持量，每次 0.1 克，每日 1～2 次，口服。为减少胃部不适，可与饮食同服；肾功能不全及老年患者用药应减量；治疗 2 个月后无效应停药。与抗凝药同时使用可使凝血酶原时间延长，故合用时应减少口服抗凝药剂量。应慎与他汀类如普伐他汀、氟伐他汀、辛伐他汀等合用，因可引起肌痛、横纹肌溶解、血肌酸磷酸激酶增高等肌病，严重时应停药。

209. 冠心病的生活方式疗法

冠心病和人的生活方式息息相关，或者说冠心病是一种生活方式病。目前，除了年龄和遗传因素外，影响冠心病发病的危险因素大多都是可以改变的。冠心病的生活方式疗法应从不吸烟开始，饮食宜清淡，坚持低脂、低糖、低盐的准则，多吃新鲜的蔬菜和水果；应保持血压正常稳定，理想血压是 120/80 毫米汞柱；包括保持正常体重，限制酒精及食盐摄入，保持适当的钾、钙和镁的摄入，以及在医生指导下服用降压药，维持血脂正常，坚持低脂饮食、运动和服用降脂药；避免精神紧张；运动过少的生活方式是冠心病的重要危险因素，规律地锻炼有助于保持体重，减少高血脂、高血压、冠心病的发生；维持血糖正常；对已有冠心病危险因素（高血压、糖尿病、高脂血症等）的高危患者，建议去医院系统地治疗。

210. 隐性冠心病的防治

隐性冠心病似乎较显性冠心病轻，但就某个患者来说，存在隐性冠心病未被发现，无任何防治措施，其危险性和预后反而比显性冠心病患者具有更大的潜在危险。隐性冠心病平素无不适感觉，但在查体时常露出一些蛛丝马迹，如静息或负荷试验心电图有 ST 段压低、T 波倒置等心肌缺血表现。防治隐性冠心病的措施包括：

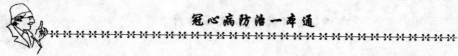

(1)控制体重:"少食多动"是减肥良方,多动比少食更好。根据调查,在早晨锻炼的人群中,惟独中年人寥若晨星。这说明多数中年人还舍不得在健康上下功夫,应引起重视。

(2)避免超负荷运转:要学会调节生活节奏,不能将"发动机"的指针总是指向"全速前进"。许多英才早逝,就是因为长期带病工作,实在令人惋惜。

(3)定期检查身体:建议处于冠心病高发年龄的中老年人,一定要定期到医院进行心脏检查。对有冠心病高危因素的人群,如40岁以上的中老年男性、绝经期后的妇女、高脂血症、高血压、过多吸烟、糖尿病或冠心病家族史者,除进行常规心脏检查外,还应进行运动试验,必要时可配合动态心电图、核素心肌灌注显影以确定诊断。要定期复查心电图,可1月1次。必要时应随时复查。

(4)保持生活规律:患有隐性冠心病者,应使自己的生活保持一定的规律性。避免精神紧张,防止愤怒、恐惧、悲哀、沮丧及过度兴奋现象发生。多吃高蛋白、高维生素及低脂肪、低糖食品,避免暴饮暴食。如有高血压及糖尿病,应服用药物治疗。

(5)坚持服药:为了防止隐性冠心病的发作,应坚持服药治疗。可选用服药方便的硝酸异山梨酯、硝苯地平、阿司匹林及复方丹参片、冠心苏合丸、活心丹、心灵丸等。

211. 心绞痛发作的处置

(1)心绞痛发作时应立即停止体力活动,就地休息,设法消除寒冷、情绪激动等诱因。

(2)立即舌下含化硝酸甘油或硝酸异山梨酯1片,或速效救心丸10～20粒。如未缓解,隔5～10分钟再含化1次。

(3)若连续3次含化硝酸甘油无效,胸痛持续15分钟以上者,有发生心肌梗死的可能,应立即送医院等急救场所。

(4)口服地西泮5毫克,有条件者应吸氧10～30分钟。

(5)冠心病患者应随身携带硝酸甘油等药物,一旦出现胸痛立即含服,并注意不要使用失效的药物。稳定型心绞痛在休息和含化硝酸甘油后心绞痛会缓解;不稳定型心绞痛是一个严重而潜在的危险疾病,应立即送医院治疗和严密观察。

212. 稳定型心绞痛的治疗

(1)一般治疗:发作时立刻停止活动,患者在休息后症状一般即可消除。平时应尽量避免各种诱发的因素,如过度的体力活动、情绪激动、饱餐等,冬天注意保暖。调节饮食,进食不宜过饱,避免油腻饮食,禁绝烟酒。调整日常生活与工作量;减轻精神负担;保持适当的体力活动,以不致发生胸痛症状为度;治疗高血压、高脂血症、糖尿病、贫血、甲状腺功能亢进等相关疾病。

(2)药物治疗:根据病情可选择下列适宜的药物。

①硝酸酯类药。这类药物除扩张冠状动脉,增加冠状循环的血流量外,还通过对周围血管的扩张作用,减低心脏前后负荷和心肌的需氧量,从而缓解心绞痛。常用药硝酸异山梨酯,每次 5～10 毫克,每日 3～4 次,口服;长效消心痛 20 毫克,每日 2 次,口服。安心脉(异乐定)20 毫克,每日 1～2 次,口服。

②β 受体阻滞药。阻断拟交感胺类对心率和心肌收缩力的作用,减慢心率、降低血压,减低心肌收缩力和氧耗量,从而缓解心绞痛的发作。此外,还减低运动时血流动力的反应,使同一运动量水平上心肌氧耗量减少;使不缺血的心肌小动脉(阻力血管)缩小,从而使更多的血液通过极度扩张的侧支循环(输送血管)流入缺血区。常用药美托洛尔,每次 12.5～50 毫克,每日 2 次,口服;阿替洛尔每次 12.5～25 毫克,每日 2 次,口服。本药可与硝酸酯类药合用,但要注意的是:

●本药与硝酸酯类药物有协同作用,因而始用剂量应偏小,以免引起直立性低血压等不良反应。

●停用本药时应逐步减量,如突然停用有诱发心肌梗死的可能。

●支气管哮喘及心动过缓者不用为宜。

●剂量应逐渐增加到发挥最大疗效,但要注意个体差异。

③钙离子拮抗药。本类药物抑制钙离子进入细胞内,也抑制心肌细胞兴奋-收缩耦联中钙离子的作用。因而抑制心肌收缩,减少心肌氧耗;扩张冠状动脉,解除冠状动脉痉挛,改善心肌的供血;扩张周围血管,降低动脉压,减轻心脏负荷;还降低血黏度,抗血小板聚集,改善心肌的微循环。常用制剂硝苯地平,每次 10～20 毫克,每日 3～4 次,口服;长效制剂络活喜,每次 5～10 毫克,每日 1 次,口服。本类药可与硝酸酯类药同服,但维拉帕米和地尔硫草与β 受体阻滞药合用时则有过度抑制心脏的危险。停用本类药时也宜逐渐减量然后停服,以免发生冠状动脉痉挛。

④抗血小板药物。本类制剂可以抑制血小板在动脉粥样硬化斑块上的聚集,防止血栓形成,同时也通过抑制 TXA_2 的形成,抑制 TXA_2 所导致的血管痉挛。阿司匹林,每次 50～100 毫克,每晚 1 次,口服。其他的抗血小板制剂还有双嘧达莫(潘生丁),每次 50 毫克,每日 3 次,可使血小板内环磷酸腺苷增高,抑制钙离子活性。本药不宜静脉注射,因可引起所谓的"冠状动脉窃血",

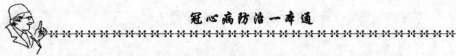

反而使心肌缺血加重引起心绞痛。噻氯匹定,每次250毫克,每日1~2次,口服;或氯吡格雷首次剂量300毫克,每日75毫克,口服。本类药通过ADP受体抑制血小板内钙离子活性,并抑制血小板之间纤维蛋白原桥的形成。芬氟咪唑50毫克,每日2次,口服,可抑制TXA_2合成酶。西洛他唑,是磷酸二酯酶抑制药,每次50~100毫克,每日2次,口服。

⑤代谢类药物。临床已证实曲美他嗪(万爽力)单用或与其他药物合用治疗稳定型心绞痛有效,该药通过改善缺血心肌的代谢起作用,无血流动力学影响。

⑥调脂药物。调脂药物在治疗冠状动脉粥样硬化中起重要作用,可稳定动脉硬化斑块,防止血栓脱落。

⑦中医中药治疗。根据中医学辨证论治,采用治标和治本两法。治标,主要在疼痛期应用,以"通"为主,有活血化瘀、理气、通阳、化痰等法;治本,一般在缓解期应用,以调整阴阳、脏腑、气血为主,有补阳、滋阴、补气血、调理脏腑等法。其中"活血化瘀"法常用丹参、红花、川芎、蒲黄、郁金、丹参滴丸或脑心通等;"芳香温通"法常用苏合香丸、苏冰滴丸、宽胸丸、保心丸、麝香保心丸等;"祛痰通络"法以通心络最为常用。此外,针刺或穴位按摩治疗也有一定疗效。

(3)介入治疗:介入治疗可使患者的症状迅速改善,生活质量提高,活动耐量增加,明显降低患者的心肌梗死和病死率。如根据病情置入支架以重建梗死冠状动脉的血供,尤其是新型支架特别是药物洗脱支架及新型抗血小板药物的应用,既能迅速消除心绞痛,又能防止置入支架后再狭窄。

(4)外科治疗:主要是施行主动脉-冠状动脉旁路移植手术(CABG)或内乳动脉远端-冠状动脉吻合术。本手术目前在冠心病发病率高的国家中已成为最普通的择期性心脏外科手术,对缓解心绞痛有较好效果。伴随着现代科学技术的发展,近年开展的微创冠状动脉旁路手术,采用心脏不停跳的方式进行冠状动脉旁路手术,并发症少,患者恢复快。

(5)运动锻炼疗法:适宜的运动锻炼有助于促进侧支循环的发展,提高体力活动的耐受量,从而改善心绞痛症状,并可防止发作。

213. 不稳定型心绞痛的治疗

不稳定型心绞痛是严重的、具有潜在危险性的病症,随时有发展为急性心肌梗死的可能。因此,大部分不稳定型心绞痛患者应住院,并立即开始抗心肌缺血治疗。

(1)应激措施:患者应立即卧床休息,消除情绪负担和顾虑,保持环境安静,可以应用小剂量的镇静药和抗焦虑药物。约半数患者通过上述处置可减轻或缓解静息时心绞痛。应连续监测心电图,多次测定血清 CK-MB 和肌钙蛋白,以排除急性心肌梗死。

(2)吸氧:疼痛发作期或有发作征兆者应吸入纯氧,维持血氧饱和度在90％以上。

(3)积极诊治诱发疾患:感染、发热、甲状腺功能亢进、贫血、心律失常和原有心力衰竭的加重等疾患,能引起心肌耗氧量增加或一过性增加,应积极诊治。此外,应控制肺部感染、急性胃肠功能紊乱和严重心律失常等,控制这些因素对 10％～15％ 患者有显著效益。

(4)药物治疗

①硝酸酯类药。硝酸酯类药物首先口服或舌下含服,再经皮肤或经静脉给药,先用短效再用长效制剂。目前推荐静脉应用硝酸甘油的患者症状消失24 小时后,可改用口服药或应用皮肤贴剂。

②β 受体阻滞药。可用于所有无禁忌证的不稳定型心绞痛的患者,可减少心肌缺血发作和心肌梗死的发生。在已服用硝酸酯类药或钙离子拮抗药仍发生不稳定型心绞痛的患者,加用 β 受体阻滞药可减少有症状和无症状心肌缺血发作的频度和持续时间。其剂量应调整到患者安静时心率在 50～60 次/分为宜。

③钙离子拮抗药。大规模临床试验表明,钙离子拮抗药应用于不稳定型心绞痛,不能预防急性心肌梗死的发生或降低病死率。在应用硝酸酯类药和β 受体阻滞药之后,钙离子拮抗药可以作为治疗持续性心肌缺血的次选药物。对心功能不全的患者,应用 β 受体阻滞药以后再加用钙离子拮抗药应特别谨慎。

④近年大规模临床研究发现,血管紧张素转化酶抑制药和他汀类制剂,可以降低患者病死率及心血管事件发生率,是长期治疗不可缺少的手段。

(5)抗血栓治疗

①肝素和低分子量肝素。低分子量肝素与普通肝素相比,具有更合理的抗凝血因子 Xa 及 Ⅱa 活性的作用,可以皮下应用,不需要实验室监测,有疗效肯定、使用方便的优点。

②水蛭素。为直接抗凝血酶的药物。有研究表明,对急性冠状动脉综合征的治疗,近期疗效优于肝素,但远期效果不肯定。

(6)抗血小板药

①阿司匹林。用量为每日 75～325 毫克,除了阿司匹林的短期效应外,长期服用也有益。

②二磷腺苷受体拮抗药。氯吡格雷和噻氯匹定,可用于对阿司匹林不能

耐受的患者,需长期口服治疗。氯吡格雷,初始剂量300毫克,维持量每日75毫克;噻氯匹定起效较慢和不良反应较多,现已少用。

(7)冠状动脉血管重建

①介入治疗。经过成功的血管成形术如置入支架后,不稳定型心绞痛的5年存活率超过90%,其中75%的患者在此期间无心绞痛发作。而且心肌梗死的发生率与稳定型心绞痛的患者无显著差异。

②冠状动脉旁路移植术。手术最大的受益者是有多支血管病变而症状严重和左心室功能不全的患者。远期效果较介入治疗放支架好。

214. 变异型心绞痛的治疗

(1)钙离子拮抗药:由于阻止钙的内流,扩张冠脉平滑肌,是治疗变异型心绞痛的首选药物。钙离子拮抗药还能明显改善预后,与硝酸酯类药合用,疗效相加。硝苯地平、地尔硫草和维拉帕米均是常用药物。

(2)β受体阻断药:对变异型心绞痛有一定的疗效,适用于对钙离子拮抗药和硝酸酯类药治疗不佳的患者。一般不首选β受体阻断药,以防诱发或加重冠脉痉挛。

(3)抗凝治疗:可口服阿司匹林等,有抗血小板聚集及降低血黏度的作用。

(4)调脂治疗:胆固醇高首选他汀类药物,具有降脂、提升高密度脂蛋白及稳定粥样斑块的作用。三酰甘油高选用贝特类药物。一般两类药物不同时使用。

(5)介入或搭桥治疗:上述药物治疗效果不佳的患者,应做冠脉造影,根据病变特点,以决定选择介入治疗或冠状动脉搭桥术。

215. 病态窦房结综合征的治疗

(1)抗心肌缺血治疗:可服用硝酸酯类药、血管紧张素转化酶抑制药、调脂药、抗血小板药、营养心肌药等。中药如复方丹参滴丸、生脉注射液(静脉滴注)等。禁用β受体阻滞药和钙离子拮抗药如地尔硫草和维拉帕米等。以血供重建为最佳选择,如介入治疗、冠脉搭桥术等。

(2)维持适当的心室率:对于心室率大于每分钟40次,无症状或症状轻者,不必安装永久性起搏器,可适当服用提高心率的药物,如阿托品、沙丁胺醇、心宝、参松养心丸等。紧急情况下可用静脉或肌内注射,也可舌下含服。若发作快速室上性心律失常,可采用抗心律失常药予以控制,如胺碘酮、普罗帕酮等。

(3)起搏器治疗:对于有黑矇和晕厥者,为提高生活质量,预防猝死,应积极安装永久性起搏器。对于心率时慢时快者,由于治疗上的矛盾和用药困难,也应安装永久性起搏器。

（4）密切观察病情：对于病情发展较快的患者，症状明显者则应进行起搏器治疗。

（5）注意事项：外出时要随身携带备用的药物如异丙肾上腺素，发生紧急情况可舌下含服 10 毫克，数分钟即见效。

216. 药物疗效不好的原因

冠心病药物治疗的效果大多较好，但少数患者感到疗效不好，其原因主要有以下两个方面。

（1）冠状动脉病变方面

①冠状动脉粥样硬化程度严重时，血管收缩和舒张受限，扩张冠状动脉的药物难以发挥作用。

②心肌缺血、缺氧时，冠状动脉已极度扩张，药物难以发挥进一步的作用。

（2）药物作用方面

①硝酸甘油可诱发心绞痛或心肌梗死。主要由于大剂量硝酸甘油可致血压过低，使冠状动脉灌注减少，反射性使心率加快，耗氧量增加；长期使用后机体易产生耐药和依赖性，突然停药可引起冠状动脉痉挛。

②硝苯地平可使血压大幅度降低，冠状动脉灌注压下降，反射性的使心率加快，冠状动脉灌注时间缩短，心肌耗氧量增加；长期使用后骤停可致冠脉痉挛。

③β受体阻滞药若长期使用可使β受体反馈性增高，突然停用可引起β受体对内源性儿茶酚胺的敏感性增高，交感神经张力增高，从而诱发或加剧心绞痛。例如，普萘洛尔（心得安）可使冠脉痉挛所致的心绞痛发作时间延长，也可诱发心肌梗死，特别是长期用药而突然停用者。

④双嘧达莫有"窃血"现象。

⑤大剂量阿司匹林（＞4 克/日）可抑制前列环素的合成，诱发冠脉痉挛。

⑥卡托普利可使冠状动脉血流减少 10％左右。

⑦胰岛素可引起低血糖，易诱发心绞痛。

217. 急性心肌梗死的治疗原则

急性心肌梗死应及早发现，及早住院，并加强住院前的就地处置。治疗原则是保护和维持心脏功能，挽救濒死的心肌，防止梗死面积的扩大，缩小心肌缺血范围，及时处理严重心律失常、泵衰竭和各种并发症，防止猝死，使患者不但能度过急性期，且康复后还能保持尽可能多的有功能的心肌。经皮腔内冠状动脉成形术（PTCA）和支架安置术或溶栓治疗，尽快恢复心肌再灌注，是目前有条件的医院治疗急性心肌梗死的首选方法。

218. 急性心肌梗死的救治

急性心肌梗死病死率高,其中 50% 以上患者是在住院前病死的,大多数病死发生在发病后 1 小时内,一般由心室纤颤引起。所以,就地急救措施和迅速转送医院至关重要。

(1)就地抢救:就地抢救时应做到:①镇静、止痛,稳定患者情绪,保证患者安静休息。②吸氧。③含硝酸甘油,如有条件可静脉给药,浓度自每分钟 15 毫克开始,根据血压及心绞痛情况,以每分钟 5 毫克的浓度递增。

(2)镇痛药的应用:如硝酸酯类药物不能使疼痛迅速缓解,应即用吗啡 10 毫克稀释成 10 毫升,每次 2～3 毫升,静脉注射。哌替啶(度冷丁)50～100 毫克,肌内注射,必要时 1～2 小时后再注射 1 次,以后每 4～6 小时可重复应用,注意该药对呼吸功能的抑制。急性下壁梗死增加迷走神经张力,选用哌替啶更为合适。疼痛较轻者,可选用罂粟碱 0.03～0.06 克,肌内注射或口服。

(3)吸氧的方法和时间:急性心肌梗死患者常有不同程度的动脉血氧张力降低,在休克和左心室功能衰竭时尤为明显。吸氧对有休克或左心室功能衰竭的患者特别有用,对一般患者也有利于防止心律失常,并改善心肌缺血缺氧,有助于减轻疼痛。通常在发病早期用鼻导管或面罩吸氧 2～3 天,每分钟 3～5 升,并发心力衰竭、休克或肺部疾患者则根据氧分压处置。

(4)抗休克或预防休克:静脉滴入低分子右旋糖酐或 706 代血浆。

(5)心电监护:充分利用条件进行心电监护,发现心律失常要及时处置。心动过缓时,可皮下注射阿托品 1 毫克;有室性早搏者,可给利多卡因 50～100 毫克,肌内注射,以防室颤。

219. 心肌梗死的溶栓治疗

早期静脉应用溶栓药物能提高急性心肌梗死患者的生存率,明确诊断后应尽早用药。

(1)溶栓治疗适应证:

①持续性胸痛超过 30 分钟,含服硝酸甘油片症状不能缓解者。

②相邻两个或更多导联 ST 段抬高＞0.2 毫伏。

③发病 6 小时以内者。若超过 6 小时,患者仍有胸痛,并且 ST 段抬高导联有 R 波者,也可以考虑溶栓治疗。

④年龄在 70 岁以下者。

(2)溶栓前实验室检查:溶栓前应检查患者血常规、血小板计数、出凝血时间、凝血活酶时间及血型,配血备用。

(3)常用的给药方案

①尿激酶,30分钟内静脉滴注100万～150万单位;或冠状动脉内注入4万单位,继以每分钟0.6万～2.4万单位的速度注入,血管再通后用量减半,继续注入30～60分钟,总量50万单位左右。

②链激酶,150万单位静脉滴注,60分钟内滴完;冠状动脉内给药2万单位,继以0.2万～0.4万单位注入,共30分钟,总量25万～40万单位。对链激酶过敏者,宜于治疗前半小时用异丙嗪(非那根)25毫克,肌内注射,并与少量的地塞米松(2.5～5毫克)同时滴注,可防止其引起寒战、发热的不良反应。

③重组型组织纤维蛋白溶酶原激活药(rt-PA),100毫克在90分钟内静脉给予,即先静脉注射15毫克,继而30分钟内静脉滴注50毫克,其后60分钟内再给予35毫克。冠状动脉内用药剂量减半。用rt-PA前,先用肝素5 000单位静脉推注,然后每小时700～1 000单位静脉滴注48小时,以后改为皮下注射7 500单位,每12小时1次,连用3～5日,用药前注意出血倾向。

④TNK-tPA,40毫克一次性静脉注入,无需静脉滴注。溶栓药应用期间密切注意出血倾向,并需监测凝血活酶时间或凝血时间。冠状动脉内注射药物需通过周围动脉置入导管达冠状动脉口处才能实现,因此比较费时,只宜用于介入性诊治过程中并发的冠脉内血栓栓塞;而静脉注射药物可以迅速实行,故目前多选静脉注射给药。

(4)溶栓治疗的禁忌证:主要近期(14天内)有活动性出血倾向(胃肠道溃疡出血、咯血、痔疮出血等),或有出血性脑血管意外史;高血压病患者血压>180/110毫米汞柱,或不能排除主动脉夹层分离者;糖尿病合并视网膜病变者;严重的肝肾功能障碍及进展性疾病(如恶性肿瘤)者。

220. 溶栓疗法的并发症及处置

(1)出血:出血是常见的并发症,最严重的为脑出血,溶栓前应备新鲜血以供严重出血时使用。溶栓过程中应监测出凝血时间、凝血酶原时间及部分凝血活酶时间。消化道出血可用凝血酶4 000单位或云南白药0.5克,口服;也可用氨基己酸(6-氨基己酸)4～6克加入5%葡萄糖液100毫升,静脉滴注。肝素所致者,可用硫酸鱼精蛋白,每次50毫克,静脉注射。

(2)再灌注心律失常:快速室性心律失常应立即给予利多卡因静脉注射;严重窦性心动过缓伴低血压者,可静脉注射阿托品0.3～0.5毫克;出现室性心动过速或心室颤动应立即电复律。

(3)链激酶过敏反应:轻度发热、皮疹不必中止治疗;偶可发生严重过敏反应,甚至过敏性休克,需停止溶栓治疗,积极按过敏反应处理。

221. 心源性休克的矫治

根据休克纯属心源性,抑或尚有周围血管舒缩障碍,或血容量不足等因素存在,而分别处理。

(1)补充血容量:约20%的患者由于呕吐、出汗、发热、使用利尿药和不进食等原因而有血容量不足,需要补充血容量治疗,但又要防止补充过多而引起心力衰竭。可根据血流动力学监测结果决定输液量,如中心静脉压低,在5～10厘米水柱之间,肺楔嵌压在6～12毫米汞柱以下,心排血量低,提示血容量不足;可静脉滴注低分子右旋糖酐或5%～10%葡萄糖液,输液后如中心静脉压上升>18厘米水柱,肺楔嵌压>15～18毫米汞柱,则应停止输注。右心室梗死时,中心静脉压的升高则未必是补充血容量的禁忌。

(2)应用升压药:补充血容量后血压仍不升,而肺楔压和心排血量正常时,提示周围血管张力不足,可选用血管收缩药提升血压。常用的药物是:①多巴胺。10～30毫克加入5%葡萄糖液100毫升中,静脉滴注,也可和间羟胺同时滴注。②多巴酚丁胺。20～25毫克溶于5%葡萄糖液100毫升中,以每千克体重2.5～10微克的剂量静脉滴注,作用与多巴胺相类似,但增加心排血量的作用较强,增快心率的作用较轻,无明显扩张肾血管的作用。③间羟胺(阿拉明)。10～30毫克加入5%葡萄糖液100毫升中静脉滴注,或5～10毫克肌内注射。但对长期服用胍乙啶或利舍平的患者疗效不佳。④去甲肾上腺素。作用与间羟胺相同,但药效较快、较强而作用时间较短,对长期服用胍乙啶或利舍平的患者仍有效。用量为0.5～1毫克(重酒石酸盐制剂1～2毫克)加入5%葡萄糖液100毫升中静脉滴注。本药渗出血管外易引起局部损伤及坏死,如同时加入酚妥拉明2.5～5毫克可减轻局部血管收缩的作用。

(3)应用血管扩张药:经上述处理,血压仍不升,而肺楔压增高,心排血量低,或周围血管显著收缩,以致四肢厥冷,并有发绀时,可用血管扩张药,以减低周围阻力和心脏的后负荷,降低左心室射血阻力,增强收缩功能,从而增加心排血量,改善休克状态。血管扩张药要在血流动力学严密监测下谨慎应用,可选用硝酸甘油,每分钟50～100微克,静脉滴注。二硝酸异山梨酯,每次2.5～10毫克,舌下含服;或每分钟30～100微克,静脉滴注。硝普钠,每分钟15～400微克,静脉滴注。酚妥拉明每分钟0.25～1毫克,静脉滴注。

(4)其他措施:治疗休克的其他措施包括纠正酸中毒、纠正电解质紊乱、避免脑缺血、保护肾功能,必要时应用糖皮质激素和洋地黄制剂。

222. 心肌梗死合并心力衰竭的救治

心肌梗死并发的心力衰竭主要是左心室衰竭,治疗亦是根据左心室衰竭的轻重程度,给以不同的救治措施。

(1)轻、中度左心衰竭:①充分给氧,采用面罩法,流量5～10升/分。②静脉滴注硝酸甘油,从5～10微克/分开始,根据血压及治疗反应可每15～20分钟增加10～30微克/分;也可静脉滴注二硝酸异山梨酯。③在有效血容量的条件下,静脉注射呋塞米20毫克,应注意避免利尿过度而致心排血量降低。④心率＞100次/分伴有室性奔马律者,可应用小剂量强心苷,如毒毛旋花子苷K 0.125毫克或毛花苷丙0.2毫克。

(2)急性重度左心衰竭而无休克:基本治疗方法同轻、中度左心衰竭,但有以下特点:①面罩加压给氧,高浓度、大流量,如给氧后血氧分压小于8.0千帕(60毫米汞柱),可气管插管给氧或呼吸机辅助呼吸,必要时正压呼吸。②应用吗啡,5毫克静脉注射或5～10毫克皮下注射。③多次舌下含服硝酸甘油或静脉滴注,硝酸甘油无效或有肺水肿并有高血压者,可用硝普钠静脉滴注,起始量10微克/分,5～10分钟增加1次,最大剂量300微克/分,同时监测血压,收缩压小于12.0千帕(90毫米汞柱)时可加用多巴胺。

(3)急性左心衰竭伴心源性休克:治疗对策基本同急性重度左心衰竭,但有以下特点:①如有剧烈呕吐、出汗表现,应考虑有低血容量,宜补充有效血容量,在第1小时内可给予706代血浆250～300毫升。②扩血管药物与正性肌力药物联合应用,常为多巴胺和硝普钠联用,以减轻心脏负荷、增加心排血量、改善周围循环、增加尿量,使收缩压维持在12.0千帕(90毫米汞柱)左右。③有条件时可同时应用主动脉内气囊反搏术(in-traorticballoonpump,IBAP),以改善冠状动脉灌注及排血阻抗,继而改善心脏功能。④可应用正性肌力药物多巴酚丁胺,常用剂量为每千克体重5～10微克/分。若出现心动过速或室性心律失常应减量或停用。多巴酚丁胺适用于肺毛细血管楔嵌压(PCWP)增高者。⑤必要时可行经皮冠状动脉腔内成形术(PTCA)或冠状动脉搭桥术(CABG)。

因机械并发症如乳头肌或腱索断裂及室间隔穿孔等引起的急性左心衰竭,伴或不伴有低血压或休克等,上述的各项治疗措施均适用。但应特别强调血管扩张药在此并发症的应用,待病情稳定后尽早进行外科手术。

223. 右心室梗死的处置措施

单纯的右心室梗死较少见,多与左心室梗死同时发生。右心室心肌梗死的处置与左心室梗死相同,但并发右心衰竭时治疗有所不同。右心室梗死患者若左心功能无显著异常,右心室舒张末压＜1.6千帕(12毫米汞柱)、肺毛细血管楔嵌压＜2.4千帕(18毫米汞柱)时,则应快速输液扩容以增加右心室舒

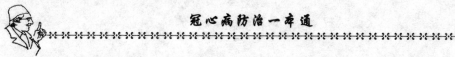

张末压,使血液通过低阻力的肺血管床,血管增加左心室充盈,改善左心排血量和维持动脉压稳定。单纯右心室梗死患者必须进行扩容治疗,但当合并广泛左心室梗死,肺毛细血管楔嵌压(PCWP)已升高,此时不宜扩容,PCWP>2.4千帕(18毫米汞柱)时,应首选多巴胺、多巴酚丁胺,要谨慎扩容,扩容应注意防止电解质失衡。如此时低血压未能纠正,可用正性肌力药物,不宜用利尿药或血管扩张药物。伴有房室传导阻滞时,可予以临时起搏。

224. 心电监护的重要作用

近年来,急性心肌梗死急救成功率的上升及其病死率的显著下降,心脏介入疗法和搭桥术的广泛开展,一个重要的原因是监护病房(CCU)及心电监护的重要作用。

监护仪可准确测量和监护多种生理参数,还可监视和处理用药。心电监护能同时监护患者的动态心电图、呼吸、体温、血压(分无创和有创)、血氧饱和度、脉率等生理参数。可存储400组无创血压数据及测量血压时的心率值、体温、呼吸率、血氧饱和度,并可列表查看。高精度的无创血压测量模块,精度高、重复性好;独特的血氧饱和度测量装置,保证血氧饱和度值和脉率测量更准确;另有丰富的上、下限报警设置功能。血压监测分为自动监测、手动监测及报警装置,还用经皮血氧饱和度监测仪红外线探头固定在患者指端,监测到患者指端小动脉搏动时的氧合血红蛋白占血红蛋白的百分比。例如,急性心肌梗死患者进入监护病房后进行持续心电监测,不仅能反映心肌梗死的演变过程,而且对急性心肌梗死早期出现的恶性室性心律失常能得到及时发现和治疗,使急性心肌梗死住院患者早期病死率明显下降。

因此,心电监护的重要作用在于对患者的生理参数可做到连续数天或数十天的监护,能检测其变化趋势,指示病情状态和临危情况,供医生作为应急处理和进行治疗的依据,达到及时了解病情、消除危险因素、使并发症减到最少限度的目的。

225. 老年急性心肌梗死的特点

老年急性心肌梗死的主要特点如下:

(1)无痛性心肌梗死多见:老年人无痛性心肌梗死占15%~75%,随着年龄的增长,无痛性心肌梗死的比例逐渐增加。

(2)并发症多:尤其心功能不全的发生率远较中年人高。

(3)复发率高:约2/3以上患者发生再梗死,尤其在初发梗死后多在1~2年内复发。

(4)症状不典型:老年性心肌梗死的首发症状往往是不典型的,症状表现形式多样；其次，老年人往往数病共存，其他疾病可掩盖心肌梗死的症状，其症状亦不典型。

(5)病死率高：因老年人体质弱，各器官功能减退，一旦患病，百病皆生；加之心肌梗死症状不典型，不仅会加重梗死病情，而且易于误诊和漏诊。这些因素导致了老年人心肌梗死的病死率高。国内外资料报道，80%死于急性心肌梗死者是大于65岁的老年人。80年代初国外有报道，急性心肌梗死大于70岁的住院病死率为：男性27.7%，女性35.9%，总病死率为32%。

226. 老年心肌梗死的治疗

老年急性心肌梗死的症状不典型者较多，就诊及确诊较晚，因而往往延误了早期治疗的时间；一些老年人还患有多种疾病，符合溶栓及冠状动脉介入性治疗条件者较少，故老年人，尤其是高龄老年人得益于这些治疗者不多。因此，老年心肌梗死的基础治疗和药物治疗就显得格外重要。

(1)心电监测：急性心肌梗死患者一般在监护病房监测3天，对有血流动力学不稳定、心律失常、梗死后心绞痛、溶栓治疗或经皮腔内冠状动脉成形术(PTCA)患者应监护3～5天。

(2)血管扩张药：心肌缺血患者一般应用硝酸异山梨酯等血管扩张药治疗，或静脉滴注复方丹参、川芎液等。心泵功能不全患者首选利尿药，如静脉滴注硝普钠或用其他强力血管扩张药时，宜从小剂量开始，逐渐调整。亦可选用氨力农(氨利酮，氨双吡酮)或米力农(咪列酮，甲腈吡酮)口服或静脉滴注。静滴时需用生理盐水稀释，不能用含右旋糖酐或葡萄糖的溶液稀释。

(3)β受体阻滞药：老年急性心肌梗死后若无禁忌证则应用β受体阻滞药有益。大量资料表明，β受体阻滞药可降低心率和心肌收缩性，故可减低心肌耗氧量，防止梗死扩展，并可预防梗死后室壁膨胀；β受体阻滞药可减少急性缺血时儿茶酚胺的释放，防止严重心律失常。梗死后长期应用β受体阻滞药可显著减少再梗死和猝死率。

(4)洋地黄类药物：目前主张急性心肌梗死发病6小时内禁用洋地黄。发病24小时内尽可能使用其他药物代替洋地黄，如用利尿药、血管扩张药治疗急性左心衰竭；用维拉帕米、普罗帕酮等治疗快速室上性心律失常。在发病24小时后，确有充血性心力衰竭心腔扩大者可给1/2量快速类洋地黄。

(5)糖皮质激素的应用：遇有下列情况可酌情应用：①心源性休克时与升压药物合用。②出现严重房室传导阻滞。③大面积梗死伴明显的炎症反应。④持续而顽固心绞痛伴血压进行性下降者。多用地塞米松10～20毫克加10%葡萄糖液500毫升静脉滴注，每日1次，一般仅在急性期短期应用，不宜

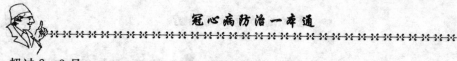

超过2～3日。

（6）心肌能量代谢药物：宜选用促进心肌能量代谢的药物治疗，如二磷酸果糖（1,6-二磷酸果糖，FDP）、强极化液（Mg-GIK）、泛癸利酮（辅酶Q10）、曲美他嗪（万爽力）等。

（7）升压药物：老年急性心肌梗死患者若出现严重低血压（收缩压＜10.7千帕）或心源性休克时，需应用升压药治疗。可选用多巴胺，每次20毫克，用5%葡萄糖注射液200～300毫升稀释后，以每分钟15～20滴之速度滴入。或用多巴酚丁胺250毫克，加入5%葡萄糖注射液或生理盐水250～500毫升，以每分钟2.5～5微克/千克体重的浓度滴入。注意此时不能用β受体阻滞药。

（8）溶栓治疗：老年急性心肌梗死慎用溶栓治疗，确需溶栓时应严格掌握适应证与禁忌证。

（9）抗凝药应用：抗凝药可采用效果可靠且不良反应少的口服制剂。阿司匹林，每日50～100毫克，口服；氯吡格雷，每日75毫克，口服。

（10）介入治疗：对心肌梗死发生后4小时之内的大面积梗死的患者或溶栓有禁忌者，若医院条件许可，早期进行冠状动脉成形术及冠状动脉内支架置入是合适的，因急性心肌梗死并心源性休克者，紧急施行介入治疗有可能挽救生命。

227. 急性心肌梗死住院前的急救

急性心肌梗死病死率高，其中半数以上患者是在住院前病死的，大多数病死发生在发病后1小时内。所以，就地急救措施和迅速转送医院至关重要。原因在于大多数急性心肌梗死发病发生在院外，尤其是年老体弱的患者，如不及时处置，就有可能延误治疗机会，失去救治的可能。因此，在高危患者（高血压，糖尿病，既往有心绞痛发作者）中一旦发生胸部不适、极度疲劳、呼吸困难，尤其伴有大汗、头晕、心悸、濒死感时，要高度怀疑发生了心肌梗死，对这类患者立即展开就地抢救。

（1）镇静，稳定患者情绪，保证患者安静。

（2）吸氧，最好高流量吸氧。

（3）含硝酸甘油，如有条件，可静脉给硝酸甘油，浓度自每分钟15毫克开始，根据血压及心绞痛情况，以每分钟5毫克的浓度递增。

（4）疼痛剧烈者迅速止痛，常用哌替啶（度冷丁）或吗啡。前者50～100毫克口服；后者5～10毫克，静脉注射或肌内注射。

（5）如心率＜50次/分，且有低血压，应静脉注射阿托品0.5毫克或肌内注射1毫克，无效时隔5～10分钟可重复注射，直至最大剂量达2～4毫克为止。

(6)有室性期前收缩和短阵室速者,应立即用利多卡因 50～100 毫克加葡萄糖液 20 毫升静脉注射,然后按每分钟 0.5～1 毫克静脉滴注;对 70 岁以上高龄,有心力衰竭、休克、严重肝肾功能障碍者,剂量减半。

(7)低血压或休克者,给予多巴胺,按每千克体重 6～15 微克/分,静脉滴注。

(8)如发生室速或室颤,需及时电除颤。

(9)如心脏骤停,则立即就地心肺复苏,待心律、血压、呼吸稳定后再转送医院。送院时应专人陪送,乘急救车送入医院,尽量避免过多搬动患者。

(10)转送途中应连续心电监护,备好抢救药品及除颤装置,争取在发病后 1～3 小时迅速送入急诊室、心脏监护室或心导管室,以便及早进行冠脉造影或溶栓治疗。

228. 急性心肌梗死的家庭处置

急性心肌梗死是冠心病中常见的严重类型,应提高对家中亲人发生急性心肌梗死的警惕性,当家人疑为心肌梗死时,家属切勿慌张,在叫医生及救护车的同时,应争分夺秒采取以下现场急救。

(1)首先让患者安静休息,平卧不要随意搬动,并保持情绪稳定,避免激动和烦躁。

(2)密切注意心率、心律、血压的变化,可摸脉搏,注意脉率的快慢与规律,如有条件可监测血压。应注意患者面色、四肢温度及有何不适症状。

(3)由于疼痛、恐惧、焦虑均可使心肌耗氧量增加,扩大梗死面积,应给予适量镇静、镇痛药,如可给患者舌下含服硝酸甘油或速效救心丸等。若疼痛剧烈,不能缓解者,可给予地西泮。

(4)可用家中备用的小氧气瓶或氧气袋吸氧。

(5)预防可能发生的严重心律失常,如心室颤动,甚至心跳骤停,可肌内注射利多卡因;心跳过慢者可皮下注射阿托品;心跳过快者可口服阿替洛尔。

(6)预防休克的发生,如患者面色苍白、大汗淋漓、脉搏细弱、血压下降,可针刺人中、合谷和涌泉穴,口服独参汤。

(7)服用抗血小板制剂,如阿司匹林 300 毫克,嚼碎后吞服。

(8)如发病时患者想解大便,绝对不能用力屏气,否则有心跳骤停的危险。

229. 急性心肌梗死的转运

急性心肌梗死患者从发病到向医院转运是个涉及多人、多单位的问题。转运中一定要密切观察病情,做好各种应急处置,以保证患者安全送到医院。

(1)转运前:①与医院取得联系,通报病情,安排床位及协调有关科室。②

向患者家属或单位人员说明病情,途中可能出现的情况及发生意外的可能,取得同意和谅解。③对患者做好解释工作,解除焦虑、紧张,取得配合。④准备好途中所需及可能需要的药品。⑤搬动患者前检测各项生命指征,可根据需要给予镇静及抗心律失常药物。⑥组织好人力,将患者安全地从家中抬运到救护车上。

(2)转运途中:①密切观察病情,持续心电监护心率、心律、血压等,经常询问患者有何不适。②持续鼻导管吸氧,流量每分钟2～4升。③护理好静脉通道,持续静脉滴注硝酸甘油。④镇痛镇静,如途中患者发生剧烈胸痛、烦躁,应静脉注射吗啡、地西泮。⑤防治合并症,如发现室性早搏,静脉注射利多卡因;发生室颤,立即停车予以电除颤,除颤成功,继续转送医院;一旦心跳骤停,应立即停车就地心肺复苏。⑥进行院前溶栓治疗的患者,转运可在溶栓开始后的20～30分钟内进行,或待溶栓完成且病情平稳后再进行,转运中应注意观察再灌注心律失常。

230. 心肌梗死后的 ABCDE

当心肌梗死急性期后,死神暂时离开,但此时绝非万事大吉。若不采取积极预防措施,第二次心肌梗死就会再次敲门。对于心肌梗死后的患者,要牢记5条基本措施,即所谓 ABCDE 方案。

A:一般指长期服用阿司匹林(aspirin)和血管紧张素转化酶抑制药(ACEI)。前者具有抗血小板凝集作用,可减少冠脉内血栓形成;后者可改善心肌重构、变形,对合并高血压、心功能不全者有益。

B:应用 β 受体阻滞药(beta-recepterblocker)和控制血压(bloodpressure)。目前证实,若无禁忌证的心肌梗死患者使用 β 受体阻滞药,可明显降低心梗复发率、改善心功能和减少猝死的发生。控制血压对防治冠心病很重要,血压控制在 130/80 毫米汞柱以下,可减少冠心病的急性事件,且可减少高血压并发症,如脑血管病、肾功能损害和糖尿病眼底病变等。

C:降低胆固醇(cholesterllowing)和戒烟(cigarettesquitting)。众所周知,胆固醇增高是引起冠心病的罪魁祸首,血清胆固醇增高应通过饮食控制和适当服用调脂药物,如他汀类药舒降之、来适可、普拉固等,降脂可大大降低心肌梗死再发率。循证医学证实,心肌梗死后患者即使血脂正常,也要服降脂药物,尤其是他汀类药,它可稳定粥样斑块,降低急性冠脉事件的发生率。因此,心肌梗死患者无论血清胆固醇增高还是正常,都要长期服用调脂药。戒烟不仅可降低慢性支气管炎、肺气肿、肺心病和肺癌的患病率,还可减少烟对血管内皮的损害,从而减少冠心病的发生。

D:控制饮食(diet)和治疗糖尿病(diabetes)。每天进食过多富含胆固醇的食物,如肥肉、动物内脏、蛋黄等,是促发冠心病的最大危险因素。因此,心肌梗死患者应当远离高胆固醇食物,提倡清淡饮食,多吃鱼和蔬菜,少吃肉和蛋。糖尿病不仅可以引起血糖增高,也是引起脂质紊乱的重要原因。在同等条件下,糖尿病患者的冠心病患病率比血糖正常者高出 2～5 倍。由此可见,控制糖尿病对冠心病患者何等重要。

E:教育(education)和体育锻炼(exercise)。冠心病患者应学会一些有关心绞痛、心肌梗死等急性冠脉事件的急救知识,如发生心绞痛或心梗时可含服硝酸甘油和口服阿司匹林等,别小看这些简单办法,可大大减轻病情和病死率。心肌梗死后,随身体逐渐康复,可根据各自条件在医师指导下,适当参加体育锻炼及减肥。这样不仅可增强体质,也是减少冠心病再发心梗的重要措施。

231. 心脏电复律

心脏电复律也称电除颤,是用高能电脉冲直接或经胸壁作用于心脏,使多种快速心律失常转变为窦性心律的方法。电复律是以自身的心电信号为触发标志,同步瞬间高能放电以终止某些异位快速心律失常。电除颤是紧急非同步瞬间高能放电,以终止心室颤动或心室扑动。所用的仪器称为电复律器和电除颤器,它是在极短暂的时间内给心脏通以强电流(目前都用直流电),引起所有心脏自律细胞在瞬间同时除极,并使所有可能存在的折返通道全部失活。此时心脏起搏系统中具有最高自律性的窦房结恢复主导地位,从而控制心搏,使心律转复为窦性。电复律对终止折返性心动过速特别有效,能否终止由异位节律性增高或促发机制所致的心动过速尚不清楚。

电复律有同步与非同步之分。同步电复律指当电复律用于心室颤动以外的快速心律失常时,为了避开 T 波顶峰附近的心室易损期,复律脉冲的发放是利用心电图 R 波触发同步装置,使电刺激落入 R 波降支或 R 波起始后 30 毫秒左右处,相当于心室绝对不应期中,此为同步电复律。适用于有 R 波存在的各种快速性异位心律失常。非同步电复律是不用同步触发装置,可随时在任何时间放电,仅用于 R 波不能分辨时,即用于心室颤动和扑动的治疗。

232. 心脏起搏器

心脏起搏器(cardiacpacemaker)就是一个人为的"司令部",它能替代心脏的起搏点,使心脏有节律地跳动起来。心脏起搏器是由电池和电路组成的脉冲发生器,能定时发放一定频率的脉冲电流,通过起搏电极导线传输到心房或心室肌,使局部的心肌细胞受到刺激而兴奋,兴奋通过细胞间的传导,导致整个心房和(或)心室的收缩。当起搏器运行时,活动时心脏跳动加速;睡眠时心脏跳动减慢。如果心电系统异常,心脏跳得很慢,甚至可能完全停止。人工心脏起搏器发出有规律的电脉冲,能使心脏保持跳动。心脏起搏器分为临时性与永久性两种,各有不同的应用指征。

(1)临时性起搏应用指征

①治疗有生命威胁的心律失常时,维持适当的心率

●房室传导阻滞、窦房结功能衰竭等各种原因引起的心脏停搏所导致的阿-斯综合征。

●急性心肌梗死、急性心肌炎、药物中毒、电解质紊乱等疾病时出现的缓慢心律失常。

●心脏直视手术引起的房室传导阻滞。

②作为某些临床诊断及电生理检查的辅助手段

●判别预激综合征类型。

●房室结功能检测。

●测定窦房结功能。

●诊断折返性心律失常。

●抗心律失常药物效果鉴定。

③预防心脏停搏

●心脏起搏传导系统功能不全的患者拟施行大手术、心血管造影检查或心律转复治疗时可安置临时起搏器保护。

●心律不稳定的患者在安置永久起搏器之前,可先作临时起搏以保证安全。

●更换永久性起搏器时的过渡。

(2)永久性起搏应用指征

①因心率缓慢所致的脑供血不足而出现症状,如头晕、近似晕厥和晕厥等。

②心动过缓引起的全身症状,如疲劳、活动耐量降低。

③心动过缓引起的或加重的充血性心力衰竭。不包括病因可纠治的短暂性心动过缓,如药物、电解质紊乱、内分泌失调、感染等。

233. 主动脉内球囊反搏术

主动脉内球囊反搏术(IABP)是目前临床上最常用的机械辅助循环方法之一。该装置由球囊导管和体外控制泵组成。当心室舒张、主动脉瓣关闭时,球囊快速充盈扩张,使主动脉内舒张压升高,从而提高冠状动脉灌注;当心室

收缩时,球囊快速抽气排空,以减轻左心室射血阻力,降低左心室后负荷,减少左心室做工,从而改善心功能。主动脉内球囊反搏术的血流动力学效应包括:减轻左心室后负荷;增加主动脉内舒张期压力;改善周围循环并提高血压。可使急性心肌梗死心源性休克的病死率由90%降至60%。在它支持下行冠状动脉腔内成形术或旁路移植术,可使心源性休克的病死率下降40%;对乳头肌断裂及室间隔穿孔引起的心力衰竭,在主动脉内球囊反搏术支持下进行外科手术可获得满意疗效。

当急性心肌梗死患者药物治疗无效时,可用主动脉内球反搏术以增高舒张期动脉压而不增加左心室收缩期负荷,并有助于增加冠状动脉灌流。之后做选择性冠状动脉造影,随即施行腔内冠状动脉成形术或冠状动脉旁路移植手术,可提高成功率,有效挽救一些患者的生命。

234. 激光打孔心肌血供重建术

激光打孔心肌血供重建术(TMLR)是利用激光在心肌的缺血区制造多个贯穿左心室壁全层的孔道,直径为1～1.2毫米,使左心室的血液在收缩期,通过这些孔道注入到缺血的心肌内,并经由心肌内的窦状隙-冠状动脉交通网向该部心肌供氧,从而改善心脏功能。

20世纪70年代,Mirhoseini首先应用CO_2激光对左室缺血心肌打孔。与各种冠心病治疗方法相比,激光打孔心肌血供重建术是一种建立在心肌解剖结构和仿生学基础上的新治疗手段。目前,大多数情况下激光打孔心肌血供重建术只作为冠脉搭桥或微创冠脉搭桥的附加手术,亦用于治疗有较多高危因素的晚期冠心病心绞痛患者。其缓解心绞痛、提高心功能的疗效已为越来越多的病例所证实。激光打孔手术具有创伤小、时间短、安全性高、不用体外循环的优越性,为冠状动脉纤细或弥漫性病变不适宜做经皮冠状动脉腔内成形术和冠状动脉搭桥术的患者提供了新的选择。最近冠心病外科又有新进展,即通过心导管,自心腔内向心外膜方向打孔的技术。尽管如此,有关冠脉搭桥术后的血流灌注生理,打孔后供血量的测定,激光孔道变化规律及周围微血管演变过程,特别是孔道内膜开口的长期通畅性观察,尚待进一步的研究。

235. 经皮冠状动脉腔内成形术

经皮冠状动脉腔内成形术(PTCA)是治疗冠状动脉粥样硬化性管腔狭窄最基本最主要的介入性技术。具体操作是在右侧大腿根部从皮肤穿刺,沿股动脉将一根管端有个小球囊的特制导管(叫球囊导管),顺着动脉血流在X线透视下,慢慢送到心脏的冠状动脉。到冠状动脉的狭窄部位时,可将球囊加压到数个大气压之后扩张局部狭窄的病变,使血管内径增大,从而改善心肌供血,缓解胸痛症状并减少心肌梗死的发生。这样将血管狭窄的冠状动脉重新成形,称为经皮冠状动脉腔内成形术(percutaneoustransluminalcoronaryangioplasty,PTCA)。PTCA较心外科开胸做冠脉搭桥手术简便且痛苦小,是当今治疗冠心病的主要技术之一。

目前,全国知名度高的大医院心血管内科都能开展这项工作。PTCA有一定的适应证和禁忌证,也有一些风险。需要大型X线设备、心导管室及一组训练有素的技术人员配合。目前PTCA的治疗范围,随着医务人员技术熟练,导管器械改进,已从治疗冠状动脉的单支狭窄病变扩大到多支病变,从治疗单纯病变扩大到复杂病变,从治疗稳定型心绞痛扩大到急性心肌梗死等。

236. 冠心病的介入治疗

冠心病介入治疗是指在现代放射影像的指导下,采取经动脉插管的方式,将导管经大腿股动脉或其他周围动脉插入,送至升主动脉,然后探寻左或右冠状动脉口插入其内,再施以气囊、支架、旋磨或旋切等不同的治疗方式。一般实施治疗前先注入造影剂,使冠状动脉显影,这样能较明确地揭示冠状动脉的解剖畸形及其阻塞性病变的位置、程度与范围,进而对心血管疾病实施检查和治疗。介入治疗可以不用手术开刀,即可对许多过去只能通过开胸手术的心血管疾病实施治疗。其特点是创伤小,给患者带来的痛苦小、恢复快,受到很多患者的欢迎。随着放射影像及超声影像技术的迅速发展,以及技术设备的改进,心脏介入治疗的适应证越来越宽。对于许多心血管疾病,介入治疗可取代外科手术,达到手术治疗同样的效果。

237. 冠状动脉内支架置入术

冠状动脉内支架置入的方法同经皮冠状动脉腔内成形术,只是在扩张的球囊套上特殊金属做成的螺旋状或网状支架,将球囊放在病变处,扩张球囊,撑开金属支架;然后使球囊缩小,拔除扩张球囊。由于金属支架是记忆金属做成,所以不会缩小,这样就使扩张了的支架留在被扩张的原狭窄处。4~6周后支架会被冠状动脉血管内膜覆盖,成为管壁的一部分保留在那里,起到扩张冠状动脉、增加冠状动脉血流量的作用,而达到治疗的目的。

(1)支架置入术的适应证:①经皮腔内冠状动脉成形术后血管造影显示扩张不满意者。②经皮腔内冠状动脉成形术中发生主要血管的急性闭塞或术后血管夹层的处理。③扩张后血管的再狭窄。④冠状动脉搭桥术后移植的大隐静脉狭窄。⑤急性心肌梗死后的急性冠状动脉闭塞。

(2)支架置入的并发症:①急性和亚急性血栓形成。②出血及血管并发症。③支架的近段或远段夹层。④分支受压或闭塞。⑤支架脱落或栓塞。⑥支架释放后无血流或血流缓慢。⑦球囊破裂。⑧感染。⑨冠状动脉破裂穿孔。⑩支架内再狭窄等。

238. 冠状动脉常用的支架

目前临床上有多种支架。

(1)根据支架设计的不同,可分为网状支架(wallstent)、管状支架、缠绕形支架、环状支架。

(2)根据支架材料的不同,可分为316L不锈钢支架、镍支架、钽支架。

(3)根据输送方式的不同,分为球囊膨胀性支架和自膨胀性支架。

(4)根据特殊用途而设计不同的支架,如适合分叉病变的支架和适合分支的支架,以及针对冠状动脉瘤或穿孔的带膜支架。

(5)临床应用理想的支架应具备以下特征:①灵活。②示踪性好。③不透X线。④抗血栓。⑤生物相容性好。⑥扩张性能可靠。⑦支撑力好。⑧覆盖好。⑨表面积小。⑩符合流体力学。目前应用的支架中,没有一种支架能够完全满足上述所有特征,每种支架都有各自的特性,熟悉各种支架的特性是保证介入治疗成功的条件。

239. 药物涂层支架

目前临床上使用的支架均为金属支架,它存在着一些缺陷,主要为血栓形成和内膜增生引起的支架内再狭窄。接受心脏血管扩张术的患者,30%的人在半年内还会面临血管变窄的问题。这些患者在做完血管扩张手术后,由于无法正常恢复扩张前的状态,将产生很多增生细胞阻塞血管,导致他们须要再多做一次绕道手术或血管成形术。为解决这一问题,如今医学界发明了一种能够制止细胞分裂的"药物涂层支架",即在用以扩充患者血管的支架涂上一种药物,不断释放的药物能抑制增生细胞的生长。如此血管就不会被细胞阻塞,也就不会变窄了,如支架上携带抗凝药物(如肝素)以减少支架内血栓形成。

载药血管内支架根据构成不同可分为很多类型,常根据所携带的药物及其所发挥的作用不同分为以下几种:①抗血栓作用的肝素涂层支架。②抗炎症作用的地塞米松涂层支架。③抗增殖作用的涂层支架,如紫杉醇涂层支架、雷帕霉素涂层支架。④基因药物涂层支架。⑤纳米药物涂层支架。支架携带何种抗炎和干扰细胞代谢的药物或基因,以达到长期有效预防再狭窄的目的,已成为目前医学界的热点课题。

240. 支架置入后的药物使用

支架置入(PCI)术后面临两个问题,一是支架内再狭窄;二是支架内血栓形成。近年临床上普遍采用的药物涂层支架，能有效地降低支架置入术后的再狭窄发生率。但由于药物及涂层本身同时抑制了支架表面的内皮化，从而增加了支架置入术后晚期血栓形成的风险。因此，支架置入术后需要坚持抗血小板治疗。2009年中国支架置入指南指出，支架置入术后对于无高出血风险和阿司匹林过敏者，需口服阿司匹林，每日100毫克；氯吡格雷，每日75毫克，称为双联疗法，持续1年。

消化道出血是支架置入术后使用抗血小板药物的主要不良反应之一，约占支架置入术后所有出血的50%。消化道出血发生后，停用抗血小板药物24小时，给予静脉质子泵抑制药。如果经前述处理出血停止，且再出血风险较低，则可继续应用双联抗血小板治疗。如果出血停止，但再出血风险较高，则重新启用氯吡格雷，继续停用阿司匹林，2周后恢复阿司匹林的使用。如果消化道出血持续，则继续停用双联抗血小板治疗，力争在1~2周内重新启用氯吡格雷。

241. 冠状动脉旋磨术

冠状动脉旋磨术是指采用超高速的旋磨头将动脉粥样硬化斑块磨成很多细小的碎屑而起到清除冠状动脉管腔阻塞，扩大管腔的目的。其机制是根据鉴别性切割原理去除动脉粥样硬化斑块，即有选择地清除质硬，甚至钙化的动脉粥样斑块，而不切割弹性组织和正常冠脉组织。血管内超声已证实，旋磨不但可以祛除钙化的冠状动脉病变，而且可以祛除无钙化的软斑块、纤维性斑块，但也会清除狭窄临近的内膜，因此旋磨时会出现痉挛。旋磨的钙化或纤维化细碎屑一般<5微米，旋磨后的管壁表面光滑，不伤及血管介质。旋磨的速度为每分钟转数160 000~200 000时，主要为肉眼看不到的大颗粒，仅有1.5%~2.0%的颗粒>10微米。这些小碎屑通过毛细血管不会产生临床后果，然后在肝、脾和肺部清除掉，对左心室的整体和节段性运动不会产生影响。当速度<每分钟转数75 000时，产生的颗粒较大和旋磨头前推时产生的热能会导致管壁损伤。

比较研究证实了旋磨的再狭窄率（39%）远远高于冠状动脉成形术（29%），综合多项研究旋磨术后的再狭窄为38%~57%。因此，现在认为旋磨术后的再狭窄高于球囊扩张术和支架置入术。

242. 冠状动脉腔内斑块旋切吸引术

冠状动脉腔内斑块旋切吸引术（TEC）是将动脉粥样硬化斑块和管腔内的碎屑，特别是血栓，切下并吸出的治疗技术。组织学证明切除仅限于斑块的表面，偶尔可至血管介质层的1/4。在75%~100%的静脉旁路血管病变，它可以全部或部分清除血栓,对于球形血栓尤其有效。尽管能够明确减少治疗部位的血栓负荷,但在治疗后造影仍有 26％的病变还有管腔的充盈缺损和模糊。

(1)适用范围:主要用于治疗弥漫性病变、退行性桥血管病变,以及自身冠状动脉造影或临床怀疑有血栓存在的病变。

(2)禁忌证:①引导钢丝不能通过的完全闭塞。②严重钙化病变。③严重冠状动脉扩张性改变。④靶病变极度偏心。⑤靶病变极度成角。⑥靶病变近段血管弯曲。⑦存在夹层。⑧伴有严重的周围血管疾患。

243. 定向性冠状动脉斑块旋切术

定向旋切装置是经皮沿导引钢丝切割动脉粥样硬化斑块并将其回收的系统。1990 年,美国医疗审核权威机构(FDA)正式批准应用于冠状动脉介入治疗,即定向性冠状动脉斑块旋切术(DCA)。其机制为通过方向控制清除动脉粥样硬化斑块,使管腔直径得以改善。

冠状动脉斑块旋切术的应用范围主要用于冠状动脉的偏心性病变、溃疡性病变、开口部病变、分叉病变、左主干病变、长病变、成角病变等。亦用于冠状动脉形成术效果欠佳、支架内再狭窄、大隐静脉旁路血管病变等。

244. 切割球囊术

切割球囊是一种将常规球囊与微外科的刀片有机地结合在一起的装置。在切割球囊扩张时,锋利的刀片暴露,沿血管壁的纵向切开动脉粥样硬化斑块和管壁,减轻环状压力,可以用最小的力量和时间最大程度地扩张靶病变。常规经皮冠状动脉腔内成形术(PTCA)时,球囊加压时 360°对整个血管壁施压;随着压力的增加,不可避免地会发生内膜撕裂。相比之下,切割球囊是将扩展的力量集中在血管 3～4 个特定的点上,对动脉的损伤较小。选择切割球囊的直径应略大于参照血管的直径,这样可以获得最大的血管内腔、切口最平整,管壁的损伤和弹性回缩也最少,如管径为 3.0 毫米的血管,选择 3.25 毫米直径的切割球囊。如果病变前后的血管不规则而不能确定血管的大小,可以 1∶1 的选择切割球囊。有必要也可以进行多次加压扩张。

(1)切割球囊术的适应证

①治疗支架内再狭窄。切割球囊能够切开增生的内膜平滑肌组织,较常规冠状动脉成形术更大程度地挤压斑块而不扩张支架。有研究证实,切割球囊较冠状动脉成形术治疗支架内再狭窄的效果好,发生再狭窄的机会减少,尤以局限性支架内再狭窄效果显著。

②小血管病变。小血管因管腔细常常会发生病变,加之正常的血管弹性

回缩,经常会引起再狭窄。小血管置入支架的长期效果不肯定,而且小血管置入支架还可能会影响以后外科搭桥手术。切割球囊术操作快,对小血管壁的损伤较小,术后再狭窄的发生率低。

③开口部病变。开口部病变复杂,动脉粥样硬化、纤维化和钙化常同时并存,传统的方法治疗困难,常规球囊扩张后会出现明显的弹性回缩。切割球囊在动脉血管的斑块和(或)正常血管切3～4个切口,当切割球囊完全扩张的情况下,切开的区域变平,并不使血管扩张;通过缓冲环压力和保证管腔对称,使血管适当地扩张。开口部病变冠状动脉成形术的再狭窄率为53%,而切割球囊为31%。

④分叉病变。分叉病变是介入治疗的难点,由于切割球囊的特有机制,可以明显减少常规球囊扩张出现的"雪橇"现象。

⑤静脉桥旁路血管和左主干病变及轻中度钙化病变。可试用切割球囊。

(2)禁忌证:中、重度钙化和明显的成角病变不适于做切割球囊术。

245. 冠状动脉旁路移植术

冠心病有两个病理特点,一是在冠脉内粥样硬化斑块常形成节段性的狭窄与堵塞,而病变的远端是通畅的。二是病变的血管位于心外膜下,心肌内动脉段几乎不受粥样病变的影响。基于这一特点,病变冠脉浅在于心外膜下,而病变远端血流通畅,冠状动脉旁路移植术(CABG)才成为临床上可行而有效的治疗方法,并简称其搭桥术。

(1)搭桥移植材料:最常选用大隐静脉,其优点在于大隐静脉取材容易,有足够的长度,口径大,易吻合。但由于静脉本身的特点,术后容易发生栓塞而影响手术效果。有资料报道,大隐静脉通畅率5年为74%,10年为41%。乳内动脉是更好的移植材料,其内径2～3毫米,与冠状动脉内径相似,并能根据生理需要调节血流量,血管壁内含有较多的前列环素,具有扩张血管与抗血小板凝聚的功能,因而不易发生动脉硬化与栓塞。据统计,移植乳内动脉的10年通畅率为85%～95%。其缺点是不能满足多支病变血管搭桥的需要。其他移植动脉还有桡动脉、胃网膜右动脉、腹壁下动脉等,据报告均可与乳内动脉相媲美。

(2)搭桥术的适应证:①冠状动脉多支血管病变,尤其是合并糖尿病的患者。②冠状动脉左主干病变。③不适合于行介入治疗的患者。④心肌梗死后合并室壁瘤,需要进行室壁瘤切除的患者。⑤狭窄段的远段管腔要通畅,血管供应区有存活心肌。

(3)搭桥术的并发症:①灌注后综合征,是与体外循环相关的短暂性神经认知功能障碍。②胸骨不愈合连接。为胸廓内动脉的截取使胸骨缺少血供而致。③栓塞。低灌注或搭桥失败导致心肌梗死。④后期血管桥狭窄。大多发生于大隐静脉桥。⑤切口感染或败血症及深静脉血栓等。

根据近年来的报道,搭桥术后 30%～35% 的患者症状完全消失,75%～95% 患者的心绞痛明显减轻,病死率在 1%～3% 之间。

246. 微创冠状动脉搭桥术

传统或经典的搭桥术模式为正中劈开胸骨、体外循环下、心脏停跳的手术。20 世纪 90 年代以来,心脏外科对较为成熟的传统技术提出了新的要求,希望在技术提高的基础上,手术创伤小,患者恢复更快,住院时间更短,费用更少,从而促进了微创冠状动脉搭桥术(MIDCAB)的发展。

所谓微创冠状动脉搭桥术是指采用侧胸小切口,不用体外循环,在心脏跳动下,进行冠状脉搭桥术(CABG)的血管吻合。这种血管吻合技术要求较高,需借助于良好的手术器械,如胸腔镜切取乳内动脉,专用心表固定器使心脏局部保持稳定,便于吻合操作。据 Anto-nio 一组 434 例行微创冠状动脉搭桥术手术报道,其中 309 例在术后 9 小时内拔除气管插管,重症监护病房停留时间为 10 小时以内,平均住院 66±29 小时,早期病死率 1.1%,晚期病死率 1.4%。该组最后所做的 190 例患者,由于经验的积累,良好器械的应用,吻合血管通畅率高达 98.9%(188 例)。

另外,还有一种微创冠状动脉搭桥术,是用免开胸微创体外循环技术,经股动、静脉穿刺插入特制管道,在有体外循环、心肌保护、心跳停止的情况下,进行所谓洞穴心脏手术(prntac-cess)。Ribakove 等报告 31 例应用此技术的病例,无手术病死,亦无神经损伤、心肌梗死、主动脉夹层等并发症,证实了此种技术的可行性与可靠性,其最大的优点是可以用于多支血管病变的患者。

目前微创冠状动脉搭桥术主要应用在以下几种情况:①病变血管主要限于左前降支或(和)右冠状动脉的病例。②再次冠状动脉搭桥手术。③年老体弱的高危患者,难以接受体外循环者。

禁忌证为曾发生过脑血管意外者、肾衰竭者、左室功能严重损害者及升主动脉钙化不便进行升主动脉操作者。

247. 搭桥术后的再狭窄

冠状动脉搭桥手术后的桥血管再狭窄问题始终是困扰临床医师和患者的一个突出问题。

在没有特殊情况下,患者手术后 1 周左右即可出院。为防止术后再狭窄,出院后应遵医嘱服用阿司匹林、氯吡格雷等药。心脏方面如无特殊情况,可在出院后3个月复查超声波、心电图、胸片等常规项目。如出院期间出现胸闷、憋气、心律失常、心绞痛发作等情况需要引起重视,及时就诊。心脏搭桥手术后若不注意饮食结构的改善,不注意生活习惯的调整,不注意长期合理的用药,那么所搭的桥时刻会面临再堵的危险。术后早期及后续恢复期应坚持锻炼,体育活动对于全身体力的恢复及"桥"的通畅都是有益的。

心脏搭桥手术后的保养可防止"桥"出现再狭窄。研究表明,高血脂是移植血管发生再狭窄的主要危险因素。胆固醇水平越高,再次搭桥的几率越大。因此,术后应坚持调脂治疗,在饮食上应减少胆固醇和脂肪的摄入。高血压、高血糖、吸烟均是动脉粥样硬化的危险因素,鉴于搭桥后期大隐静脉的病理改变,建议对高血压、高血糖也要引起高度重视。另外,肥胖的患者需要减肥,加强锻炼;同时保持心情愉快也很重要。

248. 搭桥术后的药物应用

搭桥术后仍需要服用药物治疗,一方面是为了预防和治疗冠心病有关的高危因素,即冠心病的二级预防;另一方面是要提高移植血管桥的通畅性,需要终身服用阿司匹林等抗凝治疗。但在服用药物时要注意个体化差异,特别是老年人用药的特点。

(1)血小板抑制药:冠心病患者血液黏稠度高,使冠脉循环减慢,容易发生血小板聚集、血栓形成,抗血小板药物是冠状动脉搭桥术后需长期坚持服用的一类药。术后早期应用阿司匹林,不仅可保持大隐静脉血管桥的长期通畅性,还可以预防和减少心肌梗死、心绞痛、脑卒中等的发生,预防心源性猝死。临床统计可以降低上述事件发生率约30%。其他常用的药物有巴米尔、氯吡格雷(波立维)等。

(2)硝酸酯类药物:大部分患者冠状动脉搭桥术前硝酸酯类药物用量很大,对术后是否应该继续长期应用目前意见尚不一致。专家认为,术后3~6个月后可以停用硝酸酯类药物,因为桥血管已经可以使心肌血供恢复正常;有的专家则认为,搭桥只能改善冠状动脉大血管供血,远端中小血管供血是否充足缺乏依据,仍需服用硝酸酯类药物扩张冠状动脉,以使心肌供血良好。现多数人采用单硝酸异山梨酯控释胶囊,每次50毫克,每日1次;或欣康,每次10~20毫克,每日2次,口服。一般需持续服用1年左右,以后根据患者病情、活动量来决定是否继续服用。另外,冠心病搭桥术后的患者如遇天气寒冷、剧烈活动时,仍有可能心绞痛发作,一些应急药物仍必须随身携带,以防万一心绞痛发作时急救,如硝酸甘油含片或喷雾剂。

(3)β受体阻滞药:是目前惟一比较肯定的急性心肌梗死后的预防用药,

可降低急性心肌梗死后的病死率和猝死率，还可有效降低心肌耗氧量，防止运动或情绪激动诱发的心绞痛。此类药术后要长期服用，至少2年以上。常用的有美托洛尔（倍他乐克）、阿替洛尔（氨酰心安）、索他洛尔（施太可）、比索洛尔（搏苏、康可）等。在一定范围内β受体阻滞药的疗效是剂量依赖性的。每一个患者的剂量必须个体化，从小剂量开始，逐渐增量使安静状态下心率保持在每分钟60次以上，直到疗效满意为止。在中度活动后（约以正常速度上二楼的运动量）使心率保持在每分钟90次左右。老年人用药剂量较中年人小，心脏明显扩大，心脏功能差者对药物耐受性差，剂量应谨慎。以美托洛尔为例，在心率、血压平稳的前提下，可以每次增加或减少6.25～12.5毫克，调剂量间隔时间应大于5天。长期服用β受体阻滞药不可骤停，否则可引起"反跳"，加重心肌缺血，甚至发生急性心肌梗死或不稳定心绞痛，即停药综合征。

（4）钙通道阻滞药（CCB）：即钙离子拮抗药，适用于搭桥术后合并高血压、心律失常者。它可以松弛血管平滑肌、扩张冠状动脉、解除冠状动脉痉挛，改善冠脉痉挛引起的心肌缺血，降低心肌耗氧量，改善血流动力学，降低循环阻力，并有不同程度的抗血小板聚集作用，长期服用可阻止新的冠脉损伤而阻止冠脉病变发展。钙通道阻滞药主要有硝苯地平（心痛定）、硝苯地平控释片（拜心同）、氨氯地平（络活喜）、地尔硫䓬（合心爽、合贝爽）、维拉帕米（异搏定）等。用桡动脉做移植血管桥材料者，常规用地尔硫䓬，每次30毫克，每日2～3次，口服。如合并有高血压者，可使用氨氯地平，每次5毫克，每日1次，口服。术后应用钙离子拮抗药可以预防移植动脉血管桥痉挛，术后使用至少半年。

（5）调脂药物：调血脂药要坚持长期服用，因为冠心病的高危因素之一是高脂血症，它是冠状动脉粥样硬化的元凶之一。动脉粥样硬化可引起心肌血供障碍，也是影响搭桥术后血管桥远期通畅率的主要原因。

249. 心肺复苏术

心肺复苏术（CPR）亦称基本生命支持，是针对由于各种原因导致的心搏骤停，在4～6分钟内所必须采取的急救措施。目的在于尽快挽救脑细胞在缺氧状态下坏死，因心搏骤停4分钟以上开始造成脑损伤，10钟以上即造成脑部不可逆之伤害。因此施救时机越快越好。心肺复苏术适用于冠心病猝死、窒息或其他意外事件造成之意识昏迷并有呼吸及心跳停止之状态。一般来说，徒手心肺复苏术的操作流程分为以下五步：

第一步，评估意识：轻拍患者双肩或在双耳边呼唤（禁止摇动患者头部，防止损伤颈椎），如果清醒对呼唤有反应，对痛刺激有反应，要继续观察；如果没有反应则为昏迷,进行下一个流程。

第二步,求救:高声呼救:"快来人啊,有人晕倒了。"接着联系打120求救,立即进行心肺复苏术。

第三步,检查及畅通呼吸道:取出口内异物,清除分泌物。用一手推前额使头部尽量后仰,同时另一手将下颏向上方抬起。注意不要压到喉部及颌下软组织。

第四步,人工呼吸:用"一看二听三摸"的方法首先判断是否有呼吸。一看患者胸部有无起伏;二听有无呼吸声音(维持呼吸道打开的姿势,将耳部放在患者口鼻处);三摸颈动脉有无搏动。如果无呼吸,应立即给予人工呼吸2次。手法为压额抬颏法,即用压住额头的手以拇指、食指捏住患者鼻孔,张口罩紧患者口唇吹气,同时用眼角注视患者的胸廓,胸廓膨起为有效。待胸廓下降,吹第二口气。

第五步,胸外心脏按压:按压部位为胸骨下半部,胸部正中央,两乳头连线中点。双肩前倾在患者胸部正上方,腰挺直,以臀部为轴,用整个上半身的重量垂直下压,双手掌根重叠,手指互扣翘起,以掌根按压,手臂要挺直,胳膊肘不能打弯。一般来说,心脏按压与人工呼吸比例为30:2。

(1)心肺复苏术有效的判断指标:恢复自主的呼吸和脉搏,有知觉反应及呻吟,瞳孔有缩小,有对光反射等。

(2)终止心肺复苏术的条件:①已恢复自主的呼吸和脉搏。②有医务人到场。③心肺复苏术持续1小时之后,瞳孔散大固定,心电活动、呼吸不恢复,表示脑及心脏病死。

250. 避免冠心病猝死的注意事项

猝死,又称突然病死,是指平时看来健康或病情已基本恢复或稳定者,在短时间内(从症状出现到病死历时1~6小时)突然发生意想不到的病死。冠心病猝死是猝死病因中最多见的一种。冠心病多数呈慢性经过,但也有少数患者病情凶险,来势迅猛,甚至发生猝死,这种情况俗称心脏病暴死。由于冠心病是一种老年退行性疾病,目前尚无根治方法。所以,为了避免发生冠心病猝死,要注意以下几点,猝死就可大大减少。

(1)冬天要注意保暖:寒冷可诱发血管收缩、痉挛,使血压上升,如原有冠心病易促发急性心肌梗死。故老年人冬天外出要注意保暖,以免着凉而发生心脑血管意外。每年冬季都有晨练的老年人突然猝死在雪地中的例子。

(2)保持情绪稳定和心理平衡:精神紧张和情绪激动可使血压飙升,心脏负荷瞬间加重,从而诱发急性心肌缺血而猝死。冠心病患者在观看紧张激烈的体育竞赛时,或因遇到不顺心的事造成心理严重失衡时,或因某件事大喜大悲等,应保持情绪稳定以免内分泌功能增强而引起猝死。所以要努力做到心胸宽广、情绪乐观、性格开朗、处世豁达,遇到棘手事不着急,冷处理,不钻牛角尖。因脾气暴躁、易发火动怒或贸然行事的人,血压波动剧烈,易引发心脏猝死。

(3)避免过度劳累:有些老年人打麻将成瘾,甚至达到废寝忘食、通宵达旦的程度,由于过度疲劳和输赢对情绪及血压的影响,极易诱发心肌梗死。猝死在麻将桌边的老年人屡见不鲜。

(4)及时处置急性心衰和心源性休克:急性心肌梗死和缺血型心肌病都可能发生急性心力衰竭和心满腔热情性休克,这是由于大面积心肌坏死所致,多为急性左心力衰竭,很易发生心脏猝死。此时患者出现严重呼吸困难,伴烦躁不安,窒息感,面色青灰或口唇发绀,大汗淋漓,咳嗽及咳大量白色或粉红色泡沫痰,这种情况必须立即送医院抢救。

251. 干细胞疗法

干细胞移植是治疗冠心病的一种新方法。研究显示,干细胞移植能产生巨大的生物学效应,使心脏生成新生血管或者心肌细胞,改善心肌血液供应,增加心脏功能。干细胞可以分化再生为心肌细胞,说明移植的干细胞在心肌组织内分化为有增殖能力的心肌细胞。干细胞参与构成新生的血管结构,细胞移植组心功能指标显著改善。研究还发现,注入细胞的数量也是影响心肌梗死后左室功能恢复和左室重构改善的重要因素。目前干细胞移植的方法有以下几种:

(1)心肌内直接注射法,可经心外膜直接注射,或经心内膜注射。

(2)冠状静脉窦行细胞移植。

(3)经冠脉注入干细胞。有人认为,这种方法比经静脉或经心内膜下注入能更好地改善左室功能,但仍需要进一步控制输送细胞系统,避免因为血流的减慢所导致的细胞损伤。也有人认为,经冠状动脉灌注的方法有发生心肌梗死及在冠状动脉内形成栓子的可能。

(4)利用可降解生物胶将移植细胞移行至瓢标地点。

(5)利用微冰球颗粒作载体,将冰冻的心肌细胞弹丸注射至瓢标区域,该法较简单。

252. 冠心病患者急救药盒

急救药盒是冠心病患者不可缺少的"伴侣"。只要冠心病患者能够保证药品齐全,保管得当,在突然发病时,它便会挺身而出,抢救宝贵生命。一般来说,急救药盒中应备有速效硝酸甘油片、长效硝酸甘油片、双嘧达莫、亚硝酸异戊酯和地西泮片等,这些药物各有各的用途。例如,心绞痛发作时,可以及时使用硝酸甘油类药物及双嘧达莫,这些药能减轻心脏负荷,降低心肌氧消耗,改善冠状动脉血液循环,从而可以缓解心绞痛,较好地防止急性心肌梗死的发作。倘若心绞痛频繁发作可服用长效硝酸甘油片和双嘧达莫。长效硝酸甘油片的用量为每日 2 次,每次 1 片;双嘧达莫的用量为每日 3 次,每次 1 片。心绞痛发作时,如果精神紧张,焦虑不安及失眠时,可服用地西泮片,每日 3 次,每次 1~2 片。倘若病情严重,用上述药物无效时,可将亚硝酸异戊酯 1 支包在手帕里捏碎,立即放于鼻前吸入,半分钟即可见效。急救药盒内的其他药物可根据个人的病情灵活选择,如以心跳过慢、血压偏低为主的冠心病患者,可备硫酸阿托品或 654-2 片,以增加心率,提高血压;若以心跳过速或心律失常为主要表现者,可备维拉帕米及美西律等。

妥善保管急救药盒非常重要,患者必须做到以下几点:

(1)保健药盒所装的药物,每个药瓶只能装一种药,不得混装,以免忙中用错。

(2)对药盒的药物要经常检查,看看种类是否齐全,缺少的药物应及时补上。如果有变质、破碎的药品要及时更换,特别是硝酸甘油片有一定的失效期,凡是过期的药品一定要及时更换,以免影响效果。

(3)保健药盒中所装的药物有些怕潮湿,有些怕挤压,有的怕光照。所以,患者必须妥善保管。

(4)患者千万不能怕麻烦,要时刻将药盒带在身上,换衣服时一定不能忘记将药盒装上。药盒要装在取出方便而固定的衣服口袋里,对这个装药盒的口袋,家人也要熟悉。夜间睡觉时应将药盒放在就近处,以便急用时随手即得。

(5)心绞痛发作时用药越早越好,有时用药延迟几分钟甚至几秒钟,其后果就不堪设想。急救药盒的作用,主要是用药时间突出个"早"字,患者必须及时用药。

(6)冠心病发作时,除用药外,患者还不能忘记就地休息。病情如果严重,应立即送医院做进一步诊治,切莫延误病情。

253. 心肌梗死恢复期的康复训练

急性心肌梗死若无并发症,3~5 天后可下床进行恢复期的康复训练。老年患者要听从医生的嘱咐,可在 1 周后适当活动。运动量宜从轻量级开始,如轮替活动肢体,屈膝,摆动双臂,活动颈、肩关节,起坐;然后下床,躺在椅上,自己进餐,洗漱,如厕,逐渐增加活动量,以达到或接近梗死前的活动度为准。出院后的训练应根据病情、体力及训练反应采取适宜的活动方式。步行是最方便有效的运动方式，并坚持做到定时、定量、定路程。还可多访友，做消遣活动，既可达到锻炼的作用，又可愉悦心情。尽量避免奔跑、纵跃，因为会因此引起直立性低血压等不良反应。太极拳也是冠心病患者的较适宜的锻炼方式，动作舒缓，刚柔相济，可促进全身血液循环。此外，跳舞、慢跑、游泳、固定自行车、有氧健身操等均可。高龄患者出汗反应差，因此散热也慢，故不耐热，所以在气温高时，或湿度大的情况下，应暂停运动锻炼。

254. 冠心病的中医治疗

冠心病属于中医学的胸痹范畴。冠心病心绞痛或心肌梗死发作期以标实为主，而缓解期以本虚为主。冠心病的中医治疗必须权衡标本虚实的轻重缓急辨证施治，宜根据患者临床表现的不同而采用急则治标、缓则治本、先攻后补、先补后攻、攻补兼施等治疗手法，切不能一攻到底或只知补虚而忽视疏导痰瘀。中医学将冠心病分为以下几型，针对不同类型辨证施治。

（1）血瘀气滞型：表现为胸闷、胸痛。治疗以活血化瘀、行气通络为主，可选用血府逐瘀汤。方剂中红花、桃仁、赤芍、当归、川芎等具有活血祛瘀功效；柴胡、桔梗、枳壳等具有行气宽胸散结作用。

（2）阴寒内结型：表现为胸闷、气促、心悸、胸痛等，可出现形寒肢冷、苔白滑腻等征象。治疗以辛温通阳、开痹散结为主，可选用瓜蒌薤白白酒汤。方剂中瓜蒌、薤白具有通阳行气、开胸散结的功能；白酒则有助药上行、调畅气血等作用。

（3）痰浊闭阻型：表现为胸闷、胸痛、气促、咳嗽、痰多难咳出。治疗以通阳豁痰、活血通络为主，可选用瓜蒌薤白半夏汤、桃红四物汤加减。方剂中半夏、薤白、瓜蒌具有化痰散结功效；桃仁、红花具有活血化瘀功效；当归、川芎、赤芍、熟地黄具有养血通络功效。

（4）心肾阴虚型：表现为头晕、口干、烦热、心悸、腰酸、胸闷等。治疗以滋阴益肾、活血通络为主，可选用左归饮加减。方剂中枸杞子、熟地黄、山茱萸具有滋补肝肾之功效；茯苓、山药、炙甘草具有养脾胃作用。

（5）气阴两虚型：表现为心悸、气促、头晕、乏力、失眠、胸闷或胸痛等。治疗以益气养阴、活血通络为主，可选用生脉散合归脾汤加减。方剂中党参、白术、黄芪等具有益气扶正功效；麦冬、五味子、当归可养阴；茯苓、远志、酸枣仁、龙眼肉可养心安神。

（6）阳气虚弱型：表现为心悸、水肿、气促、胸闷、胸痛、面色苍白等。治疗以益气温阳、活血通络为主，可选用参附汤合桂枝甘草汤。方剂中人参、附子可益气温阳；桂枝、甘草、生姜可温通心阳。

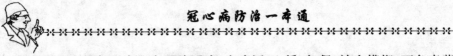

（7）心阳欲脱型：表现为四肢厥冷、出冷汗、心悸、气促、神志模糊、面色青紫等。治疗以回阳救逆、益气复脉为主，可选用四逆汤、参附汤等。方剂中人参、附子、干姜、甘草具有益气固脱、回阳救逆作用；麦冬、五味子具有敛阴功效。

（8）气虚血瘀型：表现为胸痛、心悸、出汗、乏力、气促等。治疗以益气活血为主，可选用人参养营汤合桃红四物汤加减。方剂中党参、黄芪、当归、熟地黄具有益气养血之功效；桃仁、红花、赤芍、川芎等具有活血化瘀作用；陈皮、白术、茯苓、甘草等具有健脾益气作用。

255. 冠心病常用中成药的选择

目前临床常用治疗冠心病的中成药，从其功能主治上大体可分为芳香温通、活血化瘀、扶正养心等几类；从制药类型可分为复方制剂和单味中药提取制剂等。

（1）芳香温通类：冠心苏合丸（胶囊）、麝香保心丸、心宝、苏冰滴丸等。

（2）活血化瘀类：复方丹参片、心可舒片、地奥心血康、步长脑心通、通心络胶囊、山海丹胶囊、金泽冠心胶囊、川芎颗粒、松龄血脉康胶囊等。

（3）扶正养心类：生脉饮口服液、补心气口服液、益心阴口服液、养心氏、炙甘草合剂、屏风生脉胶囊、稳心颗粒等。

（4）复方丹参滴丸及速效救心丸兼具温通与活血化瘀双重作用。

一般情况下，在患者出现心绞痛发作时多选用芳香温通、活血化瘀类中成药。但此类药物药性易化燥劫阴，伤人正气，故一般在患者症状缓解后应减量或停药。活血化瘀类成药种类繁多，可根据其组方特点及患者的体质状况酌情选用。此类中成药较芳香温通类中成药药性稍为平和，患者症状缓解后可根据病情巩固治疗时选用。如患者胸闷、胸痛症状不明显，仅有乏力、头晕、失眠等症状，则应根据病情辨证选用扶正养心类中成药。对临床症状不明显，而心电图检查持续异常需长期服药的患者，最好选用某些单味中药提取制剂，如振源胶囊、三七皂苷片、地奥心血康、银杏天宝、银可络、虫草精胶囊等。此类提取制剂成分单一，药性平而而不良反应少，可较长时间服用。另外，某些传统中成药如六味地黄丸、金匮肾气丸、人参归脾丸、柏子养心丸等，也可根据病情酌情选用。只要辨证准确，也能起到很好的治疗作用。

五、冠心病的预防原则与措施

256. 冠心病可防可治

冠心病的形成涉及多种因素,主要分不可逆转因素和可逆转因素,前者主要包括遗传、年龄和性别;后者主要有高血压、高脂血症、吸烟、肥胖、体力活动少和心理精神因素等。现代医学研究证实,在冠心病形成众多因素中,高血压、高脂血症、吸烟、肥胖是主要致病因素,这些都可以改变纠正。多年的临床与基础研究表明,冠心病的病理基础(即动脉粥样斑块)可以消退,积极防治冠心病的危险因素,可降低冠心病的病死率。如 20 世纪 60 年代开始戒烟,70年代积极治疗高血压,80 年代对高脂血症的检出与治疗,在许多西方工业化国家持续下降了冠心病的病死率。美国 1968～1987 年,通过采取预防措施,心血管疾病病死率下降了 25%。世界第一号冠心病大国——芬兰,也通过预防措施主要包括自觉调整膳食结构、控制高血压、减少吸烟、控制体重,1972～1982 年 10 年间男性冠心病病死率下降了 24%,女性下降了 64%。冠心病的致病因素较多,形成期较长,因此及时检出并纠正可逆的致病因素,就能预防或延缓临床冠心病的发生。

257. 可控性易患因素

现代医学证实,肥胖、体力活动少、吸烟、高血压及高脂血症等为冠心病的可控性易患因素,因为这些因素通过人为的干扰都可以纠正。

(1)肥胖:饮食控制再加体育锻炼就能减肥。饮食控制,在每日供给足够的蛋白质、维生素、无机盐、纤维素及所需热能的基础上,避免过多的脂肪和甜食。体育锻炼,可根据自己的体质、体能及兴趣不同,选择快步走、长跑、游泳、爬山、跳舞、蹬车活动等。但须长期坚持,才能收到良好的效果。

(2)体力活动少:这是现代人最易忽视的一个因素。因此,要经常锻炼,增强体质,每天都有一定量的体力活动、体格锻炼和体育运动。这样不仅可以增加热能消耗,调整身体的能量平衡,防止肥胖;而且可以促进心血管功能,增强心肌收缩力,降低血管紧张度,使冠状动脉扩张,高血压下降,也可使血三酰甘油及血液黏稠度下降。这些对预防冠心病及高血压病都十分有利。

(3)高血压:因为血压升高是冠心病发病的独立危险因素,高血压和冠心病的关系是因果关系,所以应注意预防高血压,尤其是那些家族中有高血压遗

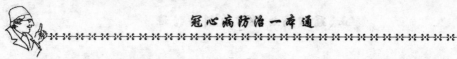

传史的患者。要定期测量血压,若血压处于正常值上限,则应给予卫生保健方面的指导,包括减轻体重,增加体力活动,改善膳食结构,减少食盐摄入量,增加钙摄入量。对已有高血压的患者,要积极进行治疗,将血压控制在安全的标准目标。

(4)吸烟:研究表明,吸烟危害人体健康,对冠心病患者则更是有百害而无一利,要坚决戒烟。烟内所含的尼古丁可刺激血管发生痉挛,同时可使血压升高,心跳加快,诱发心绞痛。据报道,一位 41 岁男性在连续吸烟 20 支后,发生急性心肌梗死病死。吸烟既是公害,又是私害。

258. 血管粥样硬化的可逆性

引起动脉粥样硬化的原因很复杂,除了高血压外,脂质代谢紊乱是一个重要因素。大动脉及中动脉的血管壁内出现脂质沉积,形成分散或成片的粥样斑块,这就是动脉粥样硬化。由于粥样斑块形成,造成动脉管腔狭窄,可影响心肌的血液供应,导致冠心病。若血小板凝聚性升高,血黏度升高,血流缓慢,可在狭窄的动脉内形成血栓,导致心肌梗死。既往认为,动脉粥样硬化是与年龄增长有关的退行性病变;现代研究发现并非如此,并非每个老年人都存在动脉粥样硬化,动脉粥样硬化是可逆性的。

研究表明,动脉粥样硬化是可以消退的。动物实验证明,给家兔喂饲高胆固醇饮食,可造成实验性动脉粥样硬化,一旦实验性食谱停止时,病变会逐渐消退。在与人类较接近的猴身上,也得出相似结果。流行病学调查发现,第一次世界大战后,某些国家居民动脉粥样硬化发病率明显下降。第二次世界大战后,芬兰、挪威、瑞典三国居民随着奶油、蛋摄食减少,心血管病变病死率明显下降。之后,由于饮食改善,摄食的胆固醇明显增加,冠心病在欧美已成为流行病。冠心病发病率与病死率最高的国家是芬兰,该国居民嗜食奶油、蛋等高胆固醇食物。这说明,改变生活方式可使冠状动脉粥样斑块减少,逆转动脉粥样硬化。所以除服药外,防治动脉粥样硬化的关键掌握在自己手里,要注意劳逸结合,生活作息有规律,避免精神压力或过分紧张,改善不良生活方式与习惯,则不仅有助于心脑血管疾病的康复,也可逆转动脉粥样硬化。

259. 冠心病的一级预防

冠心病的一级预防是指对没有冠心病的人群进行对危险因素的干预,目的是防止动脉粥样硬化的发生和发展。公认的冠心病危险因素,包括有过早患冠心病的家族史(父母兄弟在 55 岁之前患心肌梗死或突然病死)、吸烟(≥10 支/日)、高血压、高密度脂蛋白胆固醇经反复测定仍<0.9 毫摩/升(35 毫克/分升)、糖尿病、有明确的脑血管或周围血管阻塞的既往史、重度肥胖(超重

≥30%）等。上述危险因素除家族史不可逆转外，其他危险因素都可以治疗或预防。因此，如果能采取有效的一级预防措施，则可推迟动脉粥样硬化的到来，减少冠心病的产生，其措施主要有：

（1）控制高血压：在我国，高血压的发病率较高，因此对高血压的防治就显得格外重要。高血压患者应饮食清淡，防止食盐过多，多吃蔬菜、豆类等含钾高的食物及含钙高的食物，避免饮酒和肥胖，并适当运动，保持精神愉快。在选择降血压的药物时，要注意控制其他危险因素，如吸烟、高血脂、高血糖等，这样就可收到对高血压防治的最佳效果，不仅使血压降到正常，还可使冠心病的发病率下降。

（2）降低血脂：一项降低胆固醇预防冠心病的临床试验表明，冠心病发病率的下降直接与血胆固醇水平降低幅度的大小和持续时间的长短有关。较长时间的维持胆固醇于理想的水平，可达到预防冠心病的发病或不加重冠心病的目的。因此应广泛开展卫生宣传，预防人群中血脂升高。告知群众应知道自己的胆固醇值，以便根据自己的胆固醇水平，在生活中采取正确的措施。在膳食结构上，要保持传统的低脂肪、多青菜、素食为主的优点，改变低蛋白、低钙、高盐的缺点，使人群中总胆固醇水平保持在 5.2 毫摩/升（200 毫克/分升）以下。对总胆固醇水平在 6.24 毫摩/升（240 毫克/分升）以上者，应在医生指导下采取药物和非药物两种降脂措施。

（3）戒烟：据调查，我国吸烟人数为 2.9 亿～3.1 亿人，此外尚有 2.2 亿人为被动吸烟。有研究表明，25 岁的人，每日吸烟 1～9 支，减寿 4.6 年；10～19 支减寿 5.5 年；20～29 支 6.2 年；40 支以上者 8.3 年。因此，世界卫生组织提出"要吸烟，还是要健康"，号召戒烟。戒烟的关键是毅力，虽也可配合药物和针灸，但成败仍取决于决心和意志。

（4）增加运动：锻炼运动是最有效的健康手段。活动身体的节律性运动项目，如步行、上楼、跑步、骑自行车、游泳，比其他类活动更有益处。如能每日或至少隔日做 20～30 分钟的中等程度的活动（达极量的 50%～70%），就能有效地增强心功能。

260. 冠心病的二级预防

二级预防指对已患有冠心病者，控制其发展和防止并发症，使其更好地康复。一级预防的所有措施，对于二级预防都十分重要。同时应避免冠心病发作的诱因，如饱餐、大量饮酒、过劳、精神紧张、情绪激动、突然的寒冷刺激等。在上述方法效果不满意时，应在医生指导下选用不良反应小的扩冠脉药物、β受体阻滞药等，以防止冠心病的发作与发展。优化的药物治疗、健康的生活方

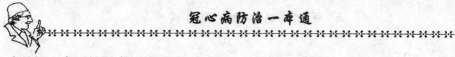

式是冠心病二级预防的基石。

心血管病二级预防一般包括：降血压、降血糖、调血脂、抗血栓；改变不良生活习惯，如戒烟、限酒、饮食控制、适当运动，同时需注意对血压、血糖、血脂等进行监测，自我管理教育等。

261. 冠心病的三级预防

三级预防，就是预防或延缓冠心病慢性合并症的发生和发展。冠心病患者如果不注意保健，很容易并发心肌梗死和心力衰竭而危及生命。目前存在着3个误区：

（1）忽略心肌梗死的紧急信号——胸痛。因为心肌梗死的发生常常在后半夜至凌晨，患者往往因不愿意叫亲属而等待天亮，坐失良机。

（2）从没病、没有胸痛的患者突发胸痛时，以为胃痛，挺挺就过去了，这一挺就把命挺没了。

（3）心肌梗死发生在白天时，患者也去了医务室，基层医疗单位顾虑转诊有危险未将其转到有条件的大医院，使宝贵的"时间窗"终于关闭。因此，有胸痛上医院，而不是上医务室；要尽快呼叫急救系统，要去有抢救条件的大医院。目前对慢性心力衰竭有很多新的方法，慢性心力衰竭的用药需逐步调整剂量。因此，早期诊断和早期治疗常可预防并发症的发生，使患者能长期过上接近正常人的生活。

262. 冠心病预防的 ABCDE

临床实践证明，冠心病和急性心肌梗死的患者（包括支架术后和搭桥术后），进行药物和非药物干预，可有效防止其发作及再次梗死，我们将此总结为ABCDE五方面。国内外资料也证实，这五项措施是预防冠心病的可靠法宝，再次提醒中老年人应格外关注并践行。

A：血管紧张素转化酶抑制药与阿司匹林。血管紧张素转化酶抑制药具有扩冠、降压、改善心肌供血、防止心脏重构等作用，尤其适用于心肌梗死患者，需遵医嘱定期服药。阿司匹林是最常用的抗血小板用药，具有降低血黏度、抗凝、防治血栓形成的作用，未患与已患冠心病者可终身服药。

B：β受体阻滞药与控制血压。高血压不仅是冠心病的一个重要易患因素，而且常与冠心病并存。β受体阻滞药既可治疗高血压，又可治疗冠心病、心绞痛、心肌梗死及心力衰竭。

C：戒烟与降胆固醇。烟与胆固醇都是冠心病的罪魁祸首，多项研究证实，戒掉烟，把体内胆固醇降到医学要求的标准以内，便可有效降低冠心病的发病率和病死率。

D：合理饮食与控制糖尿病。合理饮食是防治冠心病的基础,也是生活方式疗法的一项重要内容。糖尿病既是冠心病的致病原因,又是冠心病的"姊妹病"、并发病,合理饮食也是防治糖尿病不可缺的重要措施。

E：运动与教育。对于防治冠心病来说,合理的运动锻炼具有药物代替不了的作用。对冠心病知识的教育和宣传,既是一种预防措施,也是一种治疗方法。

263. 性价比最高的治疗措施

在冠心病心肌梗死的预防中,性价比最高的预防措施主要为:①戒烟。②小剂量阿司匹林的应用。③糖尿病前期的积极干预。④超重和(或)肥胖者的体重控制。⑤糖尿病患者的血压达标。⑥冠心病患者的低密度脂蛋白胆固醇达标。上述6项措施与其他防治手段相比,可以有较低的医疗经济学代价,最大程度地降低主要不良心血管事件的发生率。一旦有冠心病的急性发作,如严重的心绞痛,应严格卧床休息,立即服用扩冠药物,最好进行就地治疗,待情况相对稳定后再送到医院。

264. 冠心病预防的最佳时期

冠心病的病因是动脉粥样硬化,而动脉粥样硬化是一个漫长的发展过程。近年研究发现,这一发展过程始于儿童时期,经过一个漫长的无症状的潜伏期,至成年时方出现明显的临床表现。动脉粥样硬化病变在早期是可逆的,进入晚期后则成为不可逆的变化。因此,预防冠心病的最佳时期应从儿童时期开始。

265. 合理控制血压

患高血压是冠心病的最主要的危险因素之一,因此控制高血压及降低偏高的血压是预防冠心病的重要步骤。关于血压的正常值及高血压的诊断标准与分级见表2和表3。

高血压必须降压,目的是预防或逆转心、肾等靶器官的损害;减少心、脑血管疾病的发病和病死。降压就要达标,即达到目前医学所规定的标准要求。其标准要求是:一般患者的收缩压、舒张压应降至 140/90 毫米汞柱以下;老年患者的收缩压应降至 150 毫米汞柱以下;有糖尿病或肾病的高血压患者,降压目标是 130/80 毫米汞柱以下。

表2　世界卫生组织关于 18 岁以上者高血压诊断标准和分级(mmHg)

类　别	收缩压	舒张压
理想血压	<120	<80
正常血压	<130	<85
正常高值	130～139	85～89

续表

类　　别	收缩压	舒张压
1级高血压（轻度）	140～159	90～99
亚组：临界高血压	140～149	90～94
2级高血压（中度）	160～179	100～109
3级高血压（重度）	≥180	≥110
单纯收缩期高血压	≥140	<90
亚组：临界收缩期高血压	140～149	<90

注：1mmHg（毫米汞柱）＝0.133kPa（千帕），7.5mmHg（毫米汞柱）＝1kPa（千帕）

表3　中国高血压防治指南中诊断高血压的标准（mmHg）

类　　别	收缩压	舒张压
正常血压	<130	<85
正常高值	120～139	80～89
高血压	≥140	≥90
1级高血压（轻度）	140～159	90～99
2级高血压（中度）	160～179	100～109
3级高血压（重度）	≥180	≥110
单纯收缩期高血压	≥140	<90

注：当收缩压与舒张压分属不同级别时，则以较高的分级为准

266. 非药物降血压措施

舒张压在 90～95 毫米汞柱（12～12.6 千帕）以上，或伴有轻微脏器损害者，可谓轻度高血压。因为轻度高血压导致的心血管病的危险性较小，多数学者主张采用非药物治疗的方法。采用非药物降压措施 3～6 个月，如果无效，再开始正规的药物治疗。非药物疗法主要有以下几点：

（1）饮食方面

①调整食物结构。据流行病学调查发现，喜食菜食者比喜食肉食者血压较低。交替进菜食及肉食各 6 周，发现菜食阶段血压较低，显示菜食有降压的作用。此外，调查发现以植物油食物为主，血压相应较低，显示多价不饱和脂肪酸具有降压作用。

②限制盐、糖摄入量。大量资料证明，人体食盐的摄入量与高血压有密切的关系，而且多数轻度或中度高血压患者通过限盐可使血压得到控制。一般认为，每天盐摄入量以 4～6 克为好，最多也不要超过 7～8 克。通常限盐可使血压降低 10 毫米汞柱（1.3kPa）左右。糖摄入量过多是导致肥胖的重要因素，而肥胖

和高血压的发病有着密切的关系。糖摄入量过多,还能抵减节食、运动减肥的效果,故要限糖及含糖量较多的食品。

③控制饮酒。资料表明,每日饮酒 60 克以上者,高血压和脑血管病的发病率明显增高。饮酒量下降 40~50 克时,1~2 周后收缩压即可降低 4~5 毫米汞柱(0.5~0.7 千帕)。因此,学者认为,高血压患者可以少量饮酒,但大量和连续大量的饮酒是必须绝对禁忌的。轻度高血压患者,一定要控制饮酒量(包括啤酒量)。

④摄食含钙、钾的食品。体内钙、钾水平下降,可诱发血压增高。有人在动物实验中发现,增加钾的摄入量,即使不显示降压的作用,亦可有预防脑卒中、心室肥大、肾功能低下的作用,并能降低由高血压合并症导致的病死率。

⑤饮用牛奶。高血压患者普遍显示钙的摄入量较少,体内含钠量增高是高血压的病因之一。牛奶富含蛋白质和钙。蛋白质有清除钠离子的作用,所以每日定量饮用牛奶,对轻型高血压患者有益。

(2)生活习惯方面

①减肥。轻度高血压患者可采取控制饮食,适当增加锻炼活动等综合措施减肥。有报道,许多轻度的高血压患者通过减肥都能得到降压的效果。

②戒烟。流行病学调查发现,吸烟者恶性高血压的发病率明显增高。另外,吸烟能增加呼吸系统的疾病,对冠状动脉更有不利的影响,因此高血压患者应该戒烟。

③运动锻炼。实践证明,运动疗法对轻度高血压比重度高血压的效果好;对年轻患者比高龄患者效果好。运动疗法的降压效果一般是收缩压 8~16 毫米汞柱(1.1~2.1 千帕),舒张压 5~14 毫米汞柱(0.7~1.9 千帕)。降压的运动强度:男子脉搏达 125~145 次/分,女子脉搏达 117~145 次/分的标准时,能显示最佳的降压作用。以每周运动 3 次,每次 40 分钟为宜。过量运动反而不起降压作用。采取运动疗法,多数在 1 个月左右血压明显下降。如果出现异常的血压升高现象,要停止运动,并做进一步检查。

④解除精神紧张。随着社会的发展,科学的进步,人们的生活节奏加快,竞争意识增强,社会交往频繁,这些都无不影响到每个人的心理健康,如果频繁和持久地出现不良情绪,就会引起病理性变化,结果形成持久性血压升高。因此,对高血压患者来说,使用各种方法解除精神紧张,经常保持稳定的情绪,使身心处于弛缓、平静的良好状态,对轻度高血压的恢复十分重要,而且是可靠有效的。

267. 糖尿病前期的干预

一般认为,葡萄糖耐量减退(IGT)是糖尿病的前期表现,尤其是 2 型糖尿病。有报道,葡萄糖耐量减退患者在5～10年内,有1/3可转变为糖尿病,1/3可恢复正常,1/3仍维持不变。但不同地区不同种族之间葡萄糖耐量减退的转归也存在差异。

葡萄糖耐量减退既是发展成糖尿病的一个过渡阶段,也是预防2型糖尿病的最后关口。所以,葡萄糖耐量减退时期就进行干预是预防2型糖尿病的关键所在。行为干预在一些小规模的前瞻性研究中已取得相当效果。

瑞典对一组中年男性葡萄糖耐量减退患者进行干预治疗,即饮食加运动疗法。饮食要求减少食糖及脂肪,增加复合糖类及食物纤维,超重者则给予低热能以减重。运动疗法则在开始6～12个月进行集体运动锻炼,以后鼓励在家中或体育俱乐部锻炼。经5年随访,干预治疗组体重减轻,糖尿病的转化率仅为11%;而对照组体重不减,21%转变为糖尿病。近年在芬兰和美国都进行过大规模、多中心、长期的饮食及运动干预,均取得很好地预防2型糖尿病的效果;尤其对中老年人,比二甲双胍药物干预更有效。所以,改变葡萄糖耐量减退的生活方式,坚持合理健康的平衡饮食,持之以恒地进行适当的体育锻炼,对肥胖者给以低脂、低热能饮食,使其体重降至正常范围,尤其要通过运动及控制饮食减少腹部脂肪,是防治葡萄糖耐量减退的基本疗法。

268. 血糖的控制标准

怎样才叫控制好糖尿病了呢? 可以参照表4。血糖控制应在临床医师指导下进行,具体的控制指标因人而异,切不可按图索骥。

表4 糖尿病控制目标

		理想	良好	差
血糖(mmol/L)	空腹	4.4～6.1	≤7	>7
	非空腹	4.4～8.0	≤10	>10
糖化血红蛋白(%)		<6.5	6.5～7.5	>7.5
血压(mmHg)		<130/80	130/80～140/90	≥140/90
体质指数(kg/m²)	男性	<25	<27	≥27
	女性	<24	<26	≥26
血浆总胆固醇(mmol/L)		<4.5	≥4.5	≥6.0
三酰甘油(mmol/L)		<1.5	<2.2	≥2.2
高密度脂蛋白胆固醇(mmol/L)		>1.1	1.1～0.9	<0.9
低密度脂蛋白胆固醇(mmol/L)		<3.0	2.5～4.0	>4.0

269. 胰岛素应用的适应证

(1)1型糖尿病:不论有无酮症酸中毒均须持续不断地用胰岛素治疗。

(2)2 型糖尿病:凡是用饮食控制和口服降糖药物治疗而得不到满意控制者,均可用胰岛素治疗。如因应激、感染、外伤、手术、急性心肌梗死等情况发生酮症酸中毒者,宜暂用胰岛素治疗,直至应激反应消除,病情好转后可酌情停用。

(3)糖尿病患者伴有血管病变:如视网膜病变、肾脏病变或有神经病变、肝硬化、下肢坏疽等宜采用胰岛素治疗。

(4)糖尿病患者体重明显减轻:伴营养不良,生长发育迟缓,宜采用胰岛素治疗;若伴有结核病等长期消耗性疾病者须联合抗痨治疗。

(5)妊娠妇女:有糖尿病或妊娠期糖尿病患者。

(6)继发性糖尿病:如垂体性糖尿病、胰源性糖尿病等均须采用胰岛素治疗。

(7)糖尿病其他并发症:如高渗昏迷或乳酸性酸中毒患者。

270. 控制血糖的非药物措施

控制血糖的非药物措施主要是合理饮食与坚持适量的运动锻炼。

(1)合理饮食:饮食的控制对糖尿病患者尤为重要,可以减轻体重,改善血糖、血脂等代谢紊乱,减少降糖药物剂量。按照性别、年龄、身高查表或者简易公式获得理想体重,然后根据理想体重和工作性质,参照原来生活习惯等计算总热能。休息状态成年人每日每千克理想体重给予热能 25~30 千卡,根据体力劳动程度做适当调整;孕妇、乳母、儿童、营养不良者,或伴有消耗性疾病者酌情增加;肥胖者应酌情减少。营养物质热能分配:糖类约占总热能的 50%~60%,提倡用粗粮、面和一定量杂粮,忌葡萄糖、蔗糖、蜜糖及其制品;蛋白质含量一般不超过 15%,伴有肾功能不全者,蛋白摄入减量(遵医嘱);脂肪约 30%,控制胆固醇摄入量,不超过每天 300 毫克。每克糖与蛋白质产热 4 千卡,每克脂肪产热 9 千卡,将热能换算成食品后制订食谱,根据生活习惯、病情和药物治疗进行安排。早、中、晚食物量可以按照 1:2:2,或 1:1:1 分配。

(2)体育锻炼:运动与饮食控制、药物治疗同样重要。适量的体育锻炼可以降低体重,提高胰岛素敏感性(即单位量的胰岛素可以降低更多的血糖)。心、脑系统疾病患者或严重微血管病变者,可根据情况安排运动锻炼。早晨大声唱歌可视为一种吐纳保健法,也是很好的降糖手段。

271. 降血脂应"综合调节"

体内脂肪代谢紊乱是心血管疾病的发病原因,所以预防冠心病必须进行降血脂,而降血脂不能单靠药物,应要"综合调节"。

(1)合理的膳食结构:高脂血症的饮食原则是"四低一高",即低热能、低脂肪、低胆固醇、低糖、高纤维膳食。每人每天的热能摄入应控制在 30 千卡/千克

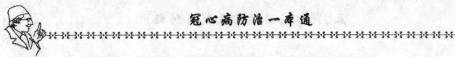

体重之内,严格控制动物脂肪和胆固醇的摄入量,每人每天不宜超过300毫克,尽量不吃或少吃动物内脏,蛋类每天不超过1个,应提倡吃含有花生油的植物油。宜多选用奶类、鱼类、豆类、瘦肉、海产品、蔬菜、水果等。

(2)适当的体育锻炼:研究发现,运动过程中肌肉收缩可刺激肌肉中分解脂肪的酶,使其活性增高,利于脂肪的清除。这种酶的活性在运动后12小时最高,运动降血脂的持续时间不超过24小时,降脂效果最好。餐前12小时运动有明显的降血脂作用。可见,晚餐丰富者以早晨锻炼为好,早餐丰富者则以晚上锻炼为好。血三酰甘油水平在间断运动者中下降15%,在持续运动者中下降27%。因此,体育锻炼要每天进行,持之以恒,才能收到理想的降血脂效果。

(3)科学的生活方式:高脂血症的防治还要注意科学的生活方式,不吸烟、不酗酒、积极参加文娱活动、避免精神紧张、保持良好的心态等。

(4)定期体检查血脂:45岁以上肥胖者、高脂血症家族史者、经常参加应酬者、精神高度紧张者,都属高发人群,建议每年应检查1次血脂。如有血脂异常,以便及时发现,及时防治。

(5)药物调节:调脂治疗最根本的目的是预防延缓冠心病、脑中风等疾病的发生。当通过合理调整饮食结构、改变不良生活习惯、加强体育锻炼后,仍不能使血脂降至理想水平时,就必须用药物治疗。治疗高脂血症必须长期服药。

272. 饮食减肥的方法

科学饮食减肥法是在保证营养全面并且均衡的同时,使体重逐步达到预计控制的范围,而并非只是单纯的节食。其核心是要做到摄入与消耗的热能达到平衡。

目前公认的科学饮食减肥法热能平衡的计算要求:成年人每天最低需要摄入1 000千卡热能;两餐营养奶产生400千卡(200千卡×2);普通正餐一餐约为600千卡,三餐之和为1 000千卡。正常人一天消耗热能2 000~2 400千卡。所缺少的1 000~1 400千卡应让燃烧脂肪来补足。如此,1周消耗7 000~9 800千卡热能,可减肥0.91~1.27千克,1个月减4~5千克,因1千克脂肪燃烧释放7 700千卡热能。

这种方法符合人体自然代谢原理,是世界公认最有效的饮食减肥方法。因为只有在营养均衡的情况下才会燃烧脂肪,否则只会消耗肌肉,脂肪不会减少。

273. 减肥的综合措施

减肥是一种医疗行为,是系统工程。减肥不是短时间内就能解决的问题,而是需要持久、长期的实行。且减肥方法繁多,如何能选择有效而不损害健康的减肥方法,是每个肥胖患者所关心的问题。因此一定要在医师的指导下,按

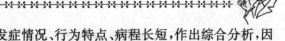

肥胖程度、年龄、性别、体质、并发症情况、行为特点、病程长短,作出综合分析,因人而异的综合减肥计划。目前常用的减肥方法有:

(1)低热能饮食疗法,每日热能控制在 600～2 000 千卡。按照需要又可分为 3 级控制。一级每日热能 1 600～2 000 千卡;二级每日热能 1 100～1 600 千卡;三级每日热能 600～1 100 千卡。可逐级控制。

(2)有氧运动疗法可有计划的坚持慢跑、长跑、游泳等,效果颇好。

(3)肥胖与不良饮食习惯和不良生活习惯密切相关,应采用行为修正疗法,有计划的逐步改正,必要时配合心理疗法。

(4)药物疗法,包括减肥的西药和中药,切记需在医师的指导下使用,不能自购自用。

(5)手术吸脂疗法。

(6)其他措施有养生功疗法、针灸疗法、外治疗法等。

274. 戒烟是硬道理

国内外研究证实,烟草中含有的一氧化碳、尼古丁等物质,可诱发冠状动脉痉挛,干扰脂肪代谢,使胆固醇、三酰甘油、低密度脂蛋白增加,高密度脂蛋白减少,增加血小板聚集性,导致并加重冠脉粥样斑块的形成。而且长期吸烟可降低冠脉血管扩张功能,从而促进了动脉硬化、冠心病的发生、发展。科学家归纳了导致冠心病的 9 个独立危险因素,吸烟排第二,仅次于高脂血症。

戒烟不仅明显降低冠心病的发病率,而且冠心病患者能够戒烟,病情可显著好转,病死率可以降低 36％。戒烟后心血管系统可以逐渐发生"好"的变化,有些反应甚至可以用立竿见影来形容。据统计,从吸最后一支烟起,20 分钟内血压下降,体温、心率恢复到正常;24 小时内,患者发生心肌梗死的风险就开始降低;1 年内,冠心病的风险即可降低 50％;戒烟 5 年内,中风或脑出血的风险可以降低到与不吸烟者相似的水平;戒烟 15 年内,冠心病的风险可以最终降低到与不吸烟者相似的水平。

275. 太极拳可防治冠心病

太极拳是我国传统医疗运动方式中的一颗明珠,其动作柔软流畅,和缓放松,是一种卓有成效的保健拳法。长期练习,能起到强身健体,防治疾病的目的。

太极拳要求呼吸深长自然,气沉丹田,心情平静,心无杂念,这样有益于加强呼吸功能,改善血液循环,反射性的刺激冠状动脉扩张,增加心肌营养。打太极拳要求保持情绪稳定,所有这些都有利于防治冠心病。而且打太极拳对一些慢性病有一定的防治作用,如高血脂、高血压、糖尿病等,这些都是冠心病的致病因素。练太极拳应该注意持之以恒,运动量不宜过大。

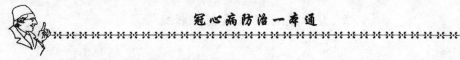

276. 预防冠心病的脚部保养法

脚是人体的"第二心脏",可见脚在人体健康中的重要位置。因此,做好脚部保养可预防冠心病。

(1)步行:是一种最安全、最柔和的锻炼方式。可以促进血液循环,促进动脉粥样硬化的逆转,预防冠心病的发生。

(2)按摩:中医经络学指出,脚心是肾经涌泉穴的部位,手心是心包络经劳宫穴的部位。经常用手掌摩热后擦脚心,有健肾、通络、理气、益智的功效,对预防冠心病有良好的保健作用。

(3)烫脚:按易经乾卦的原理,人开始衰老是从脚先开始的。我们日常生活中只要人过了三十几岁以后,就很明显地感觉到脚比较凉,还有的人在睡觉的时候腿突然抖动,这些多是人已经开始衰老的表现。每晚睡前烫脚,有利于血液循环,对保护神经中枢和人体各脏器有益,而且能够预防冠心病。

277. 冠心病患者的步行锻炼法

冠心病患者最好的运动是步行。研究证明,步行可以递减冠状动脉硬化斑块,特别适合中老年人;步行能使脂肪减少,肥胖者减肥,并能有效地预防糖尿病。经过步行运动的锻炼,对降低血压、胆固醇和体重都有很多好处。专家提出,一次步行应在 3 千米 30 分钟以上,1 周最少运动 5 次,可有效地防治冠心病。常用的步行锻炼方法如下:

(1)普通散步法:每分钟 60~90 步,每次 20~40 分钟,适宜于冠心病、高血压、脑中风后遗症的老年患者。

(2)定量步行法:运动强度以脉搏为尺度,对减少腹壁脂肪、降低血压、改善血液循环有相当好的疗效。

(3)双向散步法:步行时两手背放于肾俞穴(在第二腰椎棘突下,旁开 5 厘米处),缓步倒退走 50 步后再向前行 100 步。

(4)摆臂散步法:步行时两臂用力前后摆动,可增加肩关节、肘关节、胸廓等部位的血液循环。

(5)摩腹散步法:轻松的散步及柔和的腹部按摩,有助于防治腹痛、腹胀和腹部肥胖。

278. 冠心病患者运动锻炼的注意事项

运动固然对冠心病患者有好处,但运动不当,给冠心病患者带来的危害也屡见不鲜。因此冠心病患者在参加体育运动时,必须注意以下问题:

(1)运动前后避免情绪激动:精神紧张,情绪激动均可使血中儿茶酚胺增加,降低心室颤动阈。加上运动可有诱发室颤的危险,因此,对于心绞痛发作 3

天之内,心肌梗死后半年之内的患者,不宜做比较剧烈的运动。

(2)运动前不宜饱餐:因为进食后体内血液供应需重新分配,流至胃肠帮助消化的血量增加,而心脏供血相对减少,易引起冠状动脉相对供血不足,从而发生心绞痛。

(3)运动要有规律:运动要循序渐进,持之以恒,平时不运动者不要突然做剧烈的运动。

(4)运动不宜穿得太多:运动时应避免穿得太厚,影响散热,增加心率。心率增快会使心肌耗氧量增加。

(5)运动后避免马上洗热水澡:因为全身浸在热水中,必然造成广泛的血管扩张,使心脏供血相对减少。

(6)运动后避免吸烟:有些人常把吸烟作为运动后的一种休息,这是十分有害的。因为运动后心脏有一个运动后易损期,吸烟易使血中游离脂肪酸上升和释放儿茶酚胺,加上尼古丁的作用而易诱发心脏意外。

279. 阿司匹林的应用

为减少心肌梗死的发生,不少医生主张长期小剂量服用阿司匹林,能有效地防止血小板凝聚状态,从而预防冠心病和急性心肌梗死的发生。阿司匹林的作用是抗血小板聚集。服用阿司匹林的患者,心血管病发生率和病死率均显著下降。阿司匹林,每日75~150毫克,用于冠心病二级预防;对急性心肌梗死、急性缺血性卒中和不稳定心绞痛急性发作期,可把剂量增至每日150~300毫克。目前主张,预防冠心病须终身服药。

280. 冠心病患者的心理特点

心理社会因素对多种心身疾病的发生、发展有着重要的影响,冠心病更是如此。大量研究表明,患者的心理因素与冠心病的发生,以及冠心病患者心绞痛的再发作有很大关系。

(1)抑郁不安:抑郁是冠心病的一种独立危险因素,影响冠心病患者的预后。抑郁不仅给患者带来心理上的影响,也带来生理上的改变。抑郁发生原因可能为:患者对疾病本身感到恐惧,总是担心以后反复发作;多数患者不知道如何自我护理,不知道如何去寻求医疗帮助,对将来的工作和生活失去信心,担心丧失工作能力;伴有抑郁的冠心病患者,心脏压力的调节能力受损,可能导致心律失常及猝死。抑郁的程度越重,血浆中去甲肾上腺素浓度增加也越明显。经过抗抑郁治疗后,血浆中去甲肾上腺素浓度降低。有研究表明,抑郁情绪使机体糖皮质激素持续低水平升高,诱发炎症过程,加速冠心病的进程。

(2)烦躁焦虑:焦虑是一种害怕出现不良后果的复杂情绪状态,一定的焦虑有助于提高机体的紧张度,增强对应激原的适应力,若过强可削弱这种能力。冠心病患者当胸痛发作产生濒死感时,常伴发焦虑和紧张情绪,引起神经-内分泌系统功能紊乱,从而加重病情。焦虑对冠心病患者的主要不良影响是引起心肌缺血,且常常是无症状心肌缺血。

(3)郁闷和悲观:郁闷和悲观是冠心病患者发病后常出现的行为改变,是造成冠心病最重要的危险因素之一。长期卧床、药物或手术失效、家属照顾不周、工作及周围环境不佳等,是郁闷和悲观的原因。它可以加重冠心病的病情。

281. 冠心病心理干预措施

(1)良好的环境:在心理治疗中给患者创造一个优美的环境是必不可少的,包括良好的医疗条件和人际关系环境。

(2)减轻心理压力:每个人受个人认知评价、应对风格、社会支持、个性等多种因素影响,产生各种各样的心理压力,易诱发冠心病或加重病情。要适度减压。

(3)减轻心理应激反应:应帮助患者认识到必须改变自身的应对方式,当遇到困难和挫折时,应尽量避免消极而不成熟的应对方式,减轻心理应激水平,重建心理适应能力,减少内心冲突,保持心理平衡。

(4)情绪调节训练:首先要加强个性修养、情感修养,使其学会克制,遇事冷静地去换位思考,帮助患者建立良好的人际关系。

(5)自我功能训练:除定期进行心理咨询外,可应用各种松弛疗法,如练书法、听音乐等。在焦虑、愤怒时,找人诉说、宣泄等以缓解不良情绪。

(6)松弛训练:当患者存在焦虑、血压波动、心动过速、紧张性头痛,以及其他与精神因素相关的症状时,可以使用生物反馈技术,进行松弛训练。亦可让患者采用想象放松法、深呼吸放松法等,一般每次 15 分钟,每日 1~2 次。

282. 调节 A 型性格

人的性格按其不同的分类标准可划分为多种类型,如内向型、外向型,理智型、情绪型等。按人的行为方式,即人的言行和情感的表现方式可分为 A 型性格、B 型性格和 C 型性格。A 型性格的人脾气比较火爆、有闯劲、遇事容易急躁、不善克制、喜欢竞争、好斗、爱显示自己才华,对人常存戒心等。心理学提出,易患心脏病的人有一种共同的行为模式,称为 A 型行为模式。A 型以外的行为模式称为 B 型行为模式。现在临床上用是否为 A 型行为模式预测心脏病具有很高的准确性。

A 型性格或称 A 型行为模式的提出是心理学对于身心疾病研究的一大贡献。长期以来医学界认为,诱发心脏病的原因是高血压、高血脂、吸烟等,但这些因素解释或预测不到心脏病的半数。后来研究发现,原发性高血压患者血中儿茶酚胺平均值 A 型性格高于 B 型性格。国内外的许多调查已经证明冠心病发病率,A 型者明显高于 B 型者。在 1977 年国际心肺血液病学会上,已确认 A 型行为模式(和血型没有关系)是引起冠心病的一个重要的危险因素。而人的性格成因有 50% 来源于遗传,50% 来源于后天环境影响。所以,注意性格方面的调整,把节奏放慢一些,精神松弛一些,会有效降低冠心病的发病率。

283. 气候因素与冠心病

气候寒冷的季节,冠心病心绞痛和心肌梗死的发病率就会增加。3 个与冠心病有关的气候因素为:气温、日变差(相邻两日的日平均气温之差)和平均风速。持续低温、阴雨和大风天气容易诱发冠心病。此外,在年平均气压高低不同时期亦有显著差别,以气压低时发病较高。

在寒冷、潮湿和大风天气,冠心病发病率高是因为寒冷刺激,特别是迎风疾走,易使交感神经兴奋,心率加快,血压升高,体循环血管收缩,外周阻力增加,心肌耗氧量增多。同时,也可诱发冠状动脉痉挛,使管腔持续闭塞,或挤压斑块使内膜损伤,血小板聚集,血栓形成使管腔急性堵塞,也可导致急性心肌梗死。因此,在冬季是冠心病的高发季节。在高发季节中冠心病患者应注意御寒保暖,减少户外活动,以防诱发或加重病情。

284. 冠心病患者的四季保健

冠心病与气候季节有着显著的关系。冠心病患者应根据春、夏、秋、冬四季的不同特点,采取相应的预防保健措施。

(1)春季:春天气温波动较大,天气忽冷忽热,而且刮风多,冷暖气流反复出现。因此,在春季冠心病发病率增高,心绞痛发作增多。三四月份气压时高时低,对人体刺激很大,可使冠心病患者诱发急性心肌梗死。因此,春季饮食上应少吃油腻食物及甜食,不宜过食生冷食物及限酒等。要多吃绿叶蔬菜、动物肝脏及含钙多的食物。要随时增减衣服,防止受凉。避免过于劳累和情绪过于激动。

(2)夏季:夏季天气炎热,人体为散热会自动扩张体表血管,血液集于体表,心脏的血液供应相对减少,进而加重了冠心病患者的缺血、缺氧反应。如果出汗多,血液黏稠,容易形成血栓。而对于高血压病患者来说,持续处在高温环境中,则会诱发心肌梗死、心力衰竭。再者,闷热的天气下,人们容易急躁及自主神经功能紊乱,容易引发心律失常。缺乏睡眠休息的心脑血管患者更容易发病。安全度过夏季,需要做到:①维持正常的生物钟,保证睡眠充足,尽力改善闷热的环境,避免情绪郁闷,多参加有益身心健康的活动。②平日饮食宜清淡,尽量少

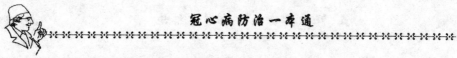

食或避免摄入高动物性脂肪、高胆固醇的食物,饮食要平衡、多样化,每天不少于6杯水。③要保持健康、乐观、平和的心态。④要戒烟限酒,避免因饮酒过量导致的血液循环加快,血容量减少,血液黏稠度增加,引发心绞痛。⑤当气温超过33℃时,患有心血管疾病的人应注意防暑降温,以防止缺血性晕厥。

(3)秋季:秋季对于冠心病患者来说是一个多事之秋。秋季天气变凉,昼夜温差大,加之不断吹来的冷空气对人体产生不良刺激,可使血管收缩、痉挛,血流速度减慢,血液黏稠度增加,容易诱发血栓形成;同时可使交感神经兴奋,血压增高,更容易发生心绞痛、心肌梗死等。在此提醒冠心病患者,秋季要注意按时服药,同时在日常生活中要特别注意的是:①注重保暖,在气温突然变化时,及时增减衣物和添置保暖设施。②注意两个时段,一是上午6~9时,是心脏病发作的危险时段,这个时段不宜进行体育锻炼。二是夜间睡眠时,血流缓慢,容易形成血栓,造成心肌梗死,要适量补充水分以稀释血液。③注意膳食结构合理,应以低脂、低钠为主,要多吃新鲜蔬果,增加维生素的摄取,防止便秘,不能过饱,因为进食后血液流向胃肠,心脏血液供应相对不足,容易诱发心绞痛。④重视精神调养,遇事要心平气和,愤怒、烦恼等不良情绪都会促使血液中肾上腺素分泌过多,使心跳加快,血压升高,诱发冠心病的发作。⑤适量活动,最好以散步、慢跑、打拳等有氧运动为主,注意避免劳累,并将运动时间安排在下午或傍晚进行为佳。

(4)冬季:随着冬季的来临,冠心病患者进入了发病的高峰季节。统计显示,冬季脑血栓、冠心病的发生者占全年患者群比例的69.5%。冠心病患者遇到冷空气刺激时,因生理反应使血管骤然收缩,由于血管的内壁较厚,管腔狭窄,加之有大量的脂类沉积与硬化斑块,导致血液受阻,从而极易引起心脑血管疾病的发作和复发。冠心病患者冬天应注重:①生活规律,注意休息。早晨醒来不要急于起床,活动一下四肢和头颈部,然后慢慢坐起,再下床活动。中午小息,即使睡不着,也应闭目养神或静坐。晚上按时就寝,上床前用温水洗脚,然后按摩双足、双下肢,促进血液循环。②温水洗漱,因过热过冷的水都会刺激皮肤感受器,引起周围血管的舒缩,进而影响血压。宜用40℃左右的水洗漱。③保持大便通畅,高血压患者切忌排便急躁、屏气用力,以防血压骤升。如有慢性便秘,应多吃蔬菜、香蕉和含纤维素多的食物,适当使用轻泻药。④放松紧张情绪,劳逸结合,学会休闲,保持乐观情绪。⑤调节饮食,品种要多样,饮食宜清淡、易消化,戒烟限酒,忌油腻,不可过饱。但需优质蛋白质食品,如奶、蛋、鱼、瘦肉、豆制品等。睡前一杯水,可稀释血液黏度,减少冠心病的发生与发作。

285. 预防冠心病的食品

现代医学认为,海洋鱼类、蔬菜、水果、豆类、橄榄油等都可以有效地预防冠心病。

(1)海鱼——心脏卫士：格陵兰西海岸的爱斯基摩人以捕鱼为生,他们冠心病的发病率在全球最低。我国舟山群岛渔民的冠心病发病率也极低。海鱼,尤其是沙丁鱼、大马哈鱼、金枪鱼、鲈鱼、鲟鱼等富含欧米伽-3 脂肪酸,这种特殊的脂肪酸可以使高密度脂蛋白胆固醇升高,使三酰甘油降低,还能改善心肌功能,减少心律失常和心房纤维性颤动。冠心病患者每周吃 3 次海鱼,每次 100 克左右,可有效控制病情,减少心肌梗死。

(2)蔬菜水果——健身强心佳品：蔬菜和水果富含维生素 C、β 胡萝卜素、叶酸及其他一些抗氧化物质,从而使心血管系统得到有效保护。蔬菜和水果中所含的果胶类物质可有效结合胆固醇及脂肪,并将其排出体外,这对于防止动脉粥样硬化与冠心病具有重要意义。每天要吃 5 种蔬菜或水果,400~500 克。可从以下品种中选取：蔬菜有苦瓜、苤蓝、菜花、西蓝花、圆白菜、油菜、萝卜、胡萝卜、菠菜、南瓜等。水果有刺梨、猕猴桃、鲜枣、草莓、西瓜、苹果、香蕉、橘子、葡萄等。

(3)大蒜——血管清道夫：素有济世良药的大蒜,在防治心血管系统疾病中有十分重要的作用。据研究,每天吃 3 瓣大蒜,经过 1 个月之后,可使血液中总胆固醇下降 10%。大蒜中至少有 6 种有效成分能减少肝脏合成胆固醇,它还能使高密度脂蛋白胆固醇升高。实验证明,给患有严重动脉硬化的兔子饲以大蒜后都有不同程度的减轻,有些动脉已经完全恢复正常。由此可见,大蒜能使动脉粥样硬化产生逆转。

(4)大豆——心脏的救星：研究表明,饮食中用大豆制品代替肉类与乳制品,3 周之后,血液中总胆固醇下降 21%,高密度脂蛋白胆固醇升高 15%,同时三酰甘油也相应下降,使动脉血管与心脏得到有效保护。大豆具有强大的抗氧化作用,保护细胞免受自由基的损害,从而能预防冠心病。实验显示,饲以大豆的动物生命延长了 13%。

(5)坚果——护心健身良品：每天适量进食一些坚果,如核桃、杏仁、榛子、花生、松子仁等可以防止冠心病。坚果富含抗氧化剂及单不饱和脂肪酸,可以降低血液中的总胆固醇,抑制低密度脂蛋白胆固醇的氧化过程。坚果大都富含维生素 E,它能使老化的动脉血管重现活力。因食用高脂肪食物而产生动脉粥样硬化的猴子饲以维生素 E 之后,动脉粥样硬化的程度逐渐减轻,甚至出现逆转。

286. 冠心病的食疗

冠心病的治疗方法很多,但饮食疗法是最基础的疗法。冠心病的防治,在很大程度上取决于合理的营养与饮食。

(1)控制总热能,维持正常的体重:糖在总热能中的比例应控制在60%～70%。宜多吃些粗粮,以增加复杂的糖类、纤维素、维生素的含量。单糖及双糖等应适当控制,尤其是高脂血症和肥胖者更应注意。

(2)限制脂肪:脂肪的摄入应限制在总热能的30%以下,以植物脂肪为主。科学家们研究发现,海鱼的脂肪中含有多不饱和脂肪酸,能够影响人体脂质代谢,降低血清胆固醇、三酰甘油及低密度脂蛋白和极低密度脂蛋白,从而保护心血管,预防冠心病。由此可见,多吃海鱼有益于冠心病的防治。膳食中应控制胆固醇的摄入,胆固醇的摄入量每天应少于300毫克,一个鸡蛋中的胆固醇接近于300毫克。当患有冠心病时,应控制鸡蛋的摄入,应每日半个鸡蛋或每两日一个鸡蛋,要限制动物的内脏、脑的摄入。

(3)适量的蛋白质:蛋白质是维持心脏必需的营养物质,能够增强抵抗力。适当的吃些瘦肉、家禽、鱼类。据流行病学调查资料表明,欧美人冠心病发病率高,而亚洲的日本人冠心病的发病率低。我国的舟山渔民和北极的爱斯基摩人几乎不患冠心病。欧美人平均每日吃鱼20克,日本人每日吃鱼100克,舟山和爱斯基摩人每日吃鱼300～400克。但摄入过多的蛋白质对冠心病不利。因蛋白质不易消化,能够加快新陈代谢,增加心脏的负担。过多的摄入动物蛋白,反而会增加冠心病的发病率。每日食物中蛋白质的含量以每千克体重不超过1克为宜,应选用牛奶、酸奶、鱼类和豆制品,对防治冠心病有利。

(4)饮食宜清淡、低盐:对合并高血压者尤为重要,食盐的摄入量每天控制在5克以下,可随季节活动量适当增减。例如,夏季出汗较多,户外活动多,可适当增加盐的摄入量。冬季出汗少,活动量相应减少,应严格控制盐的摄入。

(5)要多吃一些保护性食品:洋葱、大蒜、苜蓿、木耳、海带、香菇、紫菜等,对心脏都有保护作用。研究发现,大蒜和洋葱含有精油,这是防治动脉粥样硬化的有效成分。精油是一种含硫化合物的混合物,主要是烯丙基二硫化物和二烯丙二硫化物。如果按每千克体重1克的标准吃生大蒜,或者每千克体重2克的标准吃生洋葱,均可以起到预防冠心病的作用。

(6)供给充足的维生素、无机盐和微量元素:膳食中应注意多吃含镁、铬、锌、钙、硒元素的食品。含镁丰富的食品有小米、玉米、豆类及豆制品、枸杞子、桂圆等;镁可以影响血脂代谢和血栓形成,促进纤维蛋白溶解,抑制凝血或对血小板起稳定作用,防止血小板凝聚。含铬丰富的食品,如酵母、牛肉、肝、全谷类、干酪、红糖等;铬能够增加胆固醇的分解和排泄。动物实验证明,微量铬可以预防动脉粥样硬化的形成,降低胆固醇。含锌较多的食品有肉、牡蛎、蛋、奶,锌可影响血清胆固醇的含量。含钙丰富的食品有奶类、豆制品,海产品如虾皮等。研究表明,膳食中的钙含量增加,可预防高血压及高脂膳食引起的高胆固醇血症。含硒较多的食物有牡蛎、鲜贝、虾皮、海虾、巴鱼等;补硒能够抗动脉粥样硬化、降低全血黏度,增加冠脉血流量,减少心肌的损伤程度。多吃蔬菜和水果有益于心脏,蔬菜和水果是人类饮食中不可缺少的食物,含有丰富的维生素C、无机盐、纤维素和果胶。凡绿色蔬菜或黄色蔬果中含有较多的胡萝卜素,它具有抗氧化的作用。维生素C能够影响心肌代谢,增加血管韧性,使血管弹性增加,大剂量维生素C可使胆固醇氧化为胆酸而排出体外。猕猴桃、柑橘、柠檬和紫皮茄子含有丰富维生素C,可适当多吃些。

(7)忌烟酒和高脂肪、高胆固醇食物:冠心病患者应当戒烟,减少饮酒量,当合并高脂血症时,应避免饮酒。并应忌用或少用全脂乳、奶油、蛋黄、猪肥肉、羊肥肉、牛肥肉、肝、内脏、黄油、猪油、牛油、羊油、椰子油等。

287. 冠心病三餐的搭配

冠心病三餐的搭配应各有侧重,早餐注重营养,午餐强调全面,晚餐要求清淡。同时注意各种营养素的适量与均衡。

(1)营养早餐:早餐食谱中可选择的食品有:谷物面包、牛奶、酸奶、豆浆、煮鸡蛋、瘦火腿肉或牛肉、鸡肉、鲜榨蔬菜或水果汁,保证蛋白质及维生素的摄入。

(2)丰盛午餐:午餐要求食物品种齐全,能够提供各种营养素,缓解工作压力,调整精神状态。可以多用一点时间为自己搭配出一份合理饮食,如中式快餐、什锦炒饭、鸡丝炒面、牛排、猪排、汉堡包、绿色蔬菜沙拉或水果沙拉,外加一份高汤。

(3)清淡晚餐:晚餐宜清淡,注意选择脂肪少、易消化的食物,且注意不应吃得过饱。晚餐营养过剩,消耗不掉的热能就会在体内堆积,造成肥胖,影响健康。晚餐最好选择面条、米粥、鲜玉米、豆类、素馅包子、小菜、水果拼盘。偶尔在进餐的同时饮用一小杯加饭酒或红酒也很好。

288.“三低饮食”贵如金

三低饮食指低盐、低脂、低热能。它不仅对防治冠心病,而且对防治冠心病的致病因素及并发症,如高血脂、高血压、肥胖、糖尿病、代谢综合征、心力衰竭等都具有重要的作用。就其医疗保健的价值来讲,优于药物,胜过任何保健品。

(1)低盐饮食:正常成年人每天需要摄入5～10克盐。摄盐过多使人体内钠水潴留,血容量增多,心脏负担加重,可导致高血压、冠心病等,亦可引起心力衰竭。因此,日常生活中冠心病患者应少摄盐,通常每日盐摄入控制在3～5克。

(2)低脂饮食:脂肪是人体的重要能源,不能缺乏。但脂肪过多就会储存体内,形成肥胖,到一定的限度就导致代谢的紊乱和多系统、多脏器的损害。体内脂肪大都是吃进去的,所以低脂饮食就特别重要。况且动物脂肪中含有很高的胆固醇,过多食用会使血脂升高、血液黏稠度增高,造成了一个引发冠心病的祸端。

(3)低热能饮食:正常成年人如无特别需要,每人每天热能应供 2 400 千卡,冠心病患者应控制在 2 000 千卡左右。而热能的来源应按糖、脂肪、蛋白质三大营养素的均衡比例分担。若摄入总热能过多,超过人体消耗,不仅引起体重大增,而且导致糖、脂肪、蛋白质等营养素之间的代谢紊乱,成为导致冠心病的主要因素之一。因此,务必控制饮食的总热能,根据个人的不同情况坚持从低的原则,且保证各种营养素的均衡,做到粗细搭配,荤素搭配,热能平衡。

289. 坚持饮茶好处多

研究表明适量饮茶可防治冠心病。茶叶中的茶多酚能降低胆固醇浓度,具有抗凝血和促进纤维蛋白溶解的作用,能减轻动脉粥样硬化的程度,还能改善微血管壁的渗透性,有效增强血管壁的弹性,改善心肌的供血。茶叶中的咖啡因和茶碱,可直接兴奋心脏,扩张冠状动脉,增强心肌功能。因而茶是预防冠心病的极好饮料,但是因为冠心病患者的血管已经发生障碍,在喝茶时有许多注意事项。

(1)选择合适的茶品种:在品种选择上,要结合体质、病情,因人而异。一般而言,对阴虚火盛的人,宜用绿茶,特别是半生茶,如黄山毛峰、西湖龙井;脾胃虚寒、溃疡病、慢性胃炎患者,宜饮用红茶。花茶(如茉莉花茶)是茶叶经花露熏制,性味微寒,比较平和,适用范围较广。如果饮茶还为了降血脂、减肥,宜选乌龙茶,尤以铁观音为上乘佳品。

(2)喝茶易清淡:茶能增强心室收缩,加快心率。浓茶会使上述作用加剧,血压升高,引起心悸、气短及胸闷等异常现象,严重者可造成危险后果。由于浓茶中含有大量的鞣酸,会影响人体对蛋白质等营养成分的吸收,也会引起大便干燥。因此,冠心病患者喝茶宜清淡,不宜过浓。

(3)因人而宜:经中医辨证属于气虚痰瘀类冠心病,这类患者需重点调理脾脏,不能过多食用各种冷饮凉食,过量饮用绿茶等性寒的饮料会增加患病风险。

290. 冠心病患者应限酒

对冠心病患者以前主张禁酒,现在主张限酒,这一禁一限均有研究资料为据。以前有研究证明,喝酒,尤其是大量喝酒可刺激脂肪组织分解,形成大量的脂肪酸,使肝脏合成的前-脂蛋白量急剧增高。同时前-脂蛋白和乳糜微粒在血中廓清速度减慢而加重高脂蛋白血症。因此,喝酒可诱发心绞痛及心肌梗死。但 20 世纪 80 年代末期的研究表明,少量喝酒,尤其是低度酒,对心脏具有保护作用。因而美国心脏病协会推荐冠心病患者即使患有心肌梗死,也可饮低度酒,喝酒量以每日不超过 50 克为宜。少量喝点葡萄酒还有防治冠心病的作用。

291. 冠心病患者与咖啡饮料

咖啡是许多人都喜欢的饮料,但对于冠心病患者还是不喝为宜。咖啡中含有咖啡因,具有升高血脂和血糖的作用。长期喝咖啡的人体重增加,胆固醇升高,冠心病发病率上升。1 杯咖啡中含咖啡因 100～150 毫克,即使喝的咖啡量很少,也可引起血脂成分的失调。如果每天喝 2 杯以上的咖啡,不仅高脂血症、冠心病发病率明显上升,而且还能使冠心病患者病情加重,诱发心绞痛、心肌梗死等。所以,冠心病患者最好不喝咖啡;如实在喜饮咖啡,为预防冠心病,劝君尽量将咖啡摄入量降到最低限度。此外,冠心病患者还要少喝碳酸饮料,因为每瓶 250 毫升的普通碳酸饮料含糖 35～38 毫克,却不含其他营养素,远不如一杯开水解渴和有益健康。

292. 冠心病患者的日常生活注意事项

冠心病患者除坚持规范的检查治疗外,在日常生活中还要注意以下事项:

(1)起居饮食应有规律,切勿起五更睡半夜,暴饮暴食,活动无度。

(2)肩负工作或社会活动工作者应劳逸结合,量力而行,不能连续加班,避免劳累过度。

(3)绝对不搬抬过重的物品。搬抬重物时必然要弯腰屏气,其生理效应与用力屏气大便类似,是老年冠心病患者诱发心肌梗死的常见原因。

(4)参加适当的健身锻炼活动,如慢步、快步走、跳舞、游泳、太极拳、太极剑等,但应避免竞争激烈的比赛,即使比赛也应以锻炼身体增加乐趣为目的,不以输赢论高低。

(5)放松精神,积极参加娱乐活动,如跳舞、访友、旅游及琴、棋、书、画等,愉悦身心,避免情绪郁闷。看电视、电影、戏剧时情绪不能过于激动,勿大喜大悲,避免激烈紧张的打斗节目,保持心境平和。

(6)保持室内适宜的温度、湿度,经常开窗换气,尽量使居住环境整洁、幽雅,同时防止室内外温差过大。

(7)不要在饱餐或饥饿的情况下洗澡,洗澡时间不宜过长,水温最好与体温相当。洗澡间一般闷热且不通风,在这样环境中人的代谢水平较高,极易缺氧、疲劳,老年冠心病患者更是如此。冠心病较严重的患者应在他人帮助下洗澡。

(8)要注意气候变化,适时增减衣服。低温、大风、阴雨是冠心病急性发作的诱因之一。所以每遇气候恶劣时,冠心病患者要减少户外活动,注意保暖,或适当加服扩冠药物进行保护。

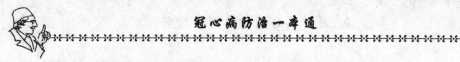

293. 冠心病患者的性生活

性生活可使心率和呼吸加速,血压升高,肌肉紧张,心脏氧消耗增加。有人测试,整个性交过程所消耗的能量相当于上 2～3 层楼梯。所以,冠心病患者如果胜任上 3～4 层楼梯而没有不适症状,则可以有节制的过性生活。但应注意下述问题:

(1)病情稳定的冠心病患者,每周性交最好控制在 1～2 次,在疲劳、紧张、情绪激动时不宜性交。

(2)在饭后或饮酒后过 2～3 个小时才能性交,性交前不宜用热水或冷水洗澡,以免影响心脏供血。

(3)心绞痛患者应停止发作 2 个月后,急性心肌梗死至少 4 个月后,方可恢复性生活。若心肌梗死并有心功能不全者,6～9 个月后可开始性生活。

(4)有严重高血压、不稳定性心绞痛、陈旧性心肌梗死者,要在有充分准备的基础上缓缓进行。任何一方如有头晕、心悸、精神恍惚时,应立即停止性生活。

(5)冠心病心绞痛的患者在性交前 10 分钟,可含硝酸甘油片以预防心绞痛发作。性交时如发生心前区不适或心绞痛,应立即停止性交,即刻舌下含服硝酸甘油,并停下来休息。

(6)有下列情况时应禁止性生活:①心率在 110 次/分以下,伴有心前区不适、憋气、心慌者。②性交中或性交后感心悸、气短者。③近月来心绞痛频频发作者。④半年内有心肌梗死病史者。